# 柳少逸

## 师承纪事

柳少逸◎著

中国健康传媒集团
中国医药科技出版社

# 内 容 提 要

　　柳少逸，为名医柳吉忱之子、世医牟永昌之高徒。全书收录了柳少逸先生几十年来跟师学习的感悟与心得，以纪事的形式录述，解读前辈经验，介绍学习心得，尤对临证经验讲述更为详尽。所论每病必详查脉证，细审其因，深究其理，而施标本之治，缓急之法，或投攻补之剂，或予温凉之药；或用导引针推之术，缓急有序，主次分明，在纷繁病证中昭示清晰之脉络，彰显独到之经验。本书适合中医院校师生、中医临床工作者及中医药爱好者阅读参考。

## 图书在版编目（CIP）数据

　　柳少逸师承纪事 / 柳少逸著 . — 北京：中国医药科技出版社，2021.6
　　ISBN 978–7–5214–2425–6

　　Ⅰ . ①柳… 　Ⅱ . ①柳… 　Ⅲ . ①中医临床—经验—中国—现代 　Ⅳ . ① R249.7

　　中国版本图书馆 CIP 数据核字（2021）第 079110 号

**美术编辑**　陈君杞
**版式设计**　也　在

出版　**中国健康传媒集团** | 中国医药科技出版社
地址　北京市海淀区文慧园北路甲 22 号
邮编　100082
电话　发行：010–62227427　邮购：010–62236938
网址　www.cmstp.com
规格　710 × 1000mm $^1/_{16}$
印张　16 $^3/_4$
字数　282 千字
版次　2021 年 6 月第 1 版
印次　2021 年 6 月第 1 次印刷
印刷　三河市万龙印装有限公司
经销　全国各地新华书店
书号　ISBN 978–7–5214–2425–6
定价　**55.00 元**

获取新书信息、投稿、
为图书纠错，请扫码
联系我们。

# 序

  中医师承者，中医学术思想与经验技能的传授与继承是也，是谓授受有源而学有所出也。回望中医学两千年之发展历史，追溯历代医家成才之路，莫不有赖于师承与临证二途。任何一位卓有成就的大家，无不是在师门业已建构的学术基石上探赜阐微，求真创新，最终建立起自己的学术体系，将学术精魂发扬光大。正因如是才使得中医学术薪火相传，承前启后，绵延不衰。师承者，其功莫大焉！

  山东烟台中医药专修学院院长、莱阳复健医院院长顾问柳少逸先生幼承庭训，儿时即在其父吉忱公指引下背诵《医学三字经》《药性赋》《汤头歌诀》等中医启蒙读物并初涉《黄帝内经》《伤寒论》等中医经典，由初识到渐悟，在他求知欲始萌的青少年时代即深植下献身中医学术研究的理想种子。及至先生少长则除继续从父习医外，又师从于栖霞世医牟永昌先生门下，前后长达六年之久，每日侍诊牟师左右，勤学善悟，尽得其真传。1964年少逸先生考入山东中医学院专科函授班，使其学术视野更为开阔，所有这些都为他日后从事中医学术研究打下了坚实的基础。

  少逸先生长期工作在中医临床第一线，至今已近六十载矣。他勤勉敬业，仁心仁术，以高尚的医德、宽广的学术视野、精湛的专业技能、丰富的临床经验，济困救危，深受广大患者信赖。先生热心残疾人事业，亲手创建莱阳复健医院并任莱阳市残疾人康复服务中心主任；他以培育中医英才为己任，认真带教，启迪后学；他治学严谨，学识广博，思想敏锐，著作等身，受到社会和业界的广泛赞誉，曾获得多项荣誉称号，是当之无愧的名医大家和师教楷模。

　　少逸先生每每回望自己的成长之路和取得的成就，总言及其丰富的师承经历，并将其视为个人学术成长的必由之路。为与广大学术界同仁分享其心得体会，遂在繁忙的诊务之余，特将其几十年跟师学习的感悟与心得，一一录述，娓娓道来，撰为《柳少逸师承纪事》一书，解读前辈经验，介绍学习心得，详论临证感悟，尤对临证经验讲述更为详尽。所论每病必详查脉证，细审其因，深究其理，而施标本之治，缓急之法，或投攻补之剂，或予温凉之药；或用导引针推之术，缓急有序，主次分明，在纷繁病证中昭示清晰之脉络，彰显独到之经验。所感所悟，如实相陈，不作泛泛空谈，读来真实可信，且说理透彻，议论精辟，非学养深厚、精于医理而又富于临床者所莫能为矣！

　　读本书再一次使我们深切地认识到，所谓中医师承者非只简单地学习与接受也，而还应当包括领悟与思考、归纳与梳理、消化与吸收、应用与验证、提炼与升华等，唯有经过这一完整之过程方可称得上是真师承矣；少逸先生之师承纪事正是这一完整师承之路的完美展现，其可供借鉴之处多矣！予人启迪亦多矣！而对于当前广泛开展的中医师承教育足资示范，其借鉴意义更为深远矣！

　　展读之余，受益良多，夜来挑灯，欣然命笔，是为之序。

尹常建

2021 年 4 月

# 前 言

胶东柳氏医派，从 20 世纪 20 年代末发轫，到 50 年代中期，形成了一系列学术思想和临床经验，初步构建起学术框架和学术特色，家父吉忱公为医派创始人。经过 60 年代至 70 年代的传承发展，到 80 年代中期至 90 年代，理论体系和临床实践方法体系更加完善，创新了一系列的中医学新理论、新命题、新范畴。诸如中国象数医学体系、内伤性疾病病机四论体系、太极思维临床辨证论治体系，中医复健医学体系和临床方证立论法式应用体系，使柳氏医派提升到一个新的高度，而如何传承是一个值得深思的课题。

家父吉忱公师从清末贡生儒医李兰逊先生，从而成为栖邑济生堂传人，并界定了吉忱公世医的学术架构，确立了吉忱公儒医济世活人大医精诚的人生。吉忱公是我一生的老师，得以师承之，故尽得济生堂之术及吉忱公之衣钵，其要是"神读""心悟"之功法，及"不成之功，完难完之业"之修为。蒙师牟永昌公师从其父清末秀才儒医牟熙光公，我又为永昌公唯一传人，故又得栖邑丰裕堂之医术。学研二公之术，而有《柳吉忱诊籍纂论》《牟永昌诊籍纂论》出版发行。其后又整理了吉忱公的医学讲稿，有《柳吉忱中医四部经典讲稿》(《内经讲稿》《伤寒论讲稿》《本草经讲稿》《温病学讲稿》)付梓。得以传承家父、蒙师之术，此即《素问》"令言而可知，视而可见，扪而可得，令验于己而发蒙解惑"之谓也。其后又得学师陈维辉先生"中国数术学"之要，得以建立"中国象数医学理论体系"。于是"三源汇流"，得以继承之、拓展之，且多有续焰之作。

明末清初思想家、教育家颜元有云："讲之功有限，习之功无限。"此即俗语"师父领进门，修炼在个人"之谓也。孟子有"人之患在好为人师"之诚，故我这为师者，也深感自己不足以为人师。然《三字经》一句"养不教，父之过；教不严，师之惰"，我又勉为其难，于 2018 年建立了"柳少逸中医传承工作室"。在此期间，我回忆从医往事，记述之，于是结集了本书，以供同学们在师承中借鉴之。工作室的同学除了临床侍诊外，尚有写读书笔记、临床心得、病历分析等课目。为了提高同学们的学术水平，我还定期举办学术讲座。继 2017 年"柳氏广意派小儿推拿术"被柳氏医派发源地栖霞市纳入"非遗"传承保护后，2020 年，"胶东柳氏医学流派""五运六气柳氏学派""中国象数医学""柳氏医经学派推拿术""柳氏医经学派针灸术""柳氏广意派小儿推拿术"等六项技术或理论体系，被莱阳市政府纳入"非遗"传承保护名录。同年，"柳氏广意派小儿推拿术"被纳入山东省"齐鲁医派中医药特色技术推广项目"；"推动胶东柳氏医学流派传承创新发展""深入挖掘并整理推广柳氏广意派小儿推拿中医药特色技术"被列入烟台市卫生健康事业 2020 年工作要点，从而为柳氏医派的学术传承提升了新的高度，赋予了新的使命和责任，而我也感受到了一种任重道远的担当。于是我将历年的学术论文，除入选《柳少逸医论医话选》外，又分别以专题汇编了《肾病研究发微》《经络研究发微》《象数医学研究发微》三个集子。余者随同我历年所做的国学讲记、名医评说、序及跋语，汇编成《讲习笔录》。若说国学讲记是我做"人师"的笔录，而余者则是我为"经师"的话语了。若说《讲习笔录》是我"所传"的笔记，那《师承纪事》则是我"所承"的医事实录了。所记或"医话"，或"发微"，或"纪事"，或"笔录"，这些我名之曰"小册子"，其结集意在使同学们学习得法，传承有序，此亦"令验于己而发蒙解惑"之谓也。若同学们学有所成，我此番之耕耘，也算有所获了。

今值《柳少逸师承纪事》得以出版发行，以寄我对家父吉忱公、蒙师牟永昌公、学师陈维辉公的无限思念。

柳少逸于三余书屋

2021 年 4 月 20 日

# 目　录

# 我的医学启蒙

"自祖至孙"是中医传承的重要途径，名曰祖传，实是"师承"的一条重要途径；还有一条是"以师带徒"。"师承"是造就"明医""名医"的重要模式。

家父吉忱公（1909—1995年），6岁入本族私塾，至民国接受现代教育，其后又入天津尉稼谦国医班、上海恽铁樵国医班学习。曾拜晚清贡生儒医李兰逊先生为师，从而走上了济世活人之路。"七七事变"后，日军侵入胶东，家父投笔从戎，参加抗日工作。其时敌伪进行经济封锁，医药奇缺，吉忱公遂利用地方中草药和针灸推拿等法，给部队战士及广大干部群众治病。新中国成立后，吉忱公先后任栖东县立医院院长、栖霞县人民医院业务院长、莱阳专署中医药门诊部主任、烟台市莱阳中心医院中医科主任、山东省中医学会理事。吉忱公曾于1950年在山东医学院师资班学习西医1年，并于20世纪50年代，负责山东省胶东地区的中医培训工作，曾主办了七期中医进修班，自编讲义，亲自讲授《内经》《伤寒论》《金匮要略》《温病条辨》《神农本草经》《中国医学史》，及《人体解剖学》《诊断学》。所培养的学员，一部分成为创办山东省中医学校的骨干教师，一部分成为组建半岛地、县级医院的骨干中医师。当我师事家父习医时，家父戏称我一人为"第八期学员"。

家父吉忱公是我一生的老师。他强调学中医要有"背功"，在我童年时，便让我背诵"三百千"（《三字经》《百家姓》《千字文》）。那个年代，中、小学学习环境比较宽松，在读高小时家父就让我背诵《医学三字经》《药性赋》《汤头歌诀》《八法用药赋》《濒湖脉学》等中医启蒙读物。中学寒暑假即给我讲授他的《内经》《伤寒论》《金匮要略》《本草经》《温病条辨》《时病论》《中医医学史》等讲稿，高中毕业时，已经给我讲授完中医高等院校的一版教材。

习医之初，家父吉忱公即以清代黄元御"理必《内经》，法必仲景，药必《本草》"之训导之。认为此乃万世医门之规矩准绳也，后之欲为方圆平直者，必深究博览之。这是公认的一种临床思维方法，并非"厚古薄今"。"理必《内经》"，是因《内经》理论是中医基础之源；"法必仲景"，是讲辨证论治法则；"药必《本经》"，不是说只用《神农本草经》中的365味药，而是讲药性理论，即性味归经、升降浮沉及配伍方法。

我于1963年高中毕业，因幼时一耳失听，未能报考医学类院校。时值国家实施"名师带高徒"政策之盛世，即随家父吉忱公习医，从而步入从医之路。其后，又师事于栖霞世医牟永昌公达6年之久，此乃家父吉忱公宗韩愈《师说》"爱其子，择师而教之"之谓。

唐代韩愈之《师说》云："古之学者必有师。师者所以传道、受业、解惑也。"我之学业有成，盖因得益于家父吉忱公、学师牟永昌公之传授，此即"道之所存，师之所存也"。

# 吉忱公谈读书

习医之初，家父吉忱公即以清代程芝田《医法心传·读书先要根》中语训之："书宜多读，谓博览群书，可以长识见也。第要有根底，根底者何？即《灵枢》、《素问》、《神农本草经》、《难经》、《金匮》、仲景《伤寒论》是也。"在我熟读中医典籍以后，又指点我选读后世医家之著，并以清代刘奎"无岐黄而根底不植，无仲景而法方不立，无诸名家而千病万端药症不备"语戒之。每晚授课后，示我必读书至子时，方可入睡。

历代医籍，多系古文，就字音字义而言，又涉及文字学、训诂学、天文历法学等古文化知识。一些古籍，若周诰殷盘，佶屈聱牙，泛泛而学，可谓苦也，故我亦有"定力"欠佳时。有一次我对家父低声语云："何谓'熟读王叔和，不如临证多？'"家父笑云："昔清代陈梦雷尝云：'九折臂者，乃成良医，盖学功精深故也。'汝读书无笃志，仍不明为学之道也。朱熹尝曰：'为学之道，莫先于穷理；穷理之要，莫在于读书。''读书之法无他，惟是笃志虚心，反复详玩，必有功耳。'汝当熟知：博览群书，穷理格物，此医中之体也；临证看病，用药立方，此医中之用也。不读书穷理，则所见不广，认证不真；不临证看病，则阅历不到，运动不熟。体与用，二者不可偏废也。又当明清代顾仪卿《医中一得》之语：'凡读古人书，应先胸中有识见，引申触类，融会贯通，当悟乎书之外，勿泥乎书之中，方为善读书人。'待汝临证时，方可悟苏轼'故书不厌百回读，熟读深思子自知'之意也。"并告云："此即'神读''心悟'之谓也。"言毕，又谓："昔吾师李兰逊公曾以元代王好古'盖医之为道，所以续斯人之命，而与天地生生之德不可一朝泯也'，明代龚信'至重惟人命，最难却是医'等语为训。"在随家父习医时，庭训多在旁征广引说理间。这些话语，深深地印在我的脑海中，永不晦暗。从而造就了我"至重惟人命，最难却是医"之立品，"学所以为道，文所以为理"之学风。所以，家父课徒先从中医典籍起，强调必须打下一个坚实的理论基础方可言医。

其后，我将家父吉忱公部分医案整理结集，名《柳吉忱诊籍纂论》；将其讲稿整理结集，名《内经讲稿》《伤寒论讲稿》《本草经讲稿》《温病讲稿》及《柳吉忱医论医话选》。

# 吉忱公谈读序

1973年，烟台地区卫生局将我由栖霞县人民医院调回莱阳中心医院中医科工作，意在系统地继承家父吉忱公之学术思想，并整理其医疗经验。此时，我已从医10年，然上班的第一天，家父吉忱公让我背诵王冰之《黄帝内经·序》和张仲景之《伤寒杂病论·序》。背毕问曰："何谓三圣之道？"我以"伏羲之《易经》、神农之《本草经》、黄帝之《内经》谓之三坟，又称三典，三坟之学名曰三圣之道"答之。家父欣然语云："'释缚脱艰，全真导气，拯黎元于仁寿，济羸劣以获安者，非三圣道，则不能致之矣。'此启玄子王冰叙中医学之知识结构也。诚可谓至道之宗，奉生之始矣。此王冰叙学研《内经》为济世活人至道之论也。汝读书，当首先读懂'书序'。'序'，又称'叙'，乃文体名称，亦称'序文''序言'。大凡为作者或他人陈述作品的主旨或著述之经过，知此方可在浩瀚书海中确定对医著是精读还是通读。"家父谈序之论，若醍醐灌顶，令我茅塞顿开，而终身受益。此即"昨夜西风凋碧树，独上高楼，望尽天涯路"之谓。

自此，我在研读历代医籍时，均认真读其序。并将一些序言则摘录之、背诵之，并试以作词解、语释之，以求明其要。在20世纪90年代，集医籍序言百余篇，着手编撰《医林序言选读》，后因忙于我的几部医著整理出版及与学师张奇文公编撰《名老中医之路续编》的工作，而未完成此稿，假以时日，我还想完成此书，以纪吉忱公谈序之训。

# 师从世医牟永昌先生

1963 年，我高中毕业，时值国家实施"名师带高徒"政策之盛世，即随家父吉忱公习医，从而步入从医之路。其后，又师事于栖霞世医牟永昌公达 6 年之久，此乃家父宗韩愈《师说》"爱其子，择师而教之"之谓。

牟永昌公（1906—1969 年），山东栖霞南埠人。先生出生于栖霞习儒望族及岐黄世家。其父牟熙光公为清代秀才，攻举子业，兼修医学，其后绝意仕途，全力钻研医学，初涉医林，即名誉胶东。蒙师永昌先生天资聪颖，幼承庭训，得其父希光公之真传。先生博览群书，刻苦自励，奋发图成，亦成一代名医。先生于 1946 年参加工作，先后在栖东、栖霞县从事中医临床工作，并任栖霞县人民医院中医科主任。20 世纪 50 年代，曾在山东省中医进修班学习，同学者有陆永昌诸公。先生怀桑梓之情，修业期满，未留省城，执意返回胶东。临证中，先生胆大心细，行方智圆，谨守"审证求因""脉证合参"规范，每起沉疴。尤以医德为重，以解除病人疾苦为己任，省疾问病之际，深究医理，详查证候，付予至精至诚之思，故临床中，有挽回造化、立起沉疴之典案。先生中医理论精湛，学验俱丰，倾毕生之学，尽传于我。并将其一生记录之验案数册付我，并附云："得其人不传，是谓失道；传非其人，漫泄天宝。"此《素问·气交变大论》中之语。而元代杜思敬有"天宝不泄于非人，圣道须传于贤者"之论。同理，说明了传承工作有一个医学伦理学的问题。先生去世后，我潜心学研先生之验，并循以应用，撰有《牟永昌诊籍纂论》。

从师之初，师即以明代缪希雍《本草经疏》语告云："凡为医师当先识药，药之所产，方隅不同，则精粗顿异；收采不时，则力用全乖。"继之又以清代蔡陆仙之语训之："夫卖药者不知医，犹之可也；乃行医者竟不知药，则药之是非真伪，全然不问，医者与药不相谋，方即不误，而药之误多矣。"故先生先安排我到中药房司药3个月，然后随师侍诊，师之用心远也，良苦也！从而使我认识到：学医不但要精通医理、药理，而且要有生药学、炮制学、鉴定学、制剂学等多学科的知识。

# 师从数术学家陈维辉先生

我幼承庭训，及长兼习律吕、历法、数术及诸子之学。学术研究注重"沟通"，植根于中国传统文化及中医学思想、方法和概念，立足于中医学自身的学术主体而发展的观点。认为中医学术思想是由天人相应的整体观、形神统一的生命观、太极思维的辩证观组成。故而崇尚《内经》广义中医学，即"天人合一"中医流派，致力于构建中国象数医学理论体系，并著有《<内经>中的古中医学——中国象数医学概论》。

1995年，由南京邹伟俊先生发起了中医多学科研究之风，我由此得以结识全国著名中医学家、中国数术学家陈维辉先生。先生1953年毕业于南京大学地质系。因家学之渊薮，自1954年开始研究中医理论，有多篇论文发表于中医学术刊物。在原卫生部郭子化副部长及原中医司吕炳奎司长的支持下，先生于1959年被调到南京铁道医学院，任铁道部祖国医学研究所及南京铁道医学院中医教研室副主任，在历史学家顾颉刚先生和中医学家、中国数术学家徐养浩先生的指点下，从事中医学及中国数术学的研究，撰有涉及中国数术学、天文、地理、历法、气象、军事、哲学、生物、音律、中医等方面的论文数十篇。先生穷尽30年之精力，深研中国传统科学的基础学科——中国数术学，并将心得著成《中国数术学纲要》一书。该书明确了中国数术学之概念："中国数术学是以宇宙最基本的真理大道为基础，以太极模型、阴阳、三五之道的五行为运筹和谐原理，把音律、历法、星象、气候、地理、医术多个学科，统一成伟大的整体观的学问。"并规范了中国数术学的精微理论——太极论的道论、三五论的数论和形神论的象论。先生集中国数术学研究之大成，因而得到著名历史学家顾颉刚先生的奖掖。已80岁高龄的顾先生于 1973 年在其寓所亲作序言，对该书作出中肯的评价："陈子维辉……涉猎多种自然科学，追读先秦两汉之文献，撷取其科学性者，批判其迷信者，凡天文、舆地、医术、音律、卜筮及出土文物诸方面，无不研究而系统叙述之，务蕲达于贯通之境，以供作中国科学史之准备，此固时代之迫切要求，非徒矜夸我先民之造诣也。"

1986 年 1 月，我参加了由江苏省中医学会承办的全国阴阳五行学说讲习班，期间，陈维辉先生主讲《中国数术学纲要》，聆听着先生睿智之谈吐，我对于近几年来百思不得其解的几个问题顿感豁然开朗，先生对我所从事的理论及临床研究极为关注，并被先生纳为入室弟子及传人，并以《黄帝内经》之语告云："得其人不教，是谓失道；传非其人，慢泄天宝。"自此，鱼雁往来，亲叩面授，问道授业，在陈先生中国数术学思想的基础上，进一步学研《黄帝内经》，有了构建中国象数医学理论体系的思路。

我虽然继承了陈维辉先生的中国数术学的理论体系，但是并没有立即提出中国象数医学理论体系。由中国数术学发展到中国象数医学建立的过程，是我将中国数术学的一般原理应用于中医基础理论研究和临床实践的过程，是我在研究中医学的过程中，探索和验证中国数术学的过程。这个过程，也经历过相当长的阶段，在这个过程中，也曾有过苦恼，有过彷徨，但更多的是在独立思考过程中的不断求索。

受中华中医药学会的委托，1992 年 10 月山东中医药学会承办了全国性的中国象数医学学术研讨会。大会就中国象数医学的概念、范畴以及当前研究的现实意义进行了交流和热烈讨论。大会上肯定了我关于中国象数医学概念及其以医道—医术—医学（狭义）为核心的理论体系。认为中国象数医学是中医学发展到今天的必然产物，是对以《黄帝内经》为代表的以"天人合一"为核心的中医传统理论，在经过漫长的发展过程后的一种复归。它的产生和发展具有历史发展和科学规律的客观必然性。会后我主编了《中国象数医学研究荟萃》一书。

# 谈自学成才

古语云："师傅领进门，修行在个人。"就中医学而论，意谓不管你习医的过程是家传、是师承，还是院校培养，都有一个后天的自学成才问题。

"文是基础医是楼"，故吉忱公告云："学好中医要有传统文化功底。文是什么？就是文史哲。古语'秀才学医，笼中捉鸡'，说明什么？你学了四书五经（四书：《论语》《大学》《中庸》《孟子》。五经：《易经》《诗经》《礼记》《左传》《尚书》），再学中医学就容易得多。"正是因为有了一定的国学根底，使我对中医学的学研得以深化。

如《易经》是讲太极阴阳自然法则的著作，所以学《易经》后再学《内经》《难经》《脉经》《伤寒杂病论》就比一般人容易得多。《论语》中讲到"伦理学""人生哲学"，做医生，就要讲医德，因"医者仁学也"！再者要有小学功底。我小学的功课，是由父亲辅导而自学的。要说大家没读过小学，有的人会说了，我连大学都念了，怎么说没读过小学！孔子《大学》是讲论理的，而"小学"是文字学。中医教材《医古文》讲了"文字学"的一些知识，但仅涉及基础知识，是不够的，一定要备一本晋代许慎的《说文解字》，有兴趣的可看一看《六书》等，否则不会成为一个"明医"。我将中医经典著作，不光作为理论基础来学，更重要的是自学成才，是一种私淑模式。除基础知识的学习外，更重要的是要研究中医历代名著的学术思想和医疗经验，然后转化成自己的东西。此外，我还将中医经典著作当作临床课来学。如我研究《黄帝内经》后著有《中国象数医学概论》《五运六气三十二讲》《〈内经〉针法针方讲记》《医经学派推拿术传承录》；学研仲景学说后著有《伤寒方证便览》《金匮方证便览》《少阳之宗》等。研究某一方剂，对其中方药、煎法、服法都要细研，更要看方源，即原著，如补中益气汤要看李东垣的《脾胃论》，此方由补脾胃降阴火升阳汤衍化而成；镇肝息风汤要看张锡纯的《医学衷中参西录》，此方是由建瓴汤化裁而来；血府逐瘀汤要看王清任的《医林改错》，该方是由经方四逆散和时方桃红四物汤加桔梗一升、牛膝一降，通达枢机而成。其他如左归丸、右归丸，要看有"张熟地"之名张景岳的《景岳全书》。结合《内经》，就会明白张景岳"善补阳者，必于阴中求阳，则阳得阴助而生化无穷；善补阴者，必于阳中求阴，则阴得阳升而泉源不竭"的道理。他是一位"理必《内经》，法必仲景，药必《本经》"的医者。为什么说他理必《内经》呢？如《内经》有"善针者，从阴引阳，从阳引阴"之论。为什么说他"法必仲景"呢？他的"左归""右归"，就是源于《金匮要略》中的"金匮肾气丸"。仲景方也是宗《内经》之理。如"四逆散"：柴胡一升，枳实一降，则气机启动，气机得畅；肝的功能是"体阴而用阳"，柴胡主疏肝气，疏泄太过会伤肝阴，故有芍药之酸味，甘草之甘味，成"酸甘化阴"之伍，于是肝气得舒，肝阴得补。这是仲景理必《内经》，药必《本经》之临证轨迹。

# 医学文献的学习与私淑

习医之初，家父吉忱公即以清代黄元御"理必《内经》，法必仲景，药必《本经》"之训导之，认为此乃万世医门之规矩准绳也，后之欲为方圆平直者，必深究博览之。这是一种公认的临床思维方法，并非"厚古薄今"。"理必《内经》"，是因《内经》理论是中医基础之源；"法必仲景"，是讲辨证论治法则；"药必《本经》"，不是说只用《神农本草经》中的365味药，而是讲药性理论，即性味归经、升降浮沉及配伍方法。所以加强对历代医学文献的学习，也是私淑的一条重要途径。

举凡一则桂枝汤加味治愈胸痹案。

姜某，男，23岁。1973年10月23日初诊。

患者诉去年冬天患风寒感冒，愈后感胸闷，心悸气短，动则自汗，劳作后则剧。心电图示：窦性心动过缓，心率46次/分。查面色少华，神疲乏力，懒气少语，纳食不馨，舌体胖，质淡红，苔薄白，脉迟缓。辨证：化源不足，营卫失和，元气失充，心脉失濡，发为胸痹。治法：调和营卫，益气通脉。方药：桂枝汤加味。桂枝12g，白芍12g，制附子10g（先煎），黄芪15g，黄精12g，人参10g，丹参20g，川芎6g，鹿角片10g，炙甘草10g，生姜3片，大枣3枚。水煎服。

该处方实是经方头时方尾之用，即桂枝汤合参芪汤、芪附汤、丹参饮组成。桂枝汤被誉为"《伤寒论》第一方"，除治太阳中风发热汗出外，尚可加减治疗诸多杂病。现代研究表明，桂枝汤具有改善心血管、增强血液循环的作用，故可用于窦性心动过缓者。

《素问·痹论》云："心痹者，脉不通。"此乃"理必《内经》"之谓。主以桂枝汤和营卫、荣气血而收功，此乃"法必仲景"之桂枝汤方证。方中桂枝辛甘而温，以其辛温通脉入心走血分，甘温又能助心阳，与甘草同用，乃辛甘化阳之伍，即桂枝甘草汤，振奋阳气，则脉行有力；芍药甘草汤酸甘化阴；姜枣二药具酸、甘、辛之味，故具和营卫、补气血之功。此讲药物的性味功效，乃"药必《本经》"之谓。诸药合用，脉通而心痹得愈。佐以黄芪、黄精、人参大补元气，丹参、川芎养血通脉，鹿角益元补血，附子能温一身之阳，伍人参乃《正体类要》之参附汤，有回阳救逆之功。诸药合用，则肾元充，心阳温，心血足，而使心律正常。二诊时，去川芎加当归，合黄芪寓当归补血汤意，而补心血；去附子加肉桂，佐桂枝甘草汤，以助君火、相火之用，而心气得充。故药性和合，脉复如常，病臻痊愈。

# 吉忱公论世医

中医传承主要有四种模式：①家传；②师承；③自学成才；④院校培养。家父吉忱公认为：不管哪种模式，必须具备中医学的知识结构和执业能力，方可业医，并强调必须具有"三世之医"的功底。

何谓"三世之医"？

《礼记·曲礼》云："医不三世，不服其药。"郑玄注云："自祖至孙。"唐代孔颖达在《礼记正义》中云："三世者，一曰《黄帝针灸》；二曰《神农本草》；三曰《素女脉诀》。"《素问》古称《素女脉诀》，《灵枢》古称《黄帝针经》《针经》。明代宋濂尝云："古之医师，必通三世之书，所谓三世者，一曰《针灸》，二曰《神农本草经》，三曰《素女脉诀》。《脉诀》所以察证，《本草》所以辨药，《针灸》所以祛疾，非是三者不可以言医。"《黄帝内经》之所以流传至今，说明了其乃医理之总汇，临证之极则，此不废江河万古流也。故元代罗天益有"凡学医之道，不看《内经》，不求病源，妄意病证，又执其方，此皆背本趋末之务"之论。由于《黄帝内经》一书确立了中医学的理论体系，为中国数千年来的医学发展奠定了坚实的理论基础，故后世对其有"医家之宗"之誉。清代陈修园在《时方歌括·序》中云："医者三：贯通《灵》《素》及仲景诸经之旨，药到病瘳，曰名医；讲究唐宋以后方书，按症施治，功多过少，曰时医；剽掠前医，套袭模棱，以文其过，迎合而得其名，曰市医。"此处的"名医"，当为"明医"。此即陈鼎三《医学探源》"汝辈当为'明医'，精通医理，勿尚'名医'"之谓。由此可知，世医的医学知识结构，在中医临床中发挥着重要作用。

所以广义的"三世之医"，是指具备《素问》《灵枢》《本草经》等中医基础理论知识的医生。

鉴于此，吉忱公强调学习中医经典著作的意义，并以《黄帝内经》在中医学中的地位而阐发之，且强调学习经典要通读，不可断章断节。

盖因历代医家均强调对经典文献的学习，《黄帝内经》所蕴含的天人相应的整体观、形神统一的生命观、太极思维的辩证观，构成了中医学术思想的主体。然而目前中医学传承的技术化倾向，破坏了这种学术结构。由于医者未能结合天时、地理、人事、脏象、色脉等方面进行分析和研究，未能有正确的诊断和治疗，于是出现了《素问·疏五过论》所陈述的"五过"之治。认为"凡此五者，皆受术不通，人事不明"之故。强调"必有法则，循经守数，按循医事"。详而论之，有"圣人之治病也，必知天地阴阳，四时经纪，五脏六腑，雌雄表里，刺灸砭石，毒药所主；从容人事，以明经道，贵贱贫富，各异品理，问年少长，勇怯之理；审于分部，知病本始，八证九候，诊必副矣"。"不知俞理，五脏菀熟，痈发六腑。诊病不审，是谓失常"。其他如《素问·征四失论》，指出了医生临证中因"所以不十全者"，易犯四种过失。盖因"治不能循理，弃术于市，妄治时愈，愚心自得"。进而感叹："道之大者，拟于天地，配于四海，汝不知道之谕，受以明为晦。"于是在《素问·方盛衰论》中提出了"诊有十度""诊可十全，不失人情"之论。明言"不知此道，失经绝理，亡言妄期，此谓失道"。此即研究《内经》的现实意义。综观《内经》中医学对医学整体性和宏观性的把握，得知与西医学擅长于准确的局部取向不同，中医学擅长于对整体的把握，即气（道）的本体论思想。

《素问·著至教论》记云："黄帝坐明堂，召雷公而问之曰：子知医之道乎？雷公对曰：诵而未能解，解而未能别，别而未能明，明而未能彰……愿得受树天之度，四时阴阳合之，别星辰与日月光，以彰经术，后世益明。帝曰：善！无失之，此皆阴阳、表里、上下、雌雄相输应也。而道上知天文，下知地理，中知人事，可以长久，以教众庶，亦不疑殆，医道论篇，可传后世，可以为宝。"由此可知，该篇是以黄帝与雷公问答的形式，讨论学医的方法和医道之至理。篇名"著至教论"，明代吴崑注云："著，明也，圣人之教，谓之至教。"每当读至此篇，均深思之。我虽业医50余年，然对《黄帝内经》之学，亦有"诵而未能解，解而未能别，别而未能明，明而未能彰"之感。故自1980年以来，即致力于《黄帝内经》中医学与"现行"中医学的比较研究，并通过古今文献研究和临床实践的一再验证，认为《黄帝内经》的中医理论体系，就是在广泛地吸收了同时代的科学文化知识的基础上建立起来的。

《黄帝内经》是我国现存最早的一部医学典籍，是中国医学发展史上影响最大的鸿篇巨著。它包括《素问》和《灵枢》两部分。诚如《类经》序云："其文义高古渊微，上极天文，下穷地纪，中悉人事，大而阴阳变化，小而草木昆虫，音律象数之肇端，脏腑经络之曲折，靡不缕指而胪列焉。"据《汉书·艺文志·方伎略》所载，《黄帝内经》曾以十八卷与《黄帝外经》《扁鹊内经》《扁鹊外经》《白氏内经》《白氏外经》《旁经》等七家医经一并传世。然因战乱，这些医学文献均已失传。但内容或散见于《内经》中，或散见于后世的其他典籍中。由此可知，《黄帝内经》之所以流传至今，说明了其乃"医理之总汇，临证之极则"。对此，元代罗天益尝有"凡学医之道，不看《内经》，不求病源，妄意病证，又执其方，此皆背本趋末之务"之论。

# 阳和汤治尪痹

侍诊间，见家父吉忱公用阳和汤治疗类风湿病，深奇之，而问道于公，于是引出一段 20 世纪 30 年代的医话：家父吉忱公因患类风湿关节炎而回故里养病。其间曾多次延医，均罔效。后幸得同邑晚清贡生儒医李兰逊老先生诊治，兰逊公以阳和汤加减治疗，用药仅 20 余剂，内服兼外熨，而病臻痊可。诊治间，谈经说史，评论世事，深得先生赏识。于是先生进言家父业医："昔范文正公作诸生时，辄以天下为己任，尝曰：'异日不为良相，便为良医。'盖以医与相，迹虽殊，而济人利物之心则一也。社会动乱，汝当从医，可济世活人也。"家父欣然应之，从而成为李老先生晚年的关门弟子，李老赐其号"济生"，济世活人之谓也。兰逊公精通经史，熟谙岐黄之学，兼通律吕及诸子百家。其于医学，深究博览，采精撷华，独探奥蕴，卓然自成一家。其立法谨严，通达权变，有巧夺天工之妙，常出有制之师，应无穷之变。家父在随师期间，见兰逊公用"阳和汤"治疗多种疾病，弗明不解故而请师释迷："昔日弟子患痹，师何以阳和汤愈之？"师曰："王洪绪《外科全生集》用治鹤膝风，列为阳和汤主治之首，汝疾已愈，当晓然于心，王氏非臆测附会之语也。"师曰："明代万全云：'肾主骨，骨弱而不坚，脚细者禀受不足，故肌肉瘦薄，骨节俱露，如鹤之膝。此亦由肾虚，名鹤膝节。'故景岳有云：'此血气受寒则凝而留聚，聚则为痹，是为痛痹，此阴邪也……诸痹者皆在阴分，亦总由真阴衰弱，精血亏损，故三气得以乘之。经曰邪入于阴则痹，正谓此也。是以治痹之法，最宜峻补真阴，使气血流行，则寒邪遂去。若过用风湿痰滞等药，再伤阴分，反增其病矣。'故今用治痹，非出臆造也。"

聆听此段医话，使我注重了"异病同治"及"同病异治"法则在临床中的应用。阴寒之证，多由平素阳虚，阴寒之邪乘虚侵袭，或阻于筋骨，或阻于肌腠，或阻于血脉，致血虚、寒凝、痰滞，而诸疾生焉。治之之法，宜温补和阳，散寒通滞。故方中重用熟地益肾填精、大补阴血，任为主药。鹿角胶乃血肉有情之品，生精补髓，养血助阳，且鹿角胶由鹿角熬化而成，骨属通督脉，"禀纯阳之质，含生发之机"而强筋健骨，通利关节；以肉桂温阳散寒而通血脉，均为辅。麻黄、姜炭、白芥子协助肉桂散寒导滞而化痰结，并与熟地、鹿角胶相互制约而为佐药。甘草解毒，协和诸药以为使药。方中熟地、鹿角胶虽滋腻，然得姜、桂、麻黄、白芥子诸辛味药之宣通，则通而不散、补而不滞，乃寓攻于补之伍、相辅相成之剂。诸药配伍，共奏温阳散寒之功，而成养血通脉之勋，犹如"阳光普照，阴霾四散"，故有"阳和"之名。阳和汤验诸临证，凡属血虚、寒凝、痰滞之证者，灵活加减，确有实效，从而验证了中医学"有是证，用是药"及"同病异治"法则应用的广泛性。然"贵临证之通变，勿执一之成模"，一定要辨证严谨，分清阴阳，辨识寒热，查明虚实，权衡主次，灵活化裁，方能达到预期效果。否则，按图索骥，势必贻误病机。鉴于家父吉忱公运用"阳和汤"治疗风湿、类风湿疾病，业师牟永昌公用以治疗多种皮肤病之验，循而扩充应用，以"阳和汤证"而广验于内、外、妇、儿及五官科多种疾病，凡具血虚、寒凝、痰滞之阴寒见证，均收到满意效果，从而撰有《阳和汤临床应用心得》一文。

下举验案 1 则，以供参阅。

李某，男，28 岁。1974 年 10 月 6 日初诊。

患者自 1971 年开始，下肢及双膝关节肿痛。于 1974 年 2 月，开始双手指关节痛，伴晨僵麻木沉重感，倦怠无力，遇冷则重，腰痛，小关节微有变形，指关节出现皮下结节。食欲尚可，二便调，月经正常。舌质淡，苔白薄，脉沉缓。

此乃肝肾亏虚，筋骨失濡，寒凝痰滞，痹阻络脉而致尪痹。治宜养肝肾，濡筋骨，温阳解凝，蠲痹通络。师阳和汤意化裁。

处方：熟地 20g，肉桂 6g，桂枝 12g，白芍 30g，麻黄 10g，白芥子 6g，炮姜 3g，鹿角片 15g，阿胶 10g（烊化），黄芪 30g，当归 15g，茜草 10g，片姜黄 10g，防风 10g，苍术 12g，桑枝 30g，大枣 4 枚，炙甘草 10g。水煎服。

1974 年 11 月 6 日，患者服药 1 个月，晨僵、肿痛减轻，予原方去桑枝、苍术，加威灵仙 15g、鸡血藤 30g、海风藤 30g，续服。

1974 年 12 月 2 日，守方服用 20 剂，诸症豁然。尽管小关节仍微有变形，然晨僵、肿痛悉除，为促其病进一步恢复，予以阳和汤合当归补血汤、桂枝倍芍药汤继服，以固疗效。

处方：熟地 18g，肉桂 6g，鹿角胶 10g（烊化），麻黄 6g，白芥子 6g，炮姜 3g，当归 15g，黄芪 30g，桂枝 12g，白芍 30g，地龙 10g，全蝎 10g，鸡血藤 30g，炙甘草 10g，大枣 4 枚。水煎服。

**解读：** 类风湿关节炎，以关节晨僵、疼痛、肿胀、关节活动障碍、关节畸形、皮下结节等临床表现为诊断要点，属中医尪痹范畴。本案患者属肝肾亏虚，寒邪痰浊凝滞关节，脉络痹阻而致。故公予阳和汤温阳解凝，荣骨濡筋，蠲痹通络为主方；辅以当归补血汤大补气血而活血通脉，佐以黄芪桂枝五物汤，和营卫补气血，行脉通络，而周身之痹痛可解。公临证处方，多数方用之，每收卓效。诚如清代徐灵胎所论："盖病证既多，断无一方能治之理，必先分证而施方。"

# 脉痹治验剖析

辨证论治，是中医学术特点的集中表现。就是对于西医学所诊断的疾病而言，中医治疗主要依据仍然在于证，且不可受西医诊断之限，胶柱鼓瑟而束手受败。如静脉血栓形成与血栓性静脉炎，家父吉忱公认为同属中医学"脉痹"范畴。

二者虽均为湿热、瘀血痹阻脉络所致，然验诸临床，静脉血栓形成以瘀血阻络而致湿热蕴滞，故"瘀血"为主要矛盾，而"湿热"则居次要矛盾，治宜活血通脉，佐以清热利湿。1973年某医院接诊一右大隐静脉栓塞引起的下肢水肿患者，病情危重，处理意见：行手术治疗。因患者不同意，故请家父吉忱公会诊。患者患部水肿，皮色白而光亮，舌苔黄，脉沉数，为湿热之候；然其舌质紫暗有瘀斑，故血瘀为致病之主证。遂以元戎四物汤活血通脉，佐以清热利湿之品治之，处以当归、川芎、赤芍、牛膝、桃仁、红花、防己、忍冬藤、白芷、丹皮、甘草。服药3剂而痛止，5剂而肿消过半，加减化裁30剂后而病臻痊可。

血栓性静脉炎，则为湿热蕴结，引起脉络瘀阻，故"湿热"为主要矛盾，而"瘀血"为次要矛盾，治宜清热利湿，佐以活血通络之法。1974年，一左下肢血栓性静脉炎患者，患病20余日，几经治疗罔效，而求诊于家父吉忱公。查患肢皮肤灼热、红肿，按无凹陷，口干不欲饮，便秘，舌质深红，苔黄腻，脉滑数，遂以清热利湿之法，佐以活血通络之品治之。师四妙勇安汤化裁，处以金银花、玄参、当归、赤芍、牛膝、生薏米、苍术、木瓜、黄柏、泽兰、防己、土茯苓、甘草，迭进20剂，肿势尽消，但患肢仍拘挛灼痛。又以原方去苍术、黄柏、薏米诸药，加鸡血藤、地龙、土鳖虫诸药续服5剂，诸症悉除。

《灵枢·营气》云："营气之道……流溢于中，布散于外，精专者，行于经遂，常营无已，终而复始。"内而五脏六腑，外而四肢百骸，悉赖血液濡养。长期卧床、创伤、手术、感染邪毒、血管疾患均能引起瘀血阻络，致水湿蕴滞，郁而化热，致发脉痹。《灵枢·邪气脏腑病形》云："身半以上者，邪中之也。身半以下者，湿中之也。"《素问·举痛论》云："寒气入经而稽迟，泣而不行，客于脉外则血少，客于脉中则气不通，故卒然而痛。"湿邪属阴，其性浊腻滞，下注而缠绵，湿热、瘀血相继为患，痹阻脉络，胶结难解，不易卒除。故治疗静脉血栓形成以"元戎四物汤"加乳香、没药、鸡血藤、丹皮、白芷之属活血化瘀、消肿止痛；佐以忍冬藤、防己清热利湿、蠲痹通络。治疗血栓性静脉炎以"四妙勇安汤"合"三妙散"加苡仁、木瓜、防己、土茯苓之属清热解毒、利湿通络；佐以赤芍、泽兰之品凉血和营、化瘀通络。药证相符，故收预期之效。此即清代翟良在《医学启蒙汇编》中所云："法无定体，应变而施；药不执方，合宜而用。"

下举验案 2 则，以供参阅。

### 验案 1：桃红四物汤证案

王某，男，40 岁。1973 年 3 月中旬就诊。

患者夜间卒发右腿肿痛，彻夜不寐。翌日早晨，整个右下肢严重水肿，股内侧疼痛，压痛显著，左下肢活动自如，收住医院治疗。外科诊为右髂股静脉血栓形成引起右下肢水肿，建议手术治疗。因患者拒绝手术治疗，特请吉忱公诊治。患者体质尚好，面容痛苦，卧床抬高患肢并以绷带缠裹，皮色紫而光亮。问之饮食、二便如常，体温不高，血常规无异常，舌质紫略暗，舌苔薄黄，脉沉数。

证属瘀血阻络，湿热壅滞。治宜活血通络，佐以清热利湿。予以桃红四物汤意调之。

处方：当归 30g，赤芍 15g，川牛膝 12g，桃仁 12g，红花 10g，乳香 10g，没药 10g，防己 12g，鸡血藤 15g，忍冬藤 30g，白芷 15g，牡丹皮 10g，川芎 10g，生地黄 30g。水煎服。

服药 3 剂即痛止，5 剂而肿消过半，尿量增加，共服 30 余剂，经脉通畅，病臻痊愈，至今未复发。

**验案 2：四妙勇安汤证案**

隋某，男，58 岁。1974 年 12 月 25 日就诊。

患者于 1974 年 9 月 12 日晨起时感下肢疼痛，筋脉挛缩。16 日清晨卒然出现左腿肿痛甚，发热，皮肤烧灼感，遂被诊为左下肢血栓性静脉炎，收入住院。血常规检查：白细胞 $15.7 \times 10^9$/L，中性粒细胞 0.92，嗜酸性粒细胞 0.08。入院 20 天，经抗生素等治疗，左下肢肿痛均减。近日复作，延请吉忱公诊治。症见精神尚好，步履困难，患肢肤色潮红，中度浮肿，按之凹陷，灼热，口干、便秘。舌质深红，苔黄腻，脉滑数。

证属湿热蕴滞，络脉血瘀。治宜清热利湿，佐以活血通络。师四妙勇安汤意化裁。

处方：金银花 60g，元参 60g，当归 30g，赤芍 15g，川牛膝 12g，生薏米 30g，苍术 15g，木瓜 12g，黄柏 12g，泽兰 24g，防己 12g，土茯苓 30g，甘草 15g。水煎服。

1975 年 1 月 29 日复诊：迭进 20 余剂，肿势尽消，二便如常，膝关节以下或感麻木、疼痛，步行稍久即患肢拘挛，自觉灼热。脉虚数，舌质红，苔薄黄略腻。原方加鸡血藤 30g，经服 5 剂，诸症若失，病已痊愈，迄今未发。

# 脑囊虫引发癫痫之治

古人尝云："兵无常势，医无常形，能因敌变化而取胜，谓之神将；能因病变化而取效，谓之神医。"兵家不谙通权达变，无以操出奇制胜之师；医家不能圆机活法，无以操出奇制胜之功，其理同也。药贵合宜，法当权变，知常达变，着手回春；拘方待病，必适足偾事。脑囊虫病，实为临证难愈之疾。家父吉忱公于前人之验，潜心体验，持循扩充，每屡获效验。如：孙某，男性患者，遍体黄豆粒大之圆形结节，质地不坚，推之不移，不痛不痒，且频发痫证。舌质淡红，白薄苔，脉沉缓。经皮下结节活体切片检查，确诊为脑囊虫引发癫痫。即以豁痰开窍、杀虫定痫为法而施治；半夏、陈皮、茯苓、白芥子、胆南星、全蝎、天虫、榧子仁、郁金、远志、薏米、甘草，水煎服，并以"磁朱丸"佐服。选进 20 剂，结节消失 1/3，痫证仅半月一发。即于原方加竹沥冲服，续服 30 剂，皮下结节消失殆尽，痫证偶发。拟健脾化痰、宁心定痫之剂。复进 30 剂，诸症悉除，体质康复，一如常人。

囊虫病由绦虫的幼虫囊尾蚴寄生于人体组织而发病。脑囊虫病的临床主证为癫痫、失明。癫痫常反复发作，很少自愈。故其治法，宜先杀虫理气，后健脾养胃；囊虫病皮下结节，治宜化痰利湿，软坚散结；脑囊虫并作癫痫者，治宜豁痰开窍，杀虫定痫；平时治宜健脾化痰，杀虫散结。总之，以消补兼施、扶正祛邪为大法。故我著有《自拟加味二陈汤治疗脑囊虫病》一文，发表于《山东中医杂志》。

下举验案 3 则，以供参阅。

**验案 1**：孙某，男，52 岁。1963 年 3 月 12 日就诊。

患者发现全身黄豆粒大之圆形囊瘤月余，质地不坚，推之不移，不痛不痒，以前胸、后背及两上臂内侧较多，周身板滞不灵。患者性情急躁，眩晕头痛，旋即晕仆，昏不识人，面色苍白，牙关紧闭，手足抽搐，口吐白沫，移时苏醒，一如常人，二三日一发。形体尚丰，精神萎靡，言语如常。舌质淡红苔白腻，脉象沉缓。皮下结节活体切片检查，确诊为囊虫病。内科诊断为脑囊虫引发癫痫。

证属痰壅虫扰，蒙蔽清窍。治宜豁痰开窍，杀虫定痫。方予加味二陈汤调之，佐以磁朱丸服之。

处方：半夏9g，陈皮9g，茯苓12g，白芥子12g，榧子仁9g（研冲），雷丸9g（研冲），琥珀6g（研冲），胆南星9g，全蝎6g，僵蚕9g，薏苡仁18g。水煎服。

磁朱丸6g，日2次，药汁冲服。

4月6日，迭进20剂，虫瘤消失1/3。肢体关节伸展自如，眩晕减轻，痫证半月一发，饮食、夜寐如常，舌质淡红苔白，脉象濡缓。宗原方加竹沥15g（冲服）。

5月10日，续服30剂，虫瘤消失殆尽，饮食、二便如常，痫证偶发，发则眩晕昏沉约两分钟即过，已无晕仆、抽搐现象，面色渐转红晕，神志自若，舌质淡红苔白，脉象缓，拟用健脾化痰、杀虫定痫之剂。

处方：党参15g，云苓12g，白术9g，炙甘草9g，半夏9g，陈皮9g，胆南星9g，远志9g，琥珀3g，（研冲），雷丸9g（研冲），榧子仁9g（研冲），僵蚕9g。水煎服。

磁朱丸3g，日3次，药汁冲服。

10月5日，复进30剂，诸症消失，病臻愈可，痫证3个月未发，体质康复，一如常人，恢复工作月余。

**验案2**：林某，女，36岁。1975年6月7日就诊。

患者痫证频作，已2年之久，重则日发。发作前眩晕头痛，痰多胸闷，面部及肢体瘛疭。发则卒然晕仆，昏不识人，牙关紧闭，手足搐搦，移时苏醒。夜梦纷纭，周身重着，左上臂有黄豆粒状囊瘤5枚。尝于某医院行活体切片检查及脑电图检查，确诊为脑囊虫引发癫痫。患者精神疲惫，面色苍白，经行后期，量可，色暗有块，经行腰腹胀痛，白带黏稠量多。舌质淡红苔白腻，脉象滑左关弦。

证属痰壅虫扰，蒙蔽清窍。治宜豁痰开窍，杀虫定痫。予以加味二陈汤佐服磁朱丸调之。

处方：半夏 9g，陈皮 9g，云苓 12g，白芥子 12g，薏仁 18g，胆南星 9g，郁金 9g，远志 9g，琥珀 3g（研冲），雷丸 9g（研冲），榧子仁 9g（研冲），全蝎 6g。水煎服。

磁朱丸，6g，日 2 次，药汁冲服。

6 月 23 日，迭进 7 剂，眩晕轻，痰浊减，搐搦失。痫证三五日一发，面有气色，夜寐宁，舌质淡红苔白略腻，脉象滑，左关略弦。仍宗原方续服。

7 月 31 日，迭进 30 剂，痫证未发，眩晕若失，虫瘤消退，并能带领学生助农劳动，神态自若，面色红晕，饮食、二便如常。舌红苔白，脉象濡缓。药方宏效，无需更方。

10 月 6 日，复进 18 剂，痫证愈，眩晕失，夜寐如常，工作、劳动无碍，偶觉左侧肢体麻木，项部慅慅而动，然倏尔即止，舌质淡红苔薄白，脉象缓。拟用健脾化痰，杀虫息风之剂。

处方 1：党参 15g，云苓 12g，白术 9g，炙甘草 9g，姜半夏 9g，陈皮 9g，僵蚕 9g，钩藤 12g，白芍 12g，郁金 9g，胆南星 9g，全蝎 6g。水煎服。

处方 2：黑牛角 1 只（切片瓦焙），琥珀 60g，朱砂 30g，雷丸 30g，榧子仁 90g。共研细末，每次 6g，日 3 次。

12 月上旬，来函告知，续服 25 剂，并辅药 1 料，诸症消失，病臻痊愈，摄颅平片示虫体钙化。

1979 年 12 月告知无复发，已正常工作。

**验案 3：**崔某，男，43 岁。1977 年 3 月 26 日就诊。

患者既往身体健壮，无他病史，1976 年 8 月中旬，卒觉左眼球不适，巩膜内似有异物遮蔽，视物不清，当时未在意，同年 9 月 15 日复觉眩晕，眼前若云雾缭绕，继之两目天吊，牙关紧闭，号叫一声，旋即晕仆，口吐白沫，手足搐搦，昏不识人。急送医院检查，未能确诊，醒后总觉左目内有异物遮睛，影响视力，仍未停止工作。10 月 27 日复发痫证两次，引起患者重视，赴医院神经科和眼科检查，见左眼球内有包块状物，但并见到囊虫蠕动。11 月 26 日住院重做全面检查后，于 12 月 7 日左眼球行手术切开，在视网膜内取出死囊虫一条。12 月 18 日左目复感胀闷不适，眼球肿胀突起。30 日复行手术，取出活囊虫一条。由于囊虫侵扰，复经 2 次手术，诱致左眼失明。1977 年 1 月 25 日继发痫证 3 次，经神经科与眼科会诊证明，患者脑中仍有囊虫存在，并诊断其分布在全身皮下组织及其他器官。血液乳酸凝集反应均为阳性，在其住院期间常服槟榔南瓜煎，未排出虫体。

入院检查：体质尚健，言语清晰，精神萎靡。左眼球因两次手术存有瘢痕，视力消失，微有光感。自觉眩晕脑胀，不能阅览书报，胸痞痰多，纳呆恶心，二便如常，舌质淡红苔白腻，脉象滑，左关弦。

证属痰壅虫扰，波及睛明。治宜化痰散结，杀虫定痫。

处方：半夏 9g，陈皮 9g，云苓 12g，甘草 9g，白芥子 12g，远志 9g，胆南星 9g，榧子仁 9g（研冲），雷丸 9g（研冲），郁金 9g，朱砂 2g（研冲）。水煎服。

4 月 4 日：迭进 8 剂，眩晕减，胸痞轻，谈吐爽，纳运健，惟觉左颞颥部及左目胀痛，视之气轮赤脉传睛，脉象滑左关弦，舌红苔白。宗原方加菊花 15g、龙胆草 9g，续服。

4 月 12 日：复进 8 剂，眩晕头痛失，目赤胀痛轻，胸膺痞闷除，痰浊蔽心消，寐食均如常，舌质淡红苔白，脉象滑左关略弦。仍宗上方。

5 月 1 日：续服 15 剂，目赤痛消失。寐食均安，神态自若，能阅书报。脉象滑左关略弦，舌质淡红苔白。效不更方，仍宗原方续服。

5 月 18 日：再进 18 剂，痫证始终未发。近日感冒，发热恶寒，头痛身楚，咳嗽痰黄，脉象濡滑而数，舌红苔薄黄。仍拟原方，佐服羚翘解毒丸。

5 月 21 日：患者于上午 11 时复发痫证，吼叫一声，旋即晕仆，昏不识人，牙关紧闭，手足抽搐，约两分钟后苏醒。脉象濡滑，舌红苔白。

处方：柴胡 9g，云苓 12g，白芍 12g，钩藤 15g，胆南星 9g，郁金 9g，雷丸 9g（研冲），榧子仁 9g（研冲），远志 9g，琥珀 6g（研冲），羚羊角粉 0.75g（冲服），水煎服。

磁朱丸，每次 6g，日 3 次，药汁送服。

5 月 27 日：头脑日渐清醒，饮食夜寐如常，并能阅读书报，神态自若，略无所苦。脉象濡缓，舌质淡红苔白。拟用健脾化痰，杀虫定痫之剂。

处方：党参 15g，云苓 12g，白术 9g，炙甘草 9g，半夏 9g，陈皮 9g，胆南星 9g，郁金 9g，远志 9g，琥珀末 9g（研冲），榧子仁 9g（研冲），雷丸 9g（研冲），水煎服。

6月11日，再进16剂，诸症豁然。痫证未发，亦未见皮下虫瘤，寐食如常。读书阅报，观看电影，均无妨碍。脉象缓，舌红苔白。续服丸、散以冀巩固。

处方：雷丸120g，榧子仁120g，郁金60g，琥珀60g，羚羊角粉30g。研末，每次6g，日3次。

磁朱丸，每次3g，日3次，药汁送服。

1978年3月上旬，欣然相告，病臻愈可。体质健壮，神采奕奕，寐食如常，并无苦楚，检查一切正常，工作如初，至今未复发。

**解读：**脑囊虫病临床常见主症为癫痫、失明。癫痫常反复发作，很少有自愈者，为缠绵难愈痼疾。

绦虫，中医学因其体节寸许色白，而名寸白虫，为肠寄生虫之一。历代医籍皆有记述：《金匮要略·禽兽鱼虫禁忌并治篇》有"食生肉""变成白虫"；《诸病源候论·寸白虫候》有"以桑枝贯牛肉炙食，并食生栗所成……食生鱼后即饮乳酪，亦令生之"的记载。说明肉类含有病原虫，食生鱼、生肉容易感染寸白虫。《备急千金要方》云："人腹中生虫有九……其三曰寸白，长一寸，子孙相生，其母转大，长至四五丈，亦能杀人。"《景岳全书·诸虫篇》云："治寸白虫无如榧子煎，其效如神。"另外恣意口腹，湿虫蕴滞，是诸虫生长、繁殖的有利条件。《奇效良方》云："脏腑不实，脾胃俱虚，杂食生冷、甘肥油腻等物，或食瓜果于畜兽内脏遗留诸虫于类而生。"

囊虫病皮下结节，《罗氏会约医镜·论诸虫》云："凡项间及身上生瘤，而痒不可忍者，内有虫，亦剖之，虫净而愈。"并有虫瘤、痰核之病名。脑囊虫病引发癫痫，《证治准绳》云："虫积，多疑善惑，而成癫痫""痫病日久而成窠囊，窠囊日久而生虫"。先哲描述如此中肯，殊属难能可贵。

其治法，吉忱公谓："寸白虫宜先杀虫理气，后健脾养胃。囊虫病皮下结节，治宜化痰利湿，软坚散结；脑囊虫病引发癫痫，治宜豁痰开窍，杀虫定痫。平时治宜健脾化痰，杀虫散结，消补兼施，扶正祛邪。"吉忱公立"加味二陈汤"：制半夏9g，陈皮9g，茯苓12g，甘草9g，白芥子12g，砂仁18g，水煎服。五心烦热加地骨皮或牡丹皮；怔忡心悸加枣仁、远志；发作痫证加琥珀末（研冲），朱砂（研冲）、郁金、远志、胆南星、僵蚕；痰多加胆南星、竹沥（冲服）；肝气郁滞加郁金、白芍；搐搦加钩藤、全蝎；气虚者加党参、黄芪；血瘀者加丹参、当归尾。

　　榧子首见于《唐本草》，味甘性平，入肺、胃、大肠经，为安全有效的驱虫药。《食疗本草》治寸白虫，有日食七颗之记；《救急方》治白虫，有榧子100枚，火燃啖之，能食尽佳，不能者，但啖50枚，亦得，经宿虫消自下之验。而《景岳全书》有治寸白虫之"榧子煎"，用榧子49枚（一方100枚），砂糖小火煎熬，每日7枚，空腹服之。雷丸，为寄生于病竹根上雷丸菌的干燥菌核，味苦性寒，入胃、大肠经。苦能降泄，寒能清热，而有杀虫消积之功。故吉忱公杀虫加榧子仁、雷丸等量研末，药汁冲服。杀虫治宜彻底，始能免除后患。

# 脑积水证治浅说

脑积水，与中医学"解颅"一证相侔。因其患者前囟宽大，头颅若升似斗，故俗称"大头星"，实属难愈之证。肾主骨生髓，脑为髓海，肾气亏损，脑髓不足，致气血亏损而发解颅。故清代孙德润在《医学汇海》中有"解颅者，囟门开解而不合也……皆肾元不足之故也"的论述。续发于温病者，多由于热灼营阴，肝风内动，循行不利，脉络受阻，则青筋暴露而水湿停滞。在临床中，家父以常法内服《证治准绳》之"补肾地黄丸"，而变通"封囟散"，拟"加味封囟散"（柏子仁、南星、防风、白芷、羌活、猪胆汁）外敷，治愈小儿脑积水 30 余例。"封囟散"方出《医宗金鉴》，柏子仁味甘而补，辛平而润，能透达心肾，益脾，《神农本草经》谓其"益气"，《名医别录》称其"益血"，其功在于补。防风、南星相伍，即《本事方》之"玉真散"，意在疏风、温通、利湿、消肿。加白芷芳香透窍，有疏风通窍胜湿之功；羌活辛平味苦，祛风燥湿，散血解痉，有治"颈项难伸"之能。二药伍防风、南星，则增强利湿消肿、解痉平厥之效。故设"补肾地黄丸"补肾益髓、益气养血培其本；"加味封囟散"养血解痉、利湿消肿治其标。形神兼顾，标本同治，内服外敷合用而协同奏效。肾强髓密，气充血足，痉解络通，囟封颅合，肿消水除。临床经验，先天亏损、气血两虚者易治，预后佳良；后天温热诸疾继发者难治，预后较差，或见智力不全者。1974 年我见一 13 岁女学生，10 年前因患温病续发解颅，病情危笃，经家父治愈后，至今神志正常，智力很好。是以后天温热病续发解颅者，亦不能率以预后不良而贻误病机。其后我循以应用，注重了形神兼顾、标本同治之法则，亦多收功，并总结撰写了《解颅（脑积水）证治》一文，1975 年发表于《山东医药》，而"加味封囟散"

亦作为有效外治方药，选入高等医药院校教材《中医儿科学·解颅》篇。

下举吉忱公验案 4 则，以供参阅。

### 验案 1：肾元亏虚案

高某，男，5 个月。1966 年 7 月 16 日就诊。

患儿由儿科转来，确诊为脑积水。症见颅缝开裂，前囟宽大，青脉暴露，头额前突，目无神采，白睛显露，黑睛如落日状，形瘦颈细，指纹青淡，口唇淡红，

证属肾气亏损，气血两虚，而致解颅。治宜培元补肾，益气养血，佐以疏风、温通、利湿、解痉之法。予以加味封囟散。

处方：柏子仁 120g，天南星 30g，防风 30g，羌活 30g，白芷 30g。共为细末，每次 60g，以猪胆汁调匀，按颅裂部位，摊纱布包扎。干则润以淡醋，每日一换。

7 月 24 日，患儿家长欣然告知，仅敷药 2 料，囟封颅合，诸症若失，嘱其经常捏脊，以冀培补脾肾、强督脉、益脑髓。

### 验案 2：肾虚风动案

韩某，男，2 岁。1967 年 7 月中旬就诊。

患儿由儿科转来，确诊为脑积水。视其颅缝开裂，前囟逾期不合，头颅胖大白亮，头皮光急，青脉显露，面色㿠白，形羸色败，白睛显露，目光昏昧，神情呆钝，伴有四肢瘛疭，项强肢厥。病儿继发于春温证，口唇红，指纹紫，脉象弦细。

证属肾虚髓热，虚风内动，而致解颅。治宜益肾清热，养血息风。

方用加味封囟散 1 料，如法外敷。

内服加味补肾地黄丸：熟地 45g，山药 24g，山萸肉 30g，泽泻 30g，茯苓 24g，丹皮 15g，牛膝 24g，鹿茸 15g，钩藤 24g，龙骨 30g，牡蛎 30g。共研细末，蜜丸如梧子大，每服 5g，日 3 次。

10 月初，患儿家长告知经治 2 个月余，颅缝闭，囟门合，痉厥止，病臻痊愈。

**解读**：解颅为缠绵难愈之痼疾，其预后，《小儿药证直诀》云："长必少笑""多愁少喜也""此皆难养"。《幼幼集成》云："然人无脑髓，犹树无根，不过千日，则成废人""其成于病后者尤凶"。《中国医学大辞典》云："患此

者，必难养育，即使长大，亦成废人。"均提示预后不良。吉忱公治疗此病百余例，治之之法多以培元补肾，益气养血；若脾肾两虚，则宜脾肾双补，益髓扶元；继发于温病，而见虚风内动、水湿阻滞者，佐以渗湿通络、柔肝息风之治。

"补肾地黄丸"方出《证治准绳》，方以六味地黄丸滋阴益肾，加牛膝补肝肾，益精气，填骨髓，利血脉；鹿茸为血肉有情之品，其性温煦而功专补虚，有补督脉、壮元阳、生精髓、强筋骨之效。俾气充血足，肾强髓密，而诸症悉瘳。

"封囟散"方出《医宗金鉴》，以柏子仁味甘而补，辛平而润，透达心肾，益脾肾，《神农本草经》云"益气"，《名医别录》谓"益血"，其功均在于补；防风、南星相伍，即《普济本事方》之玉真散，意在疏风、胜湿、解痉、平督脉之病厥；白芷芳香透窍，有疏风、温通、利湿、消肿之长；羌活辛平味苦，祛风燥湿，散血解痉，有治"颈项难伸"之能。二药伍防风、南星，则增强利湿消肿、解痉平厥之效。诸药合用，公名之曰"加味封囟散"。

设补肾地黄丸补肾益髓，益气养血培其本；加味封囟散养血解痉，利湿消肿治其标。标本兼治，协同奏效。以冀脾肾强，脑髓密，气充血足，痉解络通，囟封颅合，肿消水除。

验案1乃新生儿患者，发现早，故仅用加味封囟散而愈。而验案2患儿已2岁，故必内服与外治合用，方可愈病。由此可见，此病的早期发现和及早治疗，是治愈的关键。

### 验案3：火热攻脑案

姜某，女，5个月。1982年4月15日就诊。

患者2个月前，因不规则发热于当地医院住院治疗。婴儿头颅增大，颅缝裂开，双目呈落日状。时肢体痉挛抽搐，面赤唇红，小便短赤，大便干秘，指纹风关赤。

处方：柏子仁120g，防风12g，白蔹100g，羌活100g。研细末，分4次，猪胆汁调糊外敷患处，每3日一换。

内服：牛角尖研细末，日3次，每次1g。

4月29日复诊：药后已无抽搐之症，翻白眼减轻，精神振奋，颅骨后合，唯前囟颅裂，原方加量。

5月20日再诊：只有头右角未合，守方续敷。

10月20日，其母抱女来诊，欣然语云："女儿会站立，能言语。"查囟门闭合，五官、形体、神采如正常小儿。嘱服六味地黄丸及牛角方，以善其后。

**解读：**此案乃外感时邪，火热之气壅遏，上攻于脑，而致解颅；热移下焦膀胱，而见小便短赤；传导失司，故大便干秘。故予"加味封囟散"外敷。因白芷、南星辛温，于热证不利，故去之。因白蔹苦辛微寒，长于散热结，疏滞邪，俾湿热之邪疏散，故予之，以增利湿消肿之功。内服牛角尖以代犀角，泻肝火，清心肺，制惊定搐。待其病愈，嘱服六味地黄丸，乃养肝肾、益脾肺、健脾密髓之治。

### 验案4：邪热蕴脑案

邢某，男，7个月，1975年8月20日就诊。

患儿出生后6天不吃奶，体温低（35.5℃）。出生后13天发热咳嗽，医院诊为肺炎，经抗生素治疗，住院10天病愈回家。然其症见消化不良，大便带有黏液。6个月大时发生腹泻、低热、呕吐、发惊，同时发现头部前额突出，囟门凹陷，两侧前额颅缝裂有一指宽，囟门处约四横指不合，眼白多，黑睛少，体质肥硕，面色萎黄，神情呆滞，时发惊厥、抽搐，指纹已透过命关，毛发稀疏柔软。

证属先天不足，邪热蕴脑，而致解颅（脑积水）。

外用方：柏子仁120g，防风120g，胆南星120g，白蔹60g。共为细末，猪胆汁调敷囟门后，再以蜜醋水润之。

内服方：红参30g，白术15g，茯苓15g，黄芪15g，山药10g，当归12g，熟地30g，山萸肉15g，丹皮15g，泽泻12g，石菖蒲15g，川芎10g，蝉蜕15g，甘草10g。共为细末，饭后服用3g，每日3次。

10月27日复诊：经治2月余，诸症悉除，颅裂亦向愈。仍守方续治。加服鹿角胶、龟甲胶每日各3g，早晚分服。促其颅裂早愈。

**解读：**此案患儿乃出生后续发于温热病而致脑积水。公谓白芷、羌活辛温燥烈之味，于热证不利，故外敷方中弃之，加白蔹清热散结，以除温热之邪。因此案先、后天俱不足，故予《医宗金鉴》之"扶元散"。方中以四君子汤健脾益气，宁心安神镇惊；四物汤乃养血和血之用，当归黄芪乃当归补血汤之谓。诸药合用，乃八珍汤益气血五脏俱补之治；伍山药健脾渗湿，菖蒲开窍醒神，姜枣和营卫，益气血。故"扶元散"以其益髓扶元，脾肾同补之功而愈病。本案于"扶元散"加蝉蜕者，以其甘寒清热，轻浮宣散，而长于凉散热邪，开宣肺窍；又以其凉散入肝，而有益于解痉定搐，宁心安神。

# 柴胡加龙骨牡蛎汤在神志疾病中的应用

　　试观《伤寒论》，仲景用方，炉火纯青，恰到好处。家父吉忱公宗"异病同治"法，运用经方，随证化裁，见效尤捷，体验尤深。如应用"柴胡加龙骨牡蛎汤"治疗痰气郁结之"癫"、痰火上扰之"狂"、气逆痰阻之"痫"、肝气郁结之"郁"、痰气交阻之"瘿"，均疗效满意。本方为"小柴胡汤"之变法，用以治上述诸疾，取其枢转气机、疏肝达郁、宁神除烦、降冲镇逆、化痰散结之功，故我著有《柴胡加龙骨牡蛎汤的临证应用》一文，发表于《山东中医杂志》。当整理医案至此，惆怅不解，乃问于公："柴胡加龙骨牡蛎汤乃《伤寒论·辨太阳病脉证并治》中准少阳证误下，烦惊谵语之证而设，未尝闻治癫、狂、痫、郁、瘿诸疾，然临床每执此方化裁而愈疾，何故？"公曰："医者，理也。清代唐笠山尝云：'吾侪看书，要在圆通活泼，未可拘泥成说也。'考癫、狂、痫、郁、瘿诸疾，良由忧思伤脾，喜怒伤肝；气、火、痰、郁，蒙蔽神明使然。故《证治要诀》云：'癫狂由七情所郁。'虽有气、血、痰、湿、食、火六郁之分，'重阴则癫，重阳则狂'之别，病痫昏倒，口噤、吐沫、抽搐之异，然名殊证异，理无二致，其要一也，曰'郁'。要之治郁之法，不偏重在攻补，而在乎泄热而不损胃，理气而不伤中，调达、安神、化痰、通窍，咸臻其妙。"公复曰："小柴胡汤寒热并用，清补兼施，有疏利三焦，调达气机，宣通内外，运行气血之功，为和法之冠。设加茯苓，宁心安神，平喜降怒以除惊烦；桂枝散结行气，止冲降逆；大黄荡涤肠胃，安和五脏，推陈致新。如斯，则郁解疾消，神志安和，何虑诸恙不平乎？"家父复云："'贵临机之通变，勿执一之成模'。中医治病，不忽视病名，亦不拘于病名。同病异治，异病同治，辨证的关键是形神统一，则理法朗然。"于是，在此研究基础上，形成了"形神统一的生命观"的中医学术思想。

同理，吉忱公尚用此方化裁，治疗不寐、脏躁二疾，均获显效。

下举其诸疾之治验，以供医者临证参考。

### 验案 1：癫证案

杨某，男，38 岁。1974 年 10 月 9 日初诊。

患者忧思积郁，心脾受损，痰气郁滞，蒙蔽神明，发为癫病，历时 10 日，治疗鲜效。症见精神抑郁，表情呆钝，神思迷惘，凝眸少瞬，言语无序，纳谷不馨，忧惕易惊。舌红苔薄白而腻，脉象弦细。

治宜豁痰开窍，理气散结。师柴胡加龙骨牡蛎汤意。

处方：柴胡 9g，黄芩 9g，半夏 9g，云苓 12g，龙骨、牡蛎各 30g（先入），大黄 15g，桂枝 9g，朱砂 1.5g（冲），郁金 12g，大枣 10g，生姜 10g。水煎服。

10 月 15 日二诊：服药 4 剂，诸症悉减。呆钝轻，迷惘减，凝视除，惊惕失，言语序，纳谷渐馨，舌红苔白，脉象弦细。守方继服。

10 月 24 日三诊：续服 6 剂，已能确切回答问题，诸症若失。唯多梦易惊、健忘乏力之症尚存。脉象濡缓，左关略弦，舌红苔白。予柏子养心丸、磁朱丸善后。

11 月 25 日随访，患者神采奕奕，笑语风生。自述药后诸症消失，照常工作，癫病至今未发。

**解读：**《素问·脉要精微论》云："衣被不敛，言语善恶，不避亲疏者，此神明之乱也。"对此，明代王肯堂在《证治准绳》中云："癫病俗谓之失心风，多因抑郁不遂，侘傺无聊，而成精神恍惚，言语错乱，喜怒无常，有狂之意，不如狂之甚。"本案患者因思虑太过，肝气被郁，脾气不升，痰气互结，阻蔽神明使然。故治当调达气机，豁痰达郁之剂。故吉忱公予以《伤寒论》之柴胡加龙骨牡蛎汤，加郁金而收卓功。柴胡加龙骨牡蛎汤，调达气机，化痰散结，宁神除烦；郁金辛苦而平，黄宫绣谓"此药本属入心散瘀，因瘀去而金得泄，故命其名曰郁金"。吉忱公谓"古人用治郁遏不得升者，而名郁金"。故原方合入此药，以其清心解郁之功，治痰浊蒙蔽清窍而神志不清者。于是枢机得利，升降有司，开合有序，清阳得开，浊阴得降，清窍无痰浊之蔽，神志无抑郁之候，故而病臻痊愈。

**验案 2：狂证案**

许某，男，48 岁。1974 年 10 月 24 日初诊。

患者喜怒愤愤，郁而化火，痰火上扰，神识迷蒙，发为狂病，历时 28 日。症见性情急躁，头痛不寐，毁物，面红目赤，凝眸怒视，口燥便秘，舌绛苔黄腻，脉象弦数。

治宜涤痰开窍，清心泻火。师柴胡加龙骨牡蛎汤合白金丸意。

处方：柴胡 9g，黄芩 12g，半夏 12g，龙骨、牡蛎各 30g（先入），茯苓 12g，郁金 12g，明矾 3g（研冲），大黄 30g（后下），铅丹 1.5g（冲），礞石 30g（先入），大枣 12g，生姜 12g。水煎服。

11 月 5 日二诊：连进 10 剂，诸症若失，自制力恢复。尚余眩晕头痛、口干心烦之候，舌红苔黄，脉象弦。拟达郁化痰、宁神除烦之剂善后。

处方：柴胡 6g，黄芩 9g，半夏 9g，龙骨、牡蛎 30g（先入），酒大黄 12g，茯苓 12g，桂枝 3g，朱砂 2g（研冲），大枣 10g，生姜 10g。水煎服。

11 月 23 日再诊：复进 5 剂，药后诸症悉平，遂照常工作。

**解读：**癫与狂均属情志异常疾患。癫病多由忧思久郁，损及心脾，痰气郁结，蒙蔽神明使然。表现为沉默痴呆，语无伦次，静而多喜，俗谓"文痴"，如验案 1 癫证案。狂病多由喜怒愤愤，郁而化火，痰火扰心，神明逆乱而发。表现为喧扰躁妄，动而多怒，俗谓"武痴"，如验案 2。故有"重阴者癫，重阳者狂""多忧为癫，多怒为狂"之说。

清代李用粹在《证治汇补》中云："狂由痰火胶固心胸，阳邪充极，故猖狂刚暴，若有神灵所附。癫由心血不足，求望高远，抑郁不遂而成。虽有轻重之分，然皆心神耗散，不能制其痰火而然也。"由此可见，癫狂之证，主要表现为神志逆乱，治宜除心痰，解郁散结。吉忱公尝云："古有'癫狂由七情所郁'之说，虽有气、血、湿、火、食、痰六郁之分，'重阴者癫，重阳者狂'之别，名殊证异理无二致，其要一也，曰'郁'。要之治郁之法，不偏重在攻补，而在乎调达、安神、化痰、开窍，咸臻其妙。"故柴胡加龙骨牡蛎汤适用于癫狂之因于痰气郁结、痰火上扰者。

**验案 3：痫证案**

陈某，男，10 岁。1978 年 4 月 20 日初诊。

患者罹患痫证 4 年之久，缘被狗惊吓所致。初发时惊恐惶惑，不知所措，继之卒然昏仆，不省人事，口吐涎沫，四肢抽搐，移时苏醒，一如常人。病初，日一发或间日发。发时先显木僵神情呆钝之象，继之卒然仆倒，昏不识人。视之目无精彩，形体消瘦，面色无华，饮食、二便、言语如常。舌质淡红苔白腻，舌尖赤点，脉象弦细而数。

此由大惊卒恐，伤及心肾，肝胆失养，气逆痰阻，蒙蔽神明而发为痫证。治宜调达气机，豁痰宣窍，息风定痫。方用柴胡加龙骨牡蛎汤化裁。

处方：柴胡 6g，姜半夏 6g，茯苓 12g，桂枝 9g，黄芩 6g，党参 12g，龙骨、牡蛎各 15g（先入），大黄 3g，胆南星 6g，琥珀 3g（研冲），竹沥 15g（和药汁服），大枣 4 枚，生姜 4 片。水煎服。

另用羊角虫 10 条，焙干研末，分 2 次，间日 1 次，红糖水冲服，令微汗出。

共服中药 10 剂，羊角虫 20 条，痫证痊可，至今未发。

**解读：**《素问·奇病论》有"人生有病癫疾者，病名曰何"之问对。而清代莫枚士在《研经言·癫说》中则有明言："古之癫疾，今之痫也，今之痴也。"其病因病机诚如《灵枢·口问》所云："大惊卒恐，则血气分离，阴阳破败，经络厥绝，脉道不通，阴阳相逆，卫气稽留，经脉虚空，血气不次，乃失其常。"其他如元代朱震亨所云："痫病因惊而得，惊则神出舍，舍空则痰生也。血气入于舍，而拒其神，不能归焉。"由此可知，痫证为发作性神志异常疾患，多由风痰气逆，蒙蔽神明使然。公谓"发作时治宜豁痰开窍、息风定痫。平素治宜培补脾肾，以杜生痰之源。柴胡加龙骨牡蛎汤适宜痫证发作期之治疗"。

### 验案 4：郁证案

王某，女，42 岁。1974 年 11 月 20 日初诊。

患者月经先期，色紫量多，杂有血块，经行腰腹痛，经前乳房胀痛，带下量多，黄浊臭秽，抑郁寡欢，胸胁苦满，脘痞腹胀，嗳气则舒，纳呆恶心，咽中如炙脔梗喉，吞吐不利，口苦咽干，大便秘结，心烦易惊，少寐多梦，历时 8 年。曾于某医院治疗半年后好转，寒冬复发，视之形容憔悴，面色晦暗，痰浊白黏，舌红苔白，脉象沉弦。

治宜达郁宁神，化痰散结。师柴胡加龙骨牡蛎汤意。

处方：柴胡 9g，黄芩 9g，半夏 9g，龙骨、牡蛎各 30g（先入），茯苓

12g，桂枝 9g，酒大黄 12g，朱砂 2g（研冲），党参 15g，远志 9g，大枣 10g，生姜 10g。水煎服。

嘱：戒郁怒，慎七情。

11月25日二诊：迭进4剂，胸闷轻，腹胀减，咽喉清，痰吐爽，恶心失，烦热轻，二便如常，夜寐5时许。舌红苔白，脉象略弦。守方继服。

12月4日三诊：复进8剂，诸症豁然。胸胁满闷息，咽中炙脔除，纳运如常，夜寐安宁，面容欢笑，言谈侃健，偶见烦躁。脉象濡缓，左关略弦，舌红苔白。予安神补心丸善后。并嘱其戒恚怒。

**解读：**清代孙德润在《医学汇海》中云："凡人事不遂心，忧思过度，渐至形容消瘦，食少短神，名曰郁证。"故郁证多由情志抑郁，气机郁滞使然。凡因情志怫郁，气机不畅，乃至脏腑不和而致之病，咸属之。故《素问·六元正纪大论》有"木郁达之"之治则。郁证初起，情怀悒郁，气机不畅，常见抑郁寡欢、精神萎靡、胸闷胁痛、纳呆脘痞等症，治宜疏肝达郁。若迁延失治，可由气及血，进而波及五脏，则应结合兼证，分析在气在血，寒热虚实，以及相关脏腑，确定治法。清代何梦瑶在《医碥》中云："郁者，滞而不通之义。百病皆生于郁，人若气血流通，病安从作？一有怫郁，当升不升，当降不降，当化不化，或郁于气，或郁于血，病斯作矣。"鉴于此，故吉忱公有此案之治。

柴胡加龙骨牡蛎汤适用于郁证之属肝气郁滞或痰气郁滞者。方中柴胡疏肝达郁任为主药；黄芩清热泻火；半夏降逆除痰，消痞散结；党参补气调中，宁神益智；茯苓健脾化痰，益气安神；桂枝和营行瘀，通阳散结；大黄通瘀导滞，安和五脏；朱砂代铅丹，镇心安神；龙骨、牡蛎镇静安神，软坚散结；生姜祛痰下气；大枣安中养脾；方增远志，倍宁心安神之用。柴胡加龙骨牡蛎汤，源于张仲景之《伤寒论》，为少阳证误下而设方。今用治郁，以其药具枢转气机、疏肝达郁、宁神除烦、升清降浊、化痰开结之功而愈病。其理诚如《两都医案·傅序》所云："药者，钥也，投簧即开矣。"

明代孙一奎在《赤水玄珠》中有云："是以心乱则百病生，于心静则万病悉去。"故病愈后，嘱其戒恚怒，忌忧伤。

**验案5：瘿瘤案**

张某，女，23岁。1975年2月23日就诊。

患者月经先期，色暗量可，经行乳房及小腹胀痛，带下色黄量多。患者自1971年夏季始，出现不明原因低热，体温持续在37~38℃，历时3年。尝按风湿热治疗，服用中西药物甚多，未愈。现眩晕头痛，以目眶及前额痛著，目睛胀突，心悸少寐，自汗怕热，畏声畏光，肢体麻木，周身痛，双手震颤，烦躁易怒，胸膺痞闷，咽梗口干，消谷善饥，痰色黄浊，大便或秘。曾于1973年12月11日于某医院检查：甲状腺摄碘最高吸收率61.6%，确诊为甲状腺功能亢进症。视之颈部甲状腺弥漫性肿大，甲状腺听诊血管杂音（++）。面色白皙，目睛胀突，口唇淡红，舌红苔白，声音气息无异，脉弦数。血压：100/70mmHg。

证属肝气郁滞，痰热结聚，发为瘿瘤。治宜解郁化痰，消瘿散结。师柴胡加龙骨牡蛎汤意。

处方：柴胡9g，黄芩9g，半夏9g，龙骨、牡蛎各30g（先入），茯苓12g，桂枝6g，大黄15g，黄药子15g，连翘15g，朱砂1.5g（冲服），大枣9g，生姜9g。水煎服。

嘱息念虑，戒恼怒，薄海味。

1975年2月28日二诊：迭进4剂，喉中爽，胸闷轻，痰吐利，悸烦轻，二便调，守原方继服。

1975年3月3日三诊：复进4剂，悸烦若失，震颤递减，眼胀突轻，肉瘿缩小，饮食如常。脉象弦，舌红苔白。守原方去朱砂，加党参15g，续服。

1975年3月11日四诊：更进8剂，肉瘿及目睛胀突若失，畏声畏光递减，他症渐除，饮食、二便复常。甲状腺听诊血管杂音（±）。脉象濡缓，左关略弦，舌红苔白。医嘱：停药1周，查基础代谢。

1975年3月19日五诊：基础代谢报告：身高164cm，体重62.5kg，基础代谢率>6%。嘱续服上方善后。

**解读：** 西医学之"甲状腺功能亢进症"，属中医学"瘿证"范畴。按文献记载有气瘿、血瘿、肉瘿、金瘿、石瘿五种。"甲状腺功能亢进症"多属气瘿。若伴甲状腺肿大者称肉瘿，而坚硬不可移者，属石瘿。隋代巢元方在《诸病源候论·瘿候》中云："瘿者由忧恚气结所生，亦曰饮沙水，沙随气入于脉，搏颈下而成之。"清代沈金鳌在《杂病源流犀烛》中云："瘿瘤者，气血凝滞，年数深远，渐长渐大之症。何谓瘿，其皮宽，有似樱桃，故名瘿。亦名瘿气，又名影袋。"《医宗金鉴》亦载："外因六郁，营卫气血凝郁，内因七情忧恚怒气，湿痰凝滞，山岚水气而成。"皆言本病成因为忧恚和水土。验诸临证，公谓此病多因痰气郁滞，热结瘀滞使然。治宜解郁化痰，消瘿散结。柴胡加龙骨牡蛎汤治瘿证，取其达郁化痰、软坚散结之功。方以柴胡疏肝达郁；黄芩清热化痰；半夏祛痰散结；生姜祛痰解郁；大枣扶正达邪；茯苓宁心安神，协半夏和胃化痰；龙、牡、铅丹（今以朱砂代之）之属，重镇安神，宁心定魄，软坚散结；大黄逐瘀导滞；加黄药子、连翘，以达清热化痰、消瘿散结之效。于是，瘿消结散、神志安和，诸症自愈。

### 验案 6：脏躁案

于某，女，37 岁。1974 年 10 月 26 日就诊。

家人代述，患者 2 周前情志不舒，思虑过多，遂发病难入寐，且做噩梦。继而胸闷气短，食欲欠佳，心中躁动不安。1 周前凌晨 1 点，闻小牛叫而惊醒，于凌晨 3 点开始哭笑，狂躁不安，手足舞动约 2 小时许。继而数欠伸，神态复常。其后每日发作 1~2 次。查患者精神萎靡不振，言谈问答与常人无异。诊病间，患者始有躁动不安之象。舌红苔薄黄，脉沉缓微弦。

证属情志内伤，肝郁化火，伤阴耗津，心神惑乱，而致脏躁。治宜调达枢机、镇惊除躁，兼以补益心脾、安神宁心之法。予以柴胡加龙骨牡蛎汤合甘麦大枣汤化裁。

处方：柴胡 10g，黄芩 10g，桑椹子 30g，夜交藤 30g，石菖蒲 10g，麦冬 12g，远志 10g，胆南星 10g，人参 10g，白术 12g，茯苓 15g，龙骨、牡蛎各 30g，磁石 30g，神曲 12g，陈皮 12g，炙甘草 15g，生姜 3 片，大枣 4 个，小麦 1 把。8 剂，水煎服。

1974 年 11 月 6 日二诊：药后诸症豁然，家人代述：唯 11 月 2 日凌晨 2 点躁动难以入睡，然无哭笑狂躁，倏尔复常。原方加龟甲 10g，续服。

1974 年 11 月 21 日三诊：续服药 2 周。其间未发脏躁。患者神识一如常人，并与家人一起致谢。嘱甘麦大枣汤送服天王补心丹，以交心肾、宁心神为防病之法。

**解读**：脏躁多由情志内伤所致，忧郁伤神，以心神惑乱为主要病机，以精神抑郁、烦躁不宁、悲忧易哭、喜怒无常为临床表现，且多发于中青年女性。"脏躁"一词，首见于《金匮要略·妇人杂病脉证并治》篇："妇人脏躁，喜悲伤，欲哭，象如神灵所作，数欠伸，甘麦大枣汤主之。"故公选用此方，以甘凉之北小麦养心安神、润肝除躁，伍以味甘入十二经、益气补虚之甘草、甘温质润、补脾胃益气调营之大枣，三药药性平和，养胃生津化血，则脏不躁而悲伤太息诸症自去。因其病"如神灵所作"，休作有时，且因情志不舒所致，故主以柴胡加龙骨牡蛎汤，以调达枢机，此乃《内经》"木郁达之""火郁发之"澄源之治。

柴胡加龙骨牡蛎汤，由小柴胡汤去甘草加龙骨、牡蛎、茯苓、桂枝、大黄、铅丹组成，公谓铅丹不宜内服，多以磁石或铁落代之。方中柴胡疏肝达郁，推陈致新；黄芩清热化痰，除胸胁烦满；以胆南星代半夏除逆豁痰醒神；生姜祛痰下气，解郁调中；大枣安中养脾，坚志强力；人参补气和中，宁神益智；茯苓健脾化痰，宁心安神；磁石镇心安神，以息躁狂；龙骨、牡蛎镇惊安神，以驱梦魇；桂枝和营通结；大黄通瘀导滞。诸药合用，为和解少阳、疏肝达郁、宁心安神、息躁制狂之良剂。伍以白术寓四君子汤益气之治；伍陈皮含二陈汤豁痰之用；伍桑椹、夜交藤、远志、麦冬乃阴中求阳而宁心神之味。故公以二方合诸药之用，首诊8剂而收卓效。二诊时原方加龟甲，合龙骨、远志、菖蒲，为《千金方》孔圣枕中丹之治，以达滋阴降火、镇心安神之功，除思虑过度，心阴亏耗，而致失眠、躁狂之因。

甘麦大枣汤送服天王补心丹，乃愈后之调，以防复发。

### 验案7：不寐案

许某，男，48岁，1974年10月24日初诊。

患者烦躁不安，失眠多梦，有时彻夜不寐，伴头痛、眩晕、耳鸣、眼花、口干舌燥、胸闷气短28天。腰时有酸痛，右侧上下肢阴雨天倍感麻木，食欲欠佳，时有胃脘胀满隐痛，肝剑突下触及。血压：110/75mmHg。脉左右关弦，双尺部弱。心电图示：窦性心律。

证属枢机不利，肝郁脾虚，心肾不交。治宜调达枢机，疏肝解郁，交通心肾。予柴胡加龙骨牡蛎汤意化裁。

处方：柴胡10g，黄芩10g，姜半夏10g，桂枝10g，龙骨、牡蛎各10g，炒枣仁30g，远志10g，白芍15g，当归15g，生地30g，郁金12g，木香10g，合欢花30g，丹参30g，神曲12g，磁石30g，陈皮12g，白术12g，党参30g，茯苓12g，竹茹10g，桑椹子30g，炙甘草10g，川大黄6g，生姜3片，大枣4枚为引。4剂，水煎服。

1974年11月23日二诊：药后心悸烦躁减，夜寐4小时左右，大便秘结，肢体麻木，口干咽燥，脉象弦细，舌红无苔，仍予原方续服。

1974年11月29日三诊：药后诸症悉减，夜寐6小时，仍宗原法，辅以孔圣枕中丹易汤续服。

处方：柴胡10g，黄芩10g，党参30g，桂枝10g，白芍12g，磁石30g，龙骨、牡蛎各30g，制龟甲10g，远志12g，节菖蒲12g，白术12g，茯神15g，桑椹子30g，炒枣仁30g，柏子仁30g，生地30g，合欢皮15g，炙甘草12g，生姜3片，大枣4枚引。水煎服。

1974年12月8日四诊：续服药5剂，诸症豁然，夜寐可，予以天王补心丹、左归丸续服，以固疗效。

**解读：**《灵枢·大惑论》云："病有不得卧者，何气使然？"岐伯曰："卫气不得入于阴，常留于阳。留于阳则阳气满，阳气满则阳跷盛，不得入于阴则阴气虚，故目不瞑矣。"此案患者因工作繁忙，休作失序，致枢机不利，营卫失和，肝郁脾虚，心肾失济，而致不寐诸症。此即《内经》"卫气不得入于阴论"。故吉忱公予以《伤寒论》之柴胡加龙骨牡蛎汤，以和解少阳、调和营卫、镇惊除烦、安神宁心。此乃小柴胡汤之变法，由小柴胡汤去甘草，加龙骨、牡蛎、茯苓、铅丹、桂枝、大黄组成。方以柴胡疏肝达郁，推陈致新；黄芩除胸胁烦满，清热化痰；半夏降逆祛痰，消痞散结；生姜祛痰下气，解郁调中；大枣安中养脾，坚志强力；人参补气和中，宁神益智；茯苓健脾化痰，宁心安神；磁石代铅丹以镇心安神；龙骨、牡蛎镇惊安神，软坚散结；桂枝和营行卫，降逆散结；大黄通瘀导滞，安和五脏。柴胡、黄芩相伍，则专清热解郁之力；茯苓、半夏相须，则彰清热化痰之能；桂枝、甘草乃辛甘化阳行卫之伍，芍药、甘草乃酸甘化阴通营之伍，姜枣合用，则助调营行卫之功，五药乃桂枝汤，具调和营卫、安和五脏之用。诸药合用，为和解少阳、调和营卫、镇惊除烦之剂。辅以四君子汤，以健脾益气；桂枝伍甘草、龙骨、牡蛎，寓《伤寒论》桂甘龙牡汤，以成镇惊、安神、通阳之用，以治心阳虚损，心神浮越之烦躁证；又寓《金匮要略》桂枝加龙牡汤，以和营卫、调气血、宁心神以建功。患者眩晕、耳鸣、躁烦诸症，乃肝肾阴亏、心阴亏耗之候，故三诊时，辅以《千金方》之枕中丹，以成滋阴降火、镇心安神之功而愈病。

侍诊中，见吉忱公尝用柴胡加龙牡汤治癫、狂、痫、郁诸证，弗明不解，故请公释迷。公曰："医者，理也。治病之要，在方剂，则治法之中有定法。在加减，则定法之中有活法。考癫、狂、痫、郁、不寐诸证，多由忧思伤脾，喜怒伤肝，气、火、痰、郁蒙蔽神明使然。而柴胡加龙骨牡蛎汤，在于理气不伤中，泄热不伤胃，以其调畅气机，化痰开窍，安神定志而收功。"

# 发斑证治浅说

　　牟师永昌公治热病，宗《内经》热论，多用《伤寒第一书》之方。如治紫癜，斑未透者用清斑解毒汤（穿山甲、牛蒡子、知母、黄芩、花粉、连翘、玄参、地骨皮、厚朴、桔梗、淡竹叶）主之；若舌苔黄发斑毒未清者，则予以柴葛解肌汤（柴胡、葛根、桔梗、木通、牛蒡子、薄荷、连翘、黄芩、厚朴、淡竹叶）主之。先生认为：舌苔黄，肌肤发斑，病在阳明，用柴胡以截入少阳，故仍以解肌取之，鬼门开汗出自愈。若紫癜肾病初期，病在阳明少阳，邪热发斑将入太阴时，多用搜风汤［犀角（水牛角代）、羚羊角、僵蚕、牛蒡子、皂刺、炮山甲、玄参、黄芩、连翘、桔梗、薄荷、防风、厚朴、柴胡、竹叶］化裁用之，意取舟楫之药为伍，使邪毒不得陷下；若舌尖红，舌根黑，面赤目红，唇干发热伴鼻衄，或齿衄，或便血，或尿血之血热妄行者，则予以化斑解毒汤［玄参、知母、花粉、连翘、蝉蜕、薄荷、青黛、犀角（水牛角代）、羚羊角、赤芍、防风、丹皮、黄芩、牛蒡子、竹叶］主之，火毒炽甚权以二角清其肝肺，以赤芍敛肝救脾，俾斑毒化解。余验诸临床，多有心得，撰有《过敏性紫癜及紫癜性肾病证治探讨》一文。

　　下举肌衄案1则。

　　王某，女，16岁，学生。1989年9月初诊。

　　患者1周前感冒，服用西药而愈。于昨日无明显诱因出现腹痛，继而双下肢起红色针尖大鲜红色斑点，略痒，后斑点略增大，压之不退色，西医确诊为"过敏性紫癜"，查血常规、尿常规均未见异常。继至昨日腹部亦出现红色斑点，腹时痛，手足心热，汗出，红苔薄黄，脉细数。

　　证属火毒炽盛，迫血妄行，风热蕴于肌肤，郁遏脾土，脾胃升降失司，而见腹痛、肌衄。故师化斑解毒汤化裁。方中水牛角易犀角，加紫草、浮萍以调治之。5 剂后豁然，续服 5 剂，未见腹痛、肌衄。

# 简述治瘛疭方药

"医有慧眼，眼在局外；医有慧心，心在兆前"。如治小儿舞蹈病，蒙师永昌公知常达变，每妙手回春。公认为此病概属中医"瘛疭"范畴。瘛，抽掣也，筋脉挛缩之谓；疭，纵缓也，筋脉纵伸之谓，因其是形容手足伸缩抽动不已之候，故公认为与"抽搐""搐搦"病证相伴，当从"瘛疭""抽搐"病症探讨。先生根据《素问》之《气交变大论》《六元正纪大论》《玉机真脏论》《五常正大论》《至真要大论》等篇，及后世《类经》《东医宝鉴》《小儿药证直诀》等典籍的论述，加之家学己见，而有牛黄定瘛散（牛黄、麝香、镜砂、天竺黄、蝉蜕、大黄、甘草）传之。悟其病机为热、痰、风、惊四候，四者既是致病病因，又是病理机制，更是临床见证，此方寓解热、息风、豁痰、镇惊四法，方中牛黄味苦性凉，其气芳香，以解心经热邪并平肝木，具涤热清心、开窍豁痰、凉肝息风、镇惊定痛之效；麝香辛温芳烈，备开窍醒神之功，共为主药，其化痰定惊有赖于牛黄，开窍醒神有恃于麝香；天竺黄味甘性守，清热豁痰，凉心定惊，为主治痰热瘛疭候之佳品；镜砂甘寒质重，寒能清热，重可镇怯，镇心定惊，为惊恐抽搐证之必须；蝉蜕甘寒，善于平肝息风；大黄苦寒，长于苦降泄热，共为辅药。甘草清热解毒，调和药性，任为佐使药。诸药合用，共奏清心解热、平肝息风、豁痰开窍、镇惊定搐之功。若邪热壮盛者加水牛角；痰热壅盛者加竹沥、猴枣；抽搦掣动剧加全蝎、天麻，并以钩藤6g煎汤送服。小儿"脏腑娇嫩""阳常有余、阴常不足"，故一俟病势减弱或愈可，均应以扶元固本、培养脾胃为主，佐以柔肝息风，宜《医宗金鉴》之缓肝理脾汤（桂枝、人参、茯苓、白芍、白术、陈皮、山药、扁豆、甘草）以补脾益胃、柔肝息风，不可久服牛黄定瘛散，以杜苦寒伤正之虞。其后将业师之经验进行总结，撰有《小舞蹈病证治——业师牟永昌医师经验简介》一文，于 1984 年发表于《江苏中医杂志》。

下举验案 1 则。

毛某，男，2 岁。1959 年 3 月 20 日初诊。

患儿于 1959 年 3 月 4 日，头部不自主摇动，手舞足蹈，挤眉弄眼，喉中痰声辘辘，继则发热目赤，神识不慧，西医诊为小舞蹈病，治疗罔效，延请中医诊治。查：溺黄赤，舌红黄苔，脉弦数，指纹青紫。

证属痰热蕴结，肝风内动而致瘛疭。治宜清热化痰，息风定搐。方药：牛黄定瘛散加味。

处方：牛黄、麝香各 0.3g，镜砂 1.5g，天竺黄、蝉蜕各 6g，大黄、甘草各 3g。共研细末，分 12 次用，每日 3 次，钩藤 6g 煎汤送服。

3 月 23 日二诊：药后诸症若失，服药当日神志清，次日抽搐自已。仍宗原法，上方 1 料继服。

1 年后追访未复发。

**解读：** 小舞蹈病系急性风湿性脑病，多见于 5~15 岁儿童。临床特征为不规则的不自主运动，伴有自主运动障碍、肌力减弱和情绪改变。多数病人在起病前 1~6 个月有溶血性链球菌感染史。半数以上患者在病程中（或前后）伴有风湿病的其他表现，如关节炎、心肌炎、心内膜炎、心包炎等。个别病例可由脑炎、猩红热、白喉、红斑性狼疮、甲状腺功能减退、缺氧性脑病及一氧化碳中毒等引起。

小儿舞蹈病多为亚急性发病，临床症状因病变部位而不同。最初表现为情绪不稳定，注意力不集中，肢体笨拙，书写困难，无目的、不规则的舞蹈样不自主运动。多数患儿情绪不稳，易兴奋而失眠。严重者可有意识模糊、妄想幻觉、躁动、木僵等，妨碍行走和休息。本病属中医学"瘛疭"范畴。瘛，抽掣也，筋脉挛缩之谓也；疭，纵缓也，筋脉纵伸之谓也。均形容手足伸缩抽动不已，亦与"抽搐""抽搦"病证相似，故从瘛疭病证论治。

方中牛黄味苦性凉，其气芳香，古人用此解心经热邪及平肝木，具涤热清心、开窍豁痰、平肝息风、镇惊定搐之效；麝香辛温芳烈，可开窍醒神，共为主药。其化痰定惊有赖于牛黄，开窍醒神有恃于麝香。天竺黄味甘性守，清热豁痰，凉心定惊，为主治痰热候之佳品；镜砂甘寒质重，寒能清热，重可镇怯，镇心定惊，为惊恐抽搦证之必需；蝉蜕甘寒，善于平肝息风；大黄苦寒，长于苦降泄热，共为辅药。甘草清热解毒，调和药性，而为佐使药。诸药合用，共奏清心解热、平肝息风、豁痰开窍、镇惊定搐之功。若邪热壮盛者，可加水牛角 1g。痰热壅盛者，可加竹沥 6g、猴枣 0.6g。抽搐瘛动剧者，可加全蝎 6g、天麻 6g，并以钩藤 6g 煎汤送服。惊惕不安、神志不清者，可加琥珀 1.5g。

小儿脏腑娇嫩，脾常不足，肝常有余，一俟病势减弱，则应以扶元固本、培养脾胃为主，佐以平肝息风，宜《医宗金鉴》缓肝理脾汤，以成补脾益胃、平肝息风之治。不可久服牛黄定瘛散，以免苦寒伤正。

# 治痹三跬

痹证，有文字记载始于《黄帝内经》，后世医家宗之，多有建树。蒙师牟永昌公宗清代许宣治"医者，意也。临证要有会意，制方要有法，法从理生，意随时变，用古而不为古泥，是真能用古也"之训，认为风湿性关节炎，与中医痹证相侔，为临床常见病多发病，且缠绵难愈。治之早者，病在肌肤体表，尚可速愈；迁延失治，或治之不得法，病在筋骨脏腑，则缠绵难愈。永昌公宗《素问·痹论》"所谓痹者，各以其时，重感于风寒湿之气也"，及《济生方》"皆因体虚，腠理空虚，受风寒湿气而成痹也"的论述，而传牟氏"治痹三跬"之法（热痹除外）。一跬乌头汤二剂，宗"乌头善走于肝，逐风寒"，故筋脉之急者，以乌头治之，主药重在温阳散寒，则扶正之药次之；二跬独活寄生汤四剂，主药乃十全大补汤，益肝肾、补气血、和营卫，"治风先治血"重在补虚，则祛邪之药次之；三跬间用一二剂小柴胡汤或柴胡桂枝汤。少阳乃初生之阳，属半表半里，能使表里间阳气转枢出入，若枢机不利，表里间阳气不能转枢通达，导致阳气不能鼓邪外出，致痹证不解，故用柴胡剂治之。概因乌头汤意在温阳和卫散寒；独活寄生汤意在扶正散风调营；而邪留半表半里，则二方逊也。间用柴胡剂，乃借小柴胡汤畅达少阳枢机之功而愈病。桂枝汤又名阳旦汤，阳旦，即平旦，太阳初升之时，故《张氏医通·祖方》有"阴霾四塞，非平旦之气无以开启阳和。桂枝汤原名阳旦，开启阳和之药也"之论。故小柴胡汤合入桂枝汤，借以枢机转、营卫和、气血生之谓也。非出臆造，乃牟师深究博览，运用古方，独出新意之处也。即清代徐灵胎"凡辨证，必于独异处着眼"之谓也。

举凡验案1则。

刘某，女，36岁，1961年12月14日初诊。

患者既往有风湿病史，自今春产后，因调养失宜，遂感全身不适。自入冬以来，全身关节疼痛较剧，痛有定处，关节不可屈伸，遇寒加剧，苔薄白，脉弦紧。

宜扶正祛邪兼治之法，先予《金匮要略》乌头汤 2 剂，主以温经散寒、祛风除湿，有乌头、麻黄之用；辅以益气养血，有黄芪、白芍、甘草、蜂蜜之施，此乃祛邪为主、扶正为辅之剂，功在散邪外出。

二诊：予以《千金方》之独活寄生汤 4 剂，方中主以十全大补汤加味，以成养肝肾、补气血之功，辅以祛风湿诸药之治，因"邪之所在，皆为不足"。

三诊：病情明显好转，复处以乌头汤 2 剂，续服独活寄生汤 4 剂。

四诊：诸症减轻，仍有"血凝而不流""筋则屈不伸""肉则不仁"之病况。此乃扶正尝未至极，祛邪尝未透达，邪郁于半表半里，即枢机不利、营卫失和之证。故以柴胡桂枝汤治之。

处方：柴胡 20g，黄芩 12g，红参 10g，姜半夏 10g，桂枝 15g，制白芍 15g，炙甘草 10g，生姜 3 片，大枣 4 枚。2 剂，水煎服。

五诊：诸症悉除，病臻痊愈。

**解读：**《素问·痹论》云："所谓痹者，各以其时，重感于风寒湿之气也。"又云："痛者，寒气多也，有寒故痛也。"此即"邪气盛则实"之谓也，故永昌公用乌头汤温经散寒、祛风除湿。《素问·评热论》云："邪之所凑，其气必虚。"《素问·刺法论》云："正气存内，邪不可干。"此即"精气夺则虚"之谓，故永昌公二诊时用独活寄生汤，重在养肝肾、补气血、和营卫。三诊时，病情明显好转，故效不更方，续用乌头汤 2 剂、独活寄生汤 4 剂。

《普济方·诸痹门》云："痹之为病，寒多则痛，风多则行，湿多则著。在骨则重而不举，在脉则血凝而不流，在筋则屈而不伸，在肉则不仁，在皮则寒。逢寒则急，逢热则纵，此皆所受邪而生也。"故四诊时，虽然诸症减轻，然扶正尝未至极，祛邪尝未透达，邪郁于半表半里，导致阳气不能鼓邪外出，致痹证不解，故仍有"血凝而不流""筋则屈而不伸""肉则不仁"之症。故永昌公予以柴胡桂枝汤 2 剂。盖因少阳乃初生之阳，属半表半里，予以小柴胡汤调达枢机，俾表里间阳气转枢，鼓邪外出；辅以桂枝汤调气血、和营卫、实腠理，行安内攘外之功。此案之用《伤寒论》柴胡桂枝汤，可使枢机得调，营卫得和，而病得治愈。插用小柴胡汤或柴胡桂枝汤治痹，非出臆造，乃牟师永昌公深究博览，运用古方，独出新意之处。

# 虚损证治浅说

虚损是由于脏腑亏损，元气虚弱而致的多种慢性病的总称，亦称虚劳。《黄帝内经》有五虚的论述；《金匮要略》有"血痹虚劳病"的专论；《诸病源候论》则有"虚劳者，五劳、六极、七伤"的记载。蒙师牟永昌公认为，究其因不外乎元气耗损之由，故先生于虚损诸病尤重益元补脾，滋养肝肾两大法门。如治遗尿一证，重在益元补脾，每处以熟地、附子、黄芪、桑螵蛸、补骨脂、肉苁蓉、芦巴子、升麻、云苓、甘草，余名之曰"益元补脾方"，而愈其病。若肾阳虚衰者，可加肉桂、覆盆子、枸杞子等温肾填精之品。对肝肾亏虚、精血不足之头目眩晕、恶寒脉虚大等内伤于阴之证，多用《伤寒第一书》之神化汤（六味地黄汤加肉桂、当归、柴胡而成）治之。方中温阳之肉桂，性上而下归肾元；当归补血；熟地补阴；茯苓益脾；萸肉养肝；山药健脾；泽泻渗湿利水；丹皮、柴胡清泻肝胆。龙火一虚，雷火欲炽故以泻之，则心肾相交，水火既济，而眩晕得除。可见先生用药，每贯以"寒热并用""刚柔相济""动静结合""升降相因"诸法，余悟之，而名之曰"太极思维"，亦即张景岳之"善补阳者，必于阴中求阳，阳得阴助而生化无穷；善补阴者，必于阳中求阴，阴得阳升而泉源不竭"之意也。其他如永昌公治面色萎黄、胸闷、短气之便秘者，师麻子仁丸合黄龙汤意，则处以人参、白术、当归、麻仁、川大黄、厚朴、杭芍、枳实、杏仁。此病系气机壅塞，清阳不得上升，浊阴不得下降，处以"升降相因"之法，以欲降先升、通补相兼之剂而愈其病。又如治疗脾胃虚弱，脉沉无力、胸闷、便秘、胃脘隐痛之胃溃疡病，多处以人参、白术、云苓、山药、白芍、当归、首乌、内金、肉苁蓉、川大黄、甘草而愈其病。上方为四君子汤加味而成，寓有"气血并调""寒温合用""升降相因"之伍。盖因"胃得命门而受纳，脾得命门而转输"。明代卢之颐《学古诊则》有"夫脉者，水谷之精气""资始于肾间动气，资生于胃中水谷"之论。胃脘痛而见"胸闷""脉沉无力"，乃化源不足、宗气失充、贯脉失序之谓，佐以"养命门，滋肾气，补精血"（《本草汇言》）之肉苁蓉，"补肾，温补肝"（《本草纲目》）之何首乌，此即脾之运化失司，全赖肾以温煦和滋润之功也。学研永昌公之验案至此，方悟此为"脾胃虚弱性胃肠疾患从肾论治"之理也。

# 简述治面瘫方药

口眼㖞斜一症，俗名面瘫。《灵枢·经筋》云："足阳明之筋""卒口僻，急则目不合，热则筋纵目不开，颊筋有寒，则急引颊移口，有热则筋弛纵，缓不胜收，故僻""手太阳之筋""应耳中鸣痛""足之阳明，手之太阳筋急，则口目为僻"。蒙师永昌公以此认为其属经筋病，亦属西医学之周围性面神经瘫痪症。大凡因感风寒之邪郁于筋脉，继而邪郁于半表半里，而致枢窍之口目开合失司，则予以牟氏家传方——柴胡牵正汤（柴胡、黄芩、荆芥、防风、白附子、天麻、全蝎、僵蚕、甘草、米酒）治之。方中柴胡、黄芩和解表里，转枢阳气，鼓邪外出；天麻通络以息风，荆芥祛血中之风，防风祛肌中之风，牵正散以祛风解痉通络；米酒主行药势，甘草调和药性。诸药合用，以期风邪得除，络脉以通，筋脉得濡，面瘫以痊。4剂柴胡牵正汤后，则先生处以大剂黄芪、人参3~4剂，名曰参芪煎，意在甘温益气，大补中气，斡旋气机，此即《内经》"形不足者，温之以气""气主煦之"之意，乃"生气之原在脾"之谓。

举凡验案1则。

张某，男，46岁。1958年10月20日初诊。

1958年7月的一天，患者到地里刨玉米秸，下午感觉嘴角麻木，回家则发现嘴㖞斜，曾到某医院治疗1个多月，未效，后又经当地医生治疗，也未见好转，已有3个月余。左眼裂明显增大，鼻唇沟消失，鼓腮漏气，左眼闭合不及半，现嘴角右歪，额纹消失，目淌泪水，舌红，苔黄，脉弦。予以柴胡牵正汤治之。

处方：柴胡30g，黄芩30g，荆芥30g，防风30g，白附子20g，天虫20g，全蝎20g，天麻20g，甘草12g。黄酒500g，水500g，共煎至250g，去渣，每日分4次温服。

10月26日二诊：连服4剂，病去80%。不说话不见嘴歪。仍予原方加黄芪60g、红参10g，水煎服。

10月30日三诊：续服4剂，已病愈。

**解读：**口眼㖞斜一症，又名面瘫。永昌公认为本案属阳明经筋病，为西医学之周围性面神经瘫痪症。永昌公予以家传方柴胡牵正汤（柴胡、元芩、荆芥、防风、白附子、天麻、天虫、甘草）治之。以期外邪得除，络脉以通，筋脉得濡。4剂柴胡牵正汤后，先生则处以原方加大剂黄芪、党参，即柴胡牵正汤合参芪汤，意在甘温益气之伍，大补三焦元气，转输气机，此即《内经》"形不足者，温之以气""气主煦之"之意也。

此案因感风寒之邪郁于筋脉，当务之急是调达枢机、发散风寒，故有柴、芩、荆、防大剂量之用。2014年，余之学生用此方1周不效，请余诊治，余告云："其一，药不足量也；其二，无黄酒之作引也。"后原方足量用2剂而愈。诚如清代心禅所云："凡治病，虽用药不误，而分量不足，药不及病，往往不效。"

# 阳和汤疗皮损浅说

慢性皮肤病病因多端，大凡因肾阳不足，卫外不固，风寒之邪乘虚侵袭，阻于肌腠，络脉痹阻，营卫不和而致。若久病不愈，属肾虚寒凝血滞者，蒙师永昌公予以阳和汤治之。认为阳和汤临证多用于"红斑"之属肾阳不振者，多四肢厥冷，遇冷则发；"丘疹"则见于慢性结痂性、慢性瘙痒丘疹者；"水疱""脓包""糜烂"之属"阴证"者；"溃疡""脓肿"之属"阴疽""寒疡"者，多慢性反复发作，肿痛不著，脓液清稀；"结节""肿块"不明显，发病日久者。足见永昌公熟谙王洪绪立阳和汤之奥蕴，别处机杼而有拓展应用之心法。

**验案 1：慢性荨麻疹案**

栾某，男，40 岁。1963 年 11 月 3 日初诊。

患者患慢性荨麻疹 2 年余，曾用西药罔效，某中医师用消风散 8 剂亦无效。症见身起大小不等风疹块，疹块色白，瘙痒异常，遇冷则剧，得暖则缓；冬重夏轻，反复发作，劳累则甚。患者形体羸瘦，倦怠乏力，四肢逆冷，舌淡白薄苔，脉象沉弱。

处方：熟地 30g，肉桂 3g，麻黄 4.5g，当归 15g，鹿角胶 6g（烊化），桂枝 9g，防风 9g，炮姜 3g，甘草 9g。水煎服。

11 月 8 日二诊：服药 4 剂，风疹块逐渐隐退，瘙痒递减。守方继服。

12 月 1 日三诊：续服 10 剂，病臻痊可。

**解读：**血风疮，又名风瘙痒，是一种先是皮肤瘙痒剧烈，继而搔抓后引起抓痕、血痂、皮肤损伤的一种皮肤病。此案患者素体虚弱，肾阳不足，故卫阳不固，风寒之邪乘虚侵袭，阻于肌肤，郁于血脉，致营卫不和，皮肤损伤发为风疹块。治当温阳散寒，调和营卫，养血息风，疏经通络。故永昌公有阳和汤之施。方中重用熟地黄益肾填精、大补阴血，任为主药。鹿角胶为血肉有情之品，生精补髓，养血助阳，"禀纯阳之质，含生发之机"，而开肌腠，故为辅药。佐以肉桂、炮姜温阳散寒而通血脉；麻黄、白芥子助姜、桂散寒导滞，化痰开结。甘草生用解毒，并协和诸药，任为使药。方中熟地、鹿角胶虽滋腻，然得姜、桂、麻黄、白芥子之宣通，则通而不散，补而不滞，乃寓攻于补之方、相辅相成之剂。药用桂枝伍甘草，乃桂枝甘草汤通卫之剂；入当归以助养血通脉之用；防风辛温轻散，润而不燥，能发邪从毛窍出，故有"风药中之润剂"之誉。故诸药合用，共奏温阳散寒之功，而成调和营卫、养血通脉之勋，于是则风邪得驱，虚阳得补，营卫得和，血脉得通，而风疹消退，病臻痊可。

### 验案 2：冻疮案

柳某，男，20 岁。1963 年 12 月 9 日初诊。

患者于 1957 年因孟冬骤冷而发冻疮，始之痒痛，手足多处溃破，脓水淋漓，整个严冬不愈，春暖方除。以后每年入冬必发。今年入冬又发，尚未溃破。舌淡，畔有印痕，苔白薄，脉沉。

处方：熟地 20g，肉桂 6g，鹿角胶 6g（烊化），麻黄 3g，桂枝 9g，炮姜 3g，巴戟天 15g，补骨脂 15g，细辛 2.4g，当归 12g，吴茱萸 3g，炙甘草 9g。水煎服。

1964 年 1 月 6 日三诊：经服药 20 余剂而愈。

**解读**：寒邪侵袭，引起局部血脉凝滞，导致皮肤肌肉损伤，即发为冻疮。《诸病源候论》云："严冬之月，触冒风雪寒毒之气，伤于肌肤，气血壅涩""便成冻疮，乃至皮肉烂溃"。此案之病因即属此者。《洞天奥旨》云："疮疡最要分别阴阳，阴阳不分，动手即错。"又云："夫疮之痛，乃毒发于阳；疮之痒乃毒发于阴也。痒之极也，阴之极矣。"其治，清代刘仕廉在《医学集成》中云："疮毒有阳证，有阴证。阳证清凉解毒；阴证温中回阳。"本案之治，永昌公师王洪绪《外科全生集》"阳和汤"意，以成温补和阳、散寒导滞之治而收功，其效若"阳光普照，阴霾四散"。阴寒凝结之证，非麻黄不能开其腠理；非肉桂、姜炭不能解其寒凝，此三味虽似酷烈，但不可缺一。腠理一开，寒凝一解，气血乃行，营卫得和，寒毒之邪得除，则冻疮大有向愈之机。此即王洪绪立"阳和丸"之意也。阴疮日久，单纯开腠理，很难取效，故王洪绪于"阳和丸"中加熟地、鹿角胶大补肾精阴血；增白芥子祛皮里膜外之湿聚痰滞，甘草调和诸药以解毒，以成"阳和汤"之用。药入桂枝伍甘草，乃《伤寒论》桂枝甘草汤辛甘化阳通卫之用，与细辛合用可除内外之寒；当归甘补辛散，苦泄温通，既能补血，又可活血。与鹿角胶相伍，乃《洪氏集验方》之鹿角当归汤，可奏补肾和血之功；与桂枝汤、细辛诸药相伍，乃《伤寒论》温经散寒、养血通脉之当归四逆汤之意；因阳气不能通四末，故加吴茱萸，以成当归四逆加吴茱萸生姜汤之效。巴戟天，辛甘性温，入肾经而鼓舞阳气，以成补肾壮阳、驱逐寒湿之功；补骨脂辛苦温燥，既可补肾壮阳，又可温脾以实肌腠，辅鹿角当归汤补肾和血，助阳和丸开腠和营，协当归四逆汤以温阳通脉。诸药合用，以阳和汤引领鹿角当归汤、桂枝甘草汤、当归四逆加吴茱萸生姜汤诸方而治病。阳和汤用治冻疮，乃非常规之法也，故永昌公告云："用古方要善师其意，加减要切合病情。方可出制胜之师。"并以清代张璐语解之："夫病有不见经论之异证，则其治亦必有不由绳墨之异法。"余沉思之，深悟之，永昌公于此案之治，乃源自《素问·脏气法时论》"开腠理，致津液，通气也"之论也。

# 加味玉真散治疗破伤风

　　破伤风是一种严重的急性外科感染性疾病，中医学根据其症状和感染途径，而有众多的病名。究其病因病机，家父吉忱公认为皆由血衰不能濡养筋脉，风毒经创口乘隙侵入肌腠经脉，营卫不得宣通而致。甚则内传脏腑，毒气攻心，痰迷心窍，致病情恶化。故立祛风解痉、化痰通络之法。验诸临证，因《医宗金鉴》之"玉真散"虽祛风之力较强，但解痉之功稍逊，故合入"止痉散"，则祛风解痉之效倍增，合二方加味，立"加味玉真散"（胆南星、白附子、防风、白芷、天麻、羌活、蜈蚣、僵蚕、蝉蜕、鱼鳔胶、钩藤、朱砂、甘草），作汤剂服，临证化裁，每收效于预期。我并以此整理家父治验，撰有《破伤风证治探讨》一文。

　　观"加味玉真散"全方，南星、防风二味，童便为引，乃《本事方》之"玉真散"，具化痰祛风之功。《外科正宗》通过后人的临证经验，又加入白附子，伍南星以化痰祛风、定搐止痉，合于羌活、白芷、天麻助防风疏散经络肌腠之风邪，亦名为"玉真散"。又因其解痉之功不足，故合止痉散（蜈蚣、全蝎）、蝉蜕（或蝉身）、钩藤诸药，以解痉定搐，佐以朱砂镇静解毒而宁心，鱼鳔胶养血柔筋以缓急，使以甘草解毒以和中。诸药合用，集玉真散、止痉散、五虎追风散（蝉蜕、制南星、天麻、全蝎、僵蚕）三方于一剂，则功效倍增。

　　若邪毒入里，抽搐频作，呼吸急促，痰涎壅盛（以痰液及口腔、鼻咽分泌物多为证），小便短少者，大有邪毒攻心之势，宜加入竹沥（或天竺黄）、槐沥（或槐胶）、川贝母、瓜蒌、猪胆汁以增疗效。

　　若高热神昏、痉挛频作、腹壁紧张、便秘，宜去白附子、羌活辛温燥热之品，将胆南星易天南星，加入菖蒲、郁金、大黄、石膏、银花诸药。

若手足颤抖者，可加入炮人指甲（或以猪蹄甲代）、乌蛇、鸽粪、天虫、龟甲、白芍等柔肝息风之品。

若牙关不开，可加入竹沥、黄蜡，以增开窍化痰之功。

若抽搐寒战身凉者，可加入制川乌、乌蛇、桂枝汤，以增温经散寒、解痉定搐之力。

若发热、自汗、项强者，可合入葛根汤，以解肌止痉。

若产后破伤风者，可加入黄芪、浮小麦、白术、牡蛎，以益气固表。

若创口感染者，去辛温燥烈诸药，合入银花、野菊花、公英、地丁、天葵子诸药，以清热解毒。

若体虚，或大病恢复期，可加入当归、黄芪、白芍、熟地、阿胶、龟甲胶、黄精等益气养血之品。

若大便秘结者，实证加大黄、芒硝等药，虚证加蜂蜜、麻仁诸味。

若面肿或尿血者，则不用朱砂。

吉忱公认为：痉挛发作不仅使患者痛苦，且消耗很大，常引起窒息，因此控制痉挛是治疗破伤风的重要措施。因中药的解痉定搐作用较西药疗效高，且无副作用，同时又减少了镇静药使用，故中药则很好地解决了这一主要矛盾。若再配合中和毒素、控制感染、维持营养等西医措施，患者大多可转危为安。

因患者痉挛，常伴口噤，服用中药较困难，故采用鼻饲法给药，在喉痉挛或全身痉挛频作，有窒息危险时，可予以气管切开饲药。其他如伤口处理等措施都可弥补中医中药的不足。所以中西医结合治疗破伤风，较之单纯中药或单纯西药治疗的治愈率都高。

下举验案 1 则，以供参阅。

董某，男，15 岁。入院日期：1974 年 12 月 6 日。

患者于七八天前，在劳动中被铁锹碰伤左上唇处皮肤，近 4 天来，张口困难，咀嚼无力，吞咽不便，肌肉痉挛，抽搐频作，颈项强硬，角弓反张，呈苦笑面容，抽风进行性加重，间歇性发作。神志清晰，心肺听诊正常，腹部平坦，较软，无压痛，未扪及包块，体温 37.1℃，血压：120/80mmHg。门诊以破伤风收入院。即日予以西药精制破伤风抗毒素、抗菌药物治疗，并请中医会诊。

诸症如上述,舌质淡红,苔薄白,脉弱。

辨证:风痰阻络,发为痉证(破伤风)。

治法:疏风化痰。

方药:加味玉真散化裁。

处方:胆南星 10g,防风 10g,白附子 10g,全蝎 10g,蜈蚣 3 条,天虫 10g,朱砂 2g(研冲),琥珀 10g,蝉蜕 6g,薄荷 4.5g,甘草 15g。水煎服。

12 月 17 日二诊:迭进中药 11 剂,并用西药治疗,诸症悉除,停用西药,继服中药。

12 月 25 日三诊:患者以痉愈出院。

# 大司天与医学流派形成的渊薮

　　1973 年，烟台市卫生局将我从栖霞县人民医院调回烟台市莱阳中心医院，意在系统继承家父吉忱公的学术思想和医疗经验。家父告云：《黄帝内经》中的内容三分之二涉及运气学说，不通晓五运六气，就不是一个好的中医师，并对大司天与医学流派形成的渊薮做了讲解，于是我将学研心得撰入本篇。

　　清代陆九芝根据薛方山《甲子会纪》、陈榕门《甲子纪元》，更本于其外曾祖王朴庄之法："引《黄帝内经》七百二十气凡三十岁为一纪，千四百四十气凡六十岁而为一周，扩而大之，以三百六十年为一大运，六十年为一大气，五运六气迭乘，满三千六百年为一大周。"上溯自黄帝命大桡作甲子，贞下起元，从下元厥阴风木运始，则少阴为上元，太阴为中元。复以少阳为下元，阳明为上元，太阳为中元。合前后三元，而配以厥阴、少阴、太阴、少阳、阳明、太阳之六气，以黄帝八年起数，前三十年为厥阴风木司天，后三十年为少阳相火在泉，"遂以知古人之用寒用温，即各随其所值之大司天以为治"。从而认为："欲明前人治法之非偏，必先明六气司天之为病。"于是建立了陆氏"六气大司天"学说。在其著《世补斋医书》中有《六气大司天》及《大司天三元甲子考》等文。陆氏以 1864 年，即清代同治三年为第 76 甲子上元，上溯至黄帝八年起第一甲子下元，即公元前 2697 年始纪，为厥阴风木少阳相火之风火用事，推演出每一个"六气大司天"周期的气候特点，并列举了历代医家所处时代的气候及其用药特点。此乃陆氏对《黄帝内经》"运气学说"的发展，以及对天人相应整体观的中医学术思想的深化。

　　辛亥革命时期所用黄帝纪年表，应用者有《民报》《皇帝魂》《江苏》等报刊，而《民报》所用者与陆九芝之纪同。通过陆氏《六气大司天》《大司天三元甲子考》及《中国历史纪年表》，我们"遂以知古人之用寒用温，即各随其所值之大司天以为治"的学术渊源，此即本文要表述的六气大司天与中医学术流派形成的渊源。

张仲景生活于150—219年，时值东汉末年，疫病流行，死亡枕藉。张仲景《伤寒杂病论·序》云："余宗族素多，向余二百。建安纪年以来，犹未十稔，其死亡者，三分有二，伤寒十居其七。"184年甲子岁纪运，至243年癸亥岁，乃大司天第49甲子下元。仲景序中所讲的"建安纪年"，岁为196年，正处于第49甲子下元，厥阴风木少阳相火之风火用事。正值风火运中，即使外感风寒，也极易蕴热化火。故仲景在《素问·热论》的基础上，考察了整个外感病的演变过程、病邪的盛衰变化、人体正气的强弱程度，从而建立了伤寒热病六经病证体系。如以桂枝、麻黄之温，治中风、伤寒之病；以葛根芩连、白虎、承气、柏皮、栀豉之清，治温热、湿热之病，于是开创了以《伤寒论》内容为学术体系的伤寒学派。

刘完素，字守真，金代河间人，故后世又称其为刘河间。刘氏约生于宋大观四年（1110年），一生处于宋朝南迁的动乱时期，战争连年不断，温热病广泛流行，死亡率达到了惊人的程度。时处第64甲子下元，即1084—1143年，少阳相火厥阴风木之火风用事，加之北方气候干燥，极易蕴热，人体外感风寒易化热化燥，故以火热立论，倡"六气皆能化火说"。将《素问》病机十九条中，属于发热病的23种病证扩大至57种，以说明火热致病的广泛性，并于1186年著成《素问玄机原病式》。其著作表述了火热与风、湿、燥、寒诸气的关系，即诸气皆能化火生热，故而有风与火热、湿与火热、燥与火热、寒与火热，及五志过极亦皆为火热之论。以其火热病机及其治疗理论，成为"主火论"之"寒凉派"的鼻祖。而其著《素问玄机原病式》成书于1186年，处于大司天之第65甲子上元，阳明燥金少阴君火之燥火用事，即刘完素一生跨域64、65两甲子，为火风连接燥火用事之纪。此为形成"主火论"河间学派的大司天气候背景。

张从政，字子和。《金史·本传》谓："张从正，精于医，贯穿《素》《难》之学，其法宗刘守真，用药多寒凉。"张氏生活于1156—1228年，时在大司天第65甲子燥火用事，故近世医家对其有"子和之学，近宗河间，远绍《内经》及仲景学说，而以攻邪立论"之评。为以寒凉用药为特点的攻邪学派的创始人。

李杲，字明之，晚号东垣老人，宋金时代真定人，生活于 1180—1251 年。20 岁时捐千金师从易州名医、易水学派开山之祖张元素。李杲处大司天第 66 甲子中元，太阳寒水太阴湿土寒湿用事之纪，故世人内伤脾胃者居多。其在张元素的脏腑辨证学说的启示下，以《素问》"人以胃气为本""得谷者昌，失谷者亡""五脏六腑皆禀气于胃"等理论为依据，提出了"内伤脾胃，百病由生"的论点，而以其《脾胃论》《内外伤辨惑论》《兰室秘藏》等著作，详尽地阐发了脾胃的生理功能，内伤病的致病原因、发病机制、诊断依据和治疗方法，从而成为易水学派承前启后的中坚人物和"补土派"开创者。

朱震亨，字彦修，元代医家，世居丹溪，故世称"丹溪翁"。丹溪学派是以朱震亨为首的一派医家，以"阳常有余，阴常不足"立论，治疗是以滋阴降火为其学术特点。其著《格致余论》是其阐述"阳常有余，阴常不足"医理及滋阴降火治法的代表作。丹溪生活于 1281—1358 年，时处大司天 67 甲子厥阴风木少阳相火之风火用事之纪，与刘完素、钱乙所处的大司天第 49 甲子厥阴风木少阳相火之风火用事同。钱乙生活于 1035—1117 年，与刘完素同处于第 49 甲子风火用事之纪，然其以"小儿纯阳"之说立论，减金匮肾气丸之桂、附，立六味地黄丸，以扬王冰"壮水之主以制阳光"论。薛立斋推崇此方为治肾阴不足病之良药，赵养葵将此方作为补命门真水之专剂。李东垣的益阴肾气丸和朱丹溪的大补阴丸，均源于此方。故后世医家认为钱乙开滋阴派之先河。由此可知，钱乙及丹溪学派虽与刘完素同处于风火用事之纪，然均另辟蹊径，立滋阴降火法。故尔丹溪学派，不同于以"火热"立论的寒凉派，也有别于泻下存阴的攻邪派，然三派均是以大司天风火用事为致病之因而立论。

在 1384—1443 年，第 69 甲子中元，太阴湿土太阳寒水湿寒用事之纪，在中国医学史上，又有一个温补学派形成。代表人物为明代医家薛己，薛氏生活于 1864—1558 年。他之所以能继承东垣的脾胃论，而以脾胃肾命为其中心学术思想，重要的一条是李东垣所处第 66 甲子为"寒湿用事"之纪，而薛己处于 69 甲子气候，亦为"湿寒用事"之纪，人体均易为"寒""湿"内伤脾胃，累及肾阳。

在中国医学史上，有一批以研究温热病为著的医学家，从而形成了一个大的医学流派，即明清之世的温病学派。近世学者均认为温病学派的形成，与伤寒学派和河间学派有着密切的关系，也就是说温病学派是由伤寒学派及河间学派衍生出来的一个独立的新学派。究其因，三学派形成的年代为"厥阴风木少阳相火"之"风火用事"之纪，或"少阳相火厥阴风木"之"火风用事"之纪。代表人物为明末著名的医家江苏洞庭人吴有性（字又可）。《清史稿》记云："当崇祯辛巳岁（1641年），南北直隶、山东、浙江大疫，医以伤寒法治之不效，有性推究病源，就所历验，著《温疫论》，古无瘟疫专书，自有性书出，始有发明。" 1641年，时处大司天第73甲子下元，为厥阴风木少阳相火之风火用事之纪，加之明末农民起义风起云涌，大兵之后必生大疫，造成瘟疫流行不止。吴有性在继承前人学术成就的基础上，根据自己治疗瘟疫的实践体会，突破了外感病传统的六淫病因学说，创立新的病因理论"杂气说"，并提出了"九传治法"，开创了中医温疫学说新局面，并著有我国第一部温病学专著——《温疫论》传世。

清代初期，江苏吴县出了一位治疗杂证的医学大家，而且又是一名医术卓绝的温病学家——叶桂（字天士）。叶氏具有渊博的医学知识和精湛的医疗技术，且又致力于创新，尊古而不泥古，突破前人成法，创立了温病的卫气营血辨证，从而极大地推动了温病学说的发展。叶天士出生于一医学世家，生活于1666—1745年。《清史稿》载其"十四岁丧父，从学于父之门人"。叶氏学医时，时在1680年，时处大司天第74甲子少阴君火阳明燥金火燥用事之纪，故而形成了温热病高发的气候背景。继叶天士之后，清代又出了一位温病学大家吴瑭（字鞠通），其在继承前人经验的基础上，根据《黄帝内经》三焦部位说，及刘河间"三焦分治"理论，创立了一种新的辨治温病的方法，即"三焦辨证"，并有《温病条辨》专著问世。其师承刘河间"三焦分治"理论，从医跨越第75甲子之太阴湿土太阳寒水之湿寒用事之纪，及第76甲子少阳相火厥阴风木之火风用事之纪，气候病候复杂，而有寒湿火风用事特点，故而在以手太阴肺上焦辨证的基础上，又立足太阴脾和足阳明胃的中焦温病辨证，及以肝肾病证为内容的下焦温病辨证。

综观一部中国医学史，任何一种学术思想的产生，和任何一个医学流派的形成，都有着它具体的客观原因，其中包括社会背景、地理环境、哲学思想等。本文试从陆氏"六气大司天论"，来探讨中国医学史上各个医学流派形成的学术渊源。文外之意，诚如陆九芝所云："而治病之法不出《内经》,《内经》之治不外六气，自《天元正纪》以下七篇，百病之治皆在其间，岂可因其所论皆运气，而忘其为治法之所从出者。"

# 谈柴胡桂枝汤的应用

　　自习医起，家父吉忱公让我每日必背诵一遍《伤寒论》原文，而且对《金匮要略》也要熟读能详。当我由栖霞县人民医院调到莱阳中心医院后，有一天晚饭后，家父考我的背功，问曰："《伤寒论》第 146 条为何证？"对曰："为少阳病兼太阳病证。"《伤寒论》云：'伤寒六七日，发热，微恶寒，肢节烦痛，微呕，心下支结，外证未去者，柴胡桂枝汤主之。'又云：'发汗谵语者，不可下，与柴胡桂枝汤和其荣卫，以通津液，后自愈。'而《金匮要略》云：'柴胡桂枝汤，治心腹猝中痛者。'"续而吉忱公对柴胡桂枝汤的临床应用进行了讲解。

　　柴桂汤主治少阳病兼太阳表证，为三焦气化失调，营卫不和，心腹急痛者而设。在痹证的治疗过程中，可插入此方，功主启关转枢，俾三焦通透，营卫调和，津液运行，疼痛遂止。发热恶寒，肢节烦痛，属太阳桂枝汤证；呕而心下支结，属少阳小柴胡汤证；外证未去，而柴胡汤证尚在，不得单用小柴胡汤，宜合入桂枝汤，故仲景名之曰"柴胡桂枝汤"。

　　小柴胡汤达表和里，升清降浊，乃治少阳证第一方，而桂枝汤《伤寒论》将其列为调和营卫之剂，外证得之而解肌腠经络之邪，内证得之而补五脏之虚羸。营卫不和，则百病生焉，故《黄帝内经》云："营卫不行，五脏不通。"桂枝汤安内攘外，功在调和营卫，仲景列为"群方之冠"。柴桂汤兼小柴胡汤、桂枝汤双方之效，内可入至阴，外可达皮毛，其要旨在于启枢机之运转，俾开合之职守，升降之序存，气血之行畅。然柴桂汤中无止痛之药，而《金匮要略》谓其"治心腹猝中痛"者，乃因芍药甘草汤，酸甘化阴，缓急止痛。且柴桂汤通经络，和气血，通则不痛。由于枢机不利，气化功能失常，气血运行受阻，或凝滞不通，或筋脉失荣，或肌腠失濡，而发疼痛，这就是柴桂汤治"颈项强""心腹猝中痛"的原因。

宗《金匮要略》"治心腹猝中痛"意，临床对于不明原因的胸胁痛、脘腹痛，症见心下支结，呕，肢节烦痛，或有寒热，或无寒热，或苦无可名状，脉弦者，皆可应用。方药对证，每收桴鼓之效。

临床上柴胡用量也是关键，若邪盛高热者，量需大至48g，以透表泄热，余名曰"大剂柴桂汤"；若发热不甚者，药量可用24g，使邪热达表自散，名曰"中剂柴胡汤"；若阳气不宣，气机不畅者，则予以12g，以推陈致新，名曰"小剂柴桂汤"。方或加或减，量或大或中或小，当"贵临机之通变，勿执一之成模"。

《中国医学大词典》云其治疟，"先热后寒者宜柴胡桂枝汤"。日人相见三郎以癫痫患者有胸胁苦满与腹肌挛缩同时并存的腹症，故用柴胡桂枝加芍药汤治疗，并认为"小柴胡汤是有广泛适应证的方剂，其'休作有时'一症，即指所有发作性疾病都是小柴胡汤之适应证""癫痫本身即小柴胡汤之证"。相见三郎认为"血弱气尽"相当于小建中汤的"阴阳俱虚"，小柴胡汤和桂枝加芍药汤是治疗自主神经失调证的有效方剂。

下举验案5则，以供参阅。

### 验案 1：发热案

于某，男，42岁，1972年9月13日就诊。

感冒发热3天。现寒热交作，头痛目眩，四肢酸楚，心烦恶心，胃脘痞满，不思饮食，口干，舌淡红，苔白，脉弦。

证属外感风寒，营卫失和，邪犯少阳。予以柴桂汤化裁。

处方：柴胡20g，黄芩10g，桂枝12g，白芍12g，党参10g，姜半夏10g，白芷10g，炙甘草10g，姜、枣各10g。水煎服。

药服2剂，汗出热息，诸症悉除。原方去白芷，柴胡减半量，予2剂善后。

### 验案 2：癫痫案

唐某，男，21岁，1989年12月5日就诊。

患者有癫痫病史10余年，近1年来，病情加重，每日发作4~5次，伴头目眩晕，胸胁满闷，默默不欲饮食，抽搐后感四肢肌肉酸痛不适，脉弦细数，苔黄。

予以柴胡桂枝汤加味治之。

处方：柴胡 12g，黄芩 12g，党参 12g，半夏 6g，桂枝 12g，白芍 12g，磁石 13g，龟甲 10g，竹茹 12g，生姜 3 片，大枣 5 枚。水煎服，每日 1 剂。

3 日后诸症有减，每日发作 2~3 次，肌肉酸痛减轻。服至 5 剂后，每日仅发作 1~2 次，但有时感四肢脊背发紧欲作抽搐，上方加葛根 30g，迭进 10 剂，病情基本稳定，未再出现大发作，仅短暂头晕，双目睛向上稍斜，瞬间即逝，又守方继服 10 剂，病未再作。

予服定痫散善后。

### 验案 3：十二指肠球部溃疡案

房某，男，56 岁，1990 年 8 月就诊。

患者胃痛 20 余年，加重 10 余天。20 年前，患者因极度饥饿后出现胃痛，后每当饥饿时即发胃痛，钡餐检查诊为"十二指肠球部溃疡"，曾服呋喃唑酮等药，病情好转数年。近几年，因情志不畅而诸症又发作，且较前为重，时有恶心、呕吐，呕吐物为胃内容物，口苦咽干，不思饮食，脉弦，舌质暗淡，苔白滑。

治宜和解降逆，予以柴胡桂枝汤加味。

处方：柴胡 12g，桂枝 12g，黄芩 12g，党参 12g，姜半夏 10g，白芍 12g，旋覆花 15g，代赭石 15g，竹茹 15g，甘草 10g，姜、枣各 10g。水煎服，每日 1 剂。

3 剂后恶心、呕吐及脘腹胀闷消失，再进 3 剂，恢复如初。为彻底治疗，以柴胡桂枝汤守方继服 20 剂，钡餐透视十二指肠溃疡已愈，但因病久，球部因瘢痕牵拉而变形，予黄芪健中汤续服 1 个月。半年后随访，病未再发。

### 验案 4：急性肾炎案

吕某，女，37 岁，1975 年 4 月 12 日就诊。

患者发热恶寒，体温 39.6℃，头痛项强，无汗，心烦，全身酸痛，腰痛如折，纳呆，食入即吐，口干且苦，渴不欲饮，小便不畅，大便两日未行，面部轻度浮肿，精神疲惫，双下肢轻度水肿。舌质淡红，苔微黄而厚，脉浮滑而数。尿常规：蛋白（＋＋），白细胞、红细胞、上皮细胞均少许。血常规检查：正常。生化检查：尿素氮 23mmol/L，二氧化碳结合力 33.69mmol/L。

证属太阳失治，邪入少阳，枢机不利，三焦阻滞，水道不通之关格证。治当和解少阳，疏利三焦，调和营卫。予以柴胡桂枝汤加味。

处方：柴胡 12g，黄芩 10g，大黄 10g，桂枝 12g，白芍 12g，栀子 10g，杏仁 10g，桑白皮 30g，姜半夏 6g，赤小豆 30g，白茅根 30g，蝉蜕 6g，姜、枣各 10g。6 剂，水煎，去渣再煎，温服。

1 周后复诊，药后尿量增，大便通，尿检有微量蛋白。上方加茯苓 10g、猪苓 10g、射干 10g，续服。1 个月后复查，尿常规、生化检查均正常。

**验案 5：关节痛案**

杜某，男，43 岁，1972 年 3 月 17 日就诊。

患者患风湿性关节炎多年，阴雨天加重。来诊时不能履步，动则大声呼痛，腰部酸痛喜按，头晕口苦，胸胁满闷，不欲饮食，微恶风寒，四肢烦痛，病由昨夜坐卧湿地后始发。舌淡，苔白润，脉浮弦。

证属外感寒湿诱发宿疾。因具柴胡桂枝汤证，故先用本方治之。

处方：柴胡 12g，黄芩 10g，人参 10g，姜半夏 10g，桂枝 12g，白芍 12g，炙甘草 10g，大枣 6 枚 生姜 10g。水煎服。

服 2 剂后，恶寒罢，头晕、胸闷、腰痛悉除，酸痛已不明显，舌苔微白，上方加穿山龙 20g、猫爪草 10g、伸筋草 15g、透骨草 15g、豨莶草 15g、老鹳草 15g、鸡血藤 20g、络石藤 12g、海风藤 12g。续服 15 剂，诸症消失。

# 应天通地按摩大法

清代王士雄在《潜斋医话·医鉴》中云:"古之医师,必通三世之书,一曰《神农本草》;二曰《灵枢针灸》;三曰《素女脉诀》。脉诀可以察证,针灸可以去疾,本草可以辨药,非是三者不可以言医。"故家父吉忱公课徒必从中医典籍起,强调必须打下坚实的理论基础方可言医。并遵清代叶之雨"涉山必历层蹬,登屋必借高梯;欲明《素问》之旨,必赖后人之解说"之训。

当我学习到《灵枢·本输》"缺盆之中,任脉也,名曰天突。一次任脉侧之动脉,足阳明也,名曰人迎。二次脉,手阳明也,名曰扶突。三次脉,手太阳也,名曰天窗。四次脉,足少阳也,名曰天容。五次脉,手少阳也,名曰天牖。六次脉,足太阳也,名曰天柱。七次脉,颈中央之脉,督脉也,名曰风府。腋内动脉,手太阴也,名曰天府。腋下三寸,手心主也,名曰天池"之文时,家父解读曰:"此《灵枢》表述以任脉之天突穴外展,寻觅手足三阴三阳及督脉之循行线及相邻经穴的内容。"识此当以清代马莳《内经灵枢注证发挥》之文佐之:"此举诸经之穴,有列其行次者,有指其穴所者,皆示人觅穴之法也。一次下当有脉字,犹言脉之一行也。腹部中行,系任脉经在缺盆之中间,是为任脉,其穴天突。在颈前结喉下四寸宛宛中,乃腹中央第一行次之脉也。缺盆系足阳明胃经,次在肩下横骨陷中,去中行二寸,故任脉当为缺盆之中间,任脉之侧开二寸,即足阳明胃经也。其在颈之穴,名曰人迎,夹结喉两旁一寸半,乃腹部第二行次之脉也。又手阳明大肠经,名曰扶突,乃腹部第三行次之脉也,在颈当曲颊下一寸,人迎后一寸半。又手太阳小肠经,名曰天窗,乃前部第四行次之脉也,在颈大筋外前曲颊下扶突后动脉应手陷中。又足少阳胆经。名曰天容,乃侧部第五行次之脉也,耳后发际二寸,耳上如前三寸。然天容系手太阳经，疑是天冲。又手少阳三焦经，名曰天牖，乃侧部第六行次之脉也，在颈大筋外，缺盆上，天容后，天柱前，完骨下，发际上。又足太阳膀胱经，名曰天柱，乃背后第七行次之脉也，盖自在前任脉为第一行，次自前而侧面、而后，则以此为第七行也宜矣。天柱侠项后发际大筋外廉陷中。又颈之中央，即后项也，乃督脉一经，其在项后入发际一寸大筋内宛宛中，名曰风府，一名舌本，疾言其肉立起，言休立下，禁灸，灸则令人失音。由此而一直下行，以至长强，皆督脉经穴也。又腋内动脉，即腋下三寸，臂臑内廉动脉陷中，以鼻取之，系手太阴肺经也，其穴名曰天府。自此而下行肘臂，以至大指之端少商，皆肺经穴也。腋下三寸，即乳后一寸，著胁直腋撅肋间，系手心主，即手厥阴心包络经也，其穴名曰天池。自此而上行于腋，以至下于肘臂之天泉、曲泽，至于中指之中冲，皆手厥阴心包络经穴也。夫自督脉至此三经，盖各指在项在臂在腋之首穴，无非示人以觅穴之法耳。”

其后，又让我学习清代张隐庵《黄帝内经灵枢集注》的注解：“手足十二脉，合于三阴三阳，三阴三阳，天之六气也，运行于地之外，脏腑雌雄相合，地之五行也，内居于天之中。本篇论三阴三阳之经气，从四旁而内荣于脏腑，应天气之贯乎地中，此复论三阳之脉，循序而上于颈项，应阳气之出于地外。任督二脉，并出于肾，主通先天之阴阳，手太阴心主，并出于中焦，主行后天之气血。阴阳血气，又从下而上，中而外也。张玉师曰：经脉应地之经水，上通于天，故有天突、天窗、天容、天牖、天柱、天府、天池及风府之名。”对诸穴行推拿按摩之术，吉忱公谓此乃“应天通地按摩大法”之机制也。

《灵枢·邪气脏腑病形》云：“邪气之中人高也”“身半以上者，邪中之也。身半以下者，湿中之也”“中于阴则溜于腑，中于阳则溜于经”。公谓此乃概言风寒暑邪天之邪其中人多身半以上，故高；湿乃水土之气，中人多身半以下。此言天地之邪中人，而有上下之分。该篇尚有“诸阳之会，皆在于面”“中于面则下阳明，中于项则下太阳，中于颊则下少阳”之论。对此，清代马莳注云：“若中于面，则面部乃手足阳明经；如手阳明迎香、足阳明承泣之类，故邪遂下于阳明也。若中于项，则项属手足太阳经，如手太阳天窗、足太阳天柱之类，故邪遂下于太阳经也。若中于曲颊，则曲颊属手足少阳经，如手少阳天牖足少阳风池之类，故邪遂下于少阳经也。”故外感风寒暑邪，余宗应地之经水，上通于天，故取督、任、手足三阳经及手经通天之穴，即天突、人迎、扶突、天窗、天容、天牖、天柱、风府、天府、天池诸穴（因心主代心受邪，故心无通天之穴）。或针刺，或指针点穴，名之曰"通天大法"。盖因手足十二经脉，合于天之六气三阴三阳，运行于地之外，脏腑雌雄相合，地之五行也，内居于天之中，三阴三阳之经气，从四旁而内荣于脏腑，应天气之贯乎地中，复循序而上于颈项，应阳气之出于地外。任督二脉，并出于肾，主通天之阴阳，手太阴心主并出中焦，主行后天之气血。于是，阴阳血气，又从下而上，中而外，荣于周身。故对上述十穴施法，驱邪于外垣，防其入内而伤正。

此时我方悟朱子"为学之道，莫先于穷理，穷理之要，莫先于读书"之训。于是取天突、人迎、扶突、天窗、天容、天牖、天柱、天府、天池、风府等穴，以指针或按摩疗法施术，"以地之经水上通于天"，实乃"应天贯地通经大法"，为健身祛病之方，人体感四时之邪，邪犯太阳，用此法以驱邪外出，并可断外邪循经内传。

《灵枢·根结》云："足太阳根于至阴，溜于京骨，注于昆仑，入于天柱飞扬也。足少阳根于窍阴，溜于丘墟，注于阳辅，入于天容光明也。足阳明根于厉兑，溜于冲阳，注于下陵（下陵，当作解溪），入于人迎丰隆也。手太阳根于少泽，溜于阳谷，注于少海，入于天窗支正也。手少阳根于关冲，溜于阳池，注于支沟，入于天牖外关也。手阳明根于商阳，溜于合谷，注于阳溪，入于扶突偏历也。此所谓十二经者，盛络皆当取之。"手足六阳之经，皆自井而至原、至经入于络，通行于天也。足太阳膀胱经，根于至阴之井，流于京骨之原，注于昆仑之经，入于天柱之在头者，络于飞扬之在足者。又足少阳胆经，根于窍阴之井，流于丘墟之原，注于阳辅之经，入于天容之在头者，络于光明之在足者。又足阳明胃经，根于厉兑之井，流于冲阳之原，注于解溪之经，入于人迎之在头者，络于丰隆之在足者。又手太阳小肠经，根于少泽之井，流于阳谷之经，注于小海之合，入于天窗之在头者，络于支正之在手者。又手少阳三焦经，根于关冲之井，流于阳池之原，注于支沟之经，入于天牖之在头者，络于外关之在手者。又手阳明大肠经，根于商阳之井，流于合谷之原，注于阳溪之经，入于扶突之在头者，络于偏历之在手者。所谓十二经之盛络也，皆当取之。此即手足阳经之"盛络刺法"。

对此，清代张隐庵尝云："上篇统论三阴三阳之气，合于六经，根于下而结于上，此复分论三阳之气，入于手足之经，皆循颈项而上出，故曰，此十二经者，盛络皆当取之。盖气留于脉络，则络盛取而泻之，使三阳之气，仍上出于脉外也。飞扬、光明、丰隆、支正、外关、偏历，在经穴合穴两者之间。夫曰所入为合者，谓脉外之气血，从井而溜于脉中，至肘膝而与脉内之血气相合，故曰所入为合。此论三阳之气，从井而入于脉中，上入于颈项之天柱、天容、人迎、天窗、天牖、扶突，而上出于头面，与血气之溜于荣，注于输，行于经，入于合者之不同，故另提曰，飞扬，光明，丰隆，支正，盖以分别阳气与荣血，出入于经脉外内之不同也。是以所论一次脉二次脉者，谓手足之十二经脉，皆从四肢之五俞，而归于中，复从中而上出颈项，此章论三阴三阳之气，合于六经，而复出于脉外，五十二篇论荣气，七十一篇论宗气，盖三阴三阳，荣气宗气相将而行于经脉皮肤形身脏腑，外内出入，环转无端，是以数篇辞句相同，而所论者各别。学者分而论之，合而参之，人之阴阳血气。有形无形，应天地之五运六气，寒暑往来，如桴鼓影响之相合也。"由此可知，若"通天大法"为健身之法的话，而通天十穴伍手足三阳经之络穴，则为祛病健身之法了。有鉴于此，我在施用"通天地大法"时，辅以"盛络刺法"，名曰"复式应天通地按摩大法"。此法可疏通经络、调畅气血、安和五脏，具安内攘外之功。

# 开脏腑按摩大法

家父吉忱公告云："中医临证，或予中药，或予针灸推拿，均须注重安和脏腑。"在传授按摩疗法时，有应天通地按摩大法，尚有开脏腑按摩大法，今就后者作一介绍。

《灵枢·胀论》云："脏腑之在胸胁腹里之内也，若匣匮之藏禁器也，各有次舍，异名而同处，一域之中，其气各异。"《灵枢·本脏》云："五脏者，固有小大，高下，坚脆，端正，偏倾者，六腑亦有小大，长短，结直，缓急。"此言脏腑在人体中的位置形态。《灵枢·终始》云："五脏为阴，六腑为阳。"又云："阴者主脏，阳者主腑。"此言脏腑之阴阳属性；《灵枢·本脏》云："所谓五脏者，藏精气而不泻也，故满而不能实。六腑者，传化物而不藏，故实而不能满。"《灵枢·卫气》云："五脏者，所以藏精神魂魄者也。六腑者，所以受水谷而行化物者也。"《素问·五脏别论》云："脑、髓、骨、脉、胆、女子胞，此六者，地气之所生也，皆藏于阴而系于地，故藏而不泻，名曰奇恒之腑。夫胃、大肠、小肠、三焦、膀胱，此五者，天气之所生，其气象天，故泻而不藏，此受五脏之浊气，名曰传化之腑，此不能久留，输泻者也。"此言脏腑之功能。《灵枢·海论》云："夫十二经脉者，内属于腑脏，外络于肢节。"《灵枢·本脏》云："经脉者所以行血气而营阴阳，濡筋骨，利关节者也。"《素问·调经论》云："夫十二经脉者，皆络三百六十五节。"诚如《灵枢·经水》云："经脉十二者，外合于十二经水，而内属于五脏六腑。"故阴阳、气血、脏腑、经络异常，通过对"三百六十五节"施术，有补偏救弊愈病之功能。如对人体募、俞穴等特定穴施术，可彰显其特殊的医学价值。俞穴是脏腑气血输注于背腰部足太阳膀胱经之腧穴。募穴是脏腑经气汇集于胸腹部的腧穴，分布于人体躯干部，同俞穴一样均与脏腑有着密切的关系。大凡五脏有病多取其背部之俞穴；六腑有病多取其腹部的募穴，而临证多采取募俞穴配合应用。"开脏腑大法"验于临床，有扶正祛邪、和阴阳、调气血之功，故为健身祛病之良法。兹将穴位功能及法术介绍如下。

### 1. 大椎

六条阳经都与督脉交于此穴，故督脉有调节阳经气血的作用。因其能总督一身阳气，而称"阳脉之海"。故对大椎穴施术，对诸阳经病有补偏救弊之功效。另，督脉第一支在尾骨端与足少阴肾、足太阳膀胱的脉气会合，贯脊属肾；第二支脉从小腹贯脐，上贯于心，至咽与冲任之脉会合，至颌下部，环口唇，至目下部之中央；第三支脉与足太阳同起于目内眦，上行至前额，于头顶左右交叉入脑。故大椎穴可疗其所络属脏腑及经脉所过部位病变。督脉为"阳脉之海"，主生殖功能，又因督脉属脑络肾，肾精生髓，脑为髓海，故督脉与脊髓功能有关。故开脏腑之首穴为大椎，对其揉运 200~300 次，有应天贯督通阳之功。

### 2. 背俞

背俞穴乃脏腑在背部的反应点，每当脏腑发生病变时，均会在其俞穴得到反应。诸穴均揉运 200~300 次。

（1）肺俞：第三椎下，脊中旁开 1.5 寸。

（2）厥阴俞：第四椎下，脊中旁开 1.5 寸。

（3）心俞：第五椎下，脊中旁开 1.5 寸。

（4）督俞：第六椎下，脊中旁开 1.5 寸。

（5）膈俞：第七椎下，脊中旁开 1.5 寸。

（6）肝俞：第九椎下，脊中旁开 1.5 寸。

（7）胆俞：第十椎下，脊中旁开 1.5 寸。

（8）脾俞：第十一椎下，脊中旁开 1.5 寸。

（9）胃俞：第十二椎下，脊中旁开 1.5 寸。

（10）三焦俞：第十三椎下，脊中旁开 1.5 寸。

（11）肾俞：第十四椎下，脊中旁开 1.5 寸。

（12）气海俞：第十五椎下，脊中旁开 1.5 寸。

（13）大肠俞：第十六椎下，脊中旁开 1.5 寸。

（14）关元俞：第十七椎下，脊中旁开 1.5 寸。

（15）小肠俞：第十八椎下，脊中旁开 1.5 寸。

（16）膀胱俞：第十九椎下，脊中旁开 1.5 寸。

元气，又名"原气""真气"，是人体生命活动的原动力。是以先天之精为基原，有赖后天之精的滋养。元气根于肾，发于肾间命门，通过三焦，沿经络系统和腠理间隙循行全身。故对三焦俞、肾俞、气海俞诸穴施术，可促进人体的生长和发育，激发元气温煦脏腑、经络等组织器官的生理活动。

### 3. 膻中

又称"上气海"，宗气积聚在胸中，宗气是由脾胃上输于肺的谷气和由肺吸入的自然界清气相结合而成。膻中穴在胸骨中线上，平第四肋间隙，当两乳之间，仰卧取之。本穴为八会穴之气会。施术时多揉运 200~300 次。

### 4. 募穴

募穴，是脏腑经气汇集于胸腹部的腧穴，故为治相应脏腑病之要穴。以十二经脉循行次序取各脏腑之募穴，各揉运 200~300 次。

（1）中府：为肺脏之募穴。位于胸前壁外上部，第一肋间隙，距前正中线 6 寸处。

（2）天枢：为大肠腑之募穴，属足阳明经。位于脐旁 2 寸陷者中。

（3）中脘：为胃腑之募穴，又为八会穴之腑会，属任脉。位于脐上 4 寸，腹正中线上。

（4）章门：为脾脏之募穴，又为八会穴之脏会，属足厥阴肝经。位于侧腹部，第十一肋游离端之下。

（5）巨阙：为心脏之募穴，属任脉。位于脐上 6 寸，腹正中线上。

（6）关元：为小肠之募穴，又为强壮之要穴，属任脉。位于脐下 3 寸。

（7）中极：为膀胱之募穴，属任脉。位于脐下 4 寸。

（8）京门：为肾脏之募穴，属足少阳胆经。位于侧腹部，第十二肋游离端下。

（9）膻中：为心包之募穴。位于两乳中之前正中线上。

（10）石门：为三焦之募穴。位于脐下 2 寸之前正中线上。

（11）日月：为胆腑之募穴。位于乳中线上，乳头下三肋，期门下 1.5 寸。

（12）期门：为肝脏之募穴。位于乳中线上，乳头下二肋处，第六肋间隙。

## 5. 神阙

又名脐中。本穴属任脉。任者，妊养之意。胚胎期由此秉受母体之气血。任脉总任一身之阴脉，其受纳手足三阴经脉气，在中极、关元与三阴经交会；在天突、廉泉与阴维脉交会；在阴交与冲脉交会，这样任脉与全身阴脉相连，总任一身阴经之气，凡精血、津液均与任脉所司，故称"阴脉之海"。故对神阙施术，对诸阴经有补偏救弊之功效。因任脉起于胞中，故与女子经、带、胎、产关系密切，而有"任主胞胎"之说，故神阙有主治经、带、胎、产诸异常疾患及男子精亏不育之疾。

神阙穴施术时，患者宜静心调息，施术者先以双手掌心相对，反向搓运，至掌心有热感，然后以右手掌心之内劳宫穴对脐中，顺运神阙5~6分钟，待患者进入半睡眠状态时收功。

# 谈黄元御的医学成就

我习医之初，家父吉忱公即以清代名医黄元御"理必《内经》，法必仲景，药必《本经》"训导之，并给我讲述了黄元御的知识结构及医学成就，强调此训乃为医门之规矩准绳也。

中国是一个文明古国，它自成体系的东方文化，明显区别于其他体系的文化，文化的不同方面总是各自独立又互相渗透。中国天文学、中国历法学、中国农学，乃至中国文学、艺术都有其民族特色。中国的固有医学，我们称作中医。中医学就是在不断地吸收同时代的自然科学知识丰富和发展起来的。仅《黄帝内经》一书将医学、哲学、数学、气象学、物候学、天文学、历法学、地理学融为一体，从而形成一部以中医学为主体的百科全书。在漫长的历史长河中，中华民族在这块沃土上，造就了大批中医人才。清初，山东出了一位知识渊博、才华横溢而又被人非议的名医——黄元御。本文试从中医学的结构及黄元御的生平，谈一下他的学术思想和医学成就。

## 一、文是基础医是楼

结构具有整体性、转换性和自调性。结构的整体性是指结构具有内部的融贯性，各部分在结构中是有机联系的，而不是独立成分的混合。整体与其部分都由一个内在规律决定的。具有代表性的《内经》《难经》《神农本草经》《伤寒论》《金匮要略》等中医学著作，就是在不断地吸收同时代的自然科学知识中丰富起来的。中医学的结构，由医学（狭义）、医术、医道三个级层组成。

医学指人们对人体生理、病理的认识，包括疾病的概念及其防治，其内涵主要是医疗。

医术是中国特有的象数哲学在医学上的应用，它以符号逻辑方法阐明自然界的规律及其普遍联系，它对于揭示中医理论的科学内涵具有重要的方法论意义。

医道主要包含医学哲学。

历代德高望重有真才实学的老中医，都有文史哲的雄厚基础，而精通于医学（广义），故有"文是基础医是楼"之说。这实际上形象地说明了医学巨匠大师们的知识结构。

黄元御，名玉璐，字元御，又字坤载，号研农，别号玉楸子，清代著名医学家。黄氏约生于 1705 年，卒于 1758 年，他出身于书香门第，素有才华，聪明过人，"诸子百家书籍，过目冰消，入耳瓦解"，而且是一位很有抱负而致力于学问研究的人，自称"涤滤玄览，游思圹垠，空明研悟，自负古今无双"。不幸的是，他 30 岁时患目疾，为庸医所误，左目失明。自此深感医之重要，遂"委弃试帖"，弃举子业，"考镜灵兰之秘，讵读仲景伤寒"，对《内经》《难经》《伤寒论》《金匮要略》等经典著作，刻苦攻读，溯本求源，理论结合实践，终于成为一代名医。这与他坚实的文史哲基础是分不开的。

黄元御的著作，已知有 14 种，其中医籍 11 种：《伤寒悬解》《金匮悬解》《四圣悬枢》《四圣心源》《长沙药解》《伤寒说义》《素灵微蕴》《玉楸药解》《素问悬解》《灵枢悬解》《难经悬解》，非医学著作 3 种：《周易悬解》《道德经解》《玉楸子堂稿》，这充分说明了黄氏熟谙黄老之学，精通象数易之奥蕴。在最古的中国典籍《黄帝内经》中没有谈到《易》，而古代的《周易》中也没有直接谈到医。至明代张介宾才认为医乃是易用以研究人体之学，将医纳于易体系中。故此，黄氏是继景岳之后，又一位集"易"与"医"于一体之大成者。

黄元御对人体奥秘的研究，以宇宙基本的真理大道为基础，以太极模型、阴阳、三五之道的五行为运筹和谐原理，把气候、地理、医术各学科统一成整体，从而把人体生命本源的研究和天地之源的研究联系起来。黄氏认为"太极"是宇宙的本源，"天人相应"说是中医学理论的组成部分，故有"人与天地相参也，阴阳肇基，爰有祖气，祖气者，人身之太极也"的论述。同时，他用象数易的哲理将脏腑、经络、气血、津液、皮肉、筋骨、毛发、空窍、精神等都赋以阴阳的属性，并解释得透彻入微。

黄氏崇尚《内经》"善言天者必有验于人"的观点，提出"未识天道、焉知人理"的见解，并做"天人解"，从阴阳变化、五行生克、脏腑生成、气血原本及精神化生等 16 个方面阐述了天人观。黄氏以太极精微阐明五行精微，认可五行"皆以气而不以质"，指出"成质则不能生克矣"。并按照易经"天一生水，地六成之；地二生火，天七成之；天三生木，地八成之；地四成金，天九成之；天五成土，地十成之"的数术理论解释五行的生成数。指出阴阳的生成数，是出于阴阳匹配变化。从而论证了古人的"天地生成，莫不有数"的观点。同时对《尚书·洪范》"木曰曲直，金曰从革，火曰炎上，水曰润下，土爱稼穑"及"润下作咸，炎上作苦，曲直作酸，从革作辛，稼穑作甘"的记载，从秉气和气化方面做了解释。综上所述，由于黄氏对《周易》研究极深，从而洞悉了自然规律的真理大道，控制了数术运筹和谐的原理，达到了"上知天文，下知地理，中知人事"的深度和广度。故此，黄氏在医学上取得了很大的成就。

## 二、昭先圣之大德，作人生之大卫

黄元御学术精湛，极力奋进，著述宏伟，标新立异，敢创新说，是一位有胆有识的学者。他从习医开始至去世只有 21 年的时间，除去学习阶段和临床实践外，竟能完成著作 11 部之多。纵观黄氏著作，剖析其学术思想，他推崇岐伯、黄帝、越人、仲景，并称之为四圣，称其著作"争光日月"。他对内、难、伤寒、金匮均有精辟的见解，确有"理必《内经》，法必仲景，药必《本经》"之感。

乾隆十三年（1748 年），黄氏著《伤寒悬解》十五卷。是书大旨，谓汉代张机因针灸刺法已失，而著作《伤寒论》以治外感之病。其理则宗岐黄越人之理，其法则因岐黄越人之刺而变通之，立六经以治伤寒，从六气也。制汤丸以疗伤寒，守五味也。并因简篇多因失次，因之解其脉法，详其经络，考其变常，辨其宜忌，凡旧文之伪乱者，悉为更定。

乾隆十八年（1753 年），黄氏著《四圣心源》十卷。他于《素问》《灵枢》《难经》《伤寒论》《金匮玉函经》五书，已各为之解。复融贯其旨，而著此书。这是一部以临床医学为主，结合基础理论的综合性医书，又是一部将医学（狭义）、医术、医道融于一体的医学著作。黄氏的学术思想，在此书中可窥其梗概。黄氏根据《内经》中"天人合一"的理论，而重点阐述"天人解""元气解"和"六气解"。其在"劳伤解"中，极力阐发其"崇阳而卑阴"

的学术观点，反对"贵阴贱阳"之说，虽言词过于偏激，但促进了学术争鸣，从而使各家学说竞相发挥，推动了医学的发展。

同年，黄氏著《金匮悬解》二十二卷。他谓《金匮要略》治杂病，大旨主于扶阳气，以为运化之本，自滋阴之说胜，而阳自阴升，阴由阳降之理迄无解者，因推明其意，以成此书。其于四诊九候之法，解释颇详。

乾隆十八年（1753年），黄氏著《长沙药解》四卷。他根据《伤寒论》一百一十三方、《金匮要略》七十五方，合二书所用之药，共一百六十种，各为分析，以药名药性为纲，以药方为目的，各推其因证主治之意，颇为详细，从而另辟蹊径，开创药物性能研究经方之先河。

乾隆十九年（1754年），黄氏著《伤寒说意》十一卷。黄氏认为初著《伤寒悬解》文简意奥，非一般读者所能通晓，故会通仲景大意，而后著此书，以开初学伤寒者之门径。

同年，黄氏尚有《素灵微蕴》四卷问世。以胎化、脏象、经脉、营卫、脏候、五色、五声、问法、诊法、医方为十篇，又病解十六篇，多附以医案。其虽多处诋诃历代名医，但不失为一部理论联系实践的有价值的医学著作。

斯年，黄氏还有《玉楸药解》四卷问世。是书谓：诸家本草，其论有可用者，有不可用者，乃别择而为此书。故后人有评：大抵高自位置，欲驾千古而上之，故于旧说，多故立异问，以矜独解。

至于《素问悬解》《灵枢悬解》《难经悬解》三种未刊行著作，据《四库全书总目提要》所述，黄氏认为，秦汉以后始著竹帛，传写屡更，不无错乱，因参互校正，而作《素问悬解》十三卷。如五运六气南政北政，旧注以甲乙为南政，其余八干为北政。元御则谓天地之气，东西对峙，南北平分，何南政之少，而北政之多。并谓东西者，左右之间气，故不可言政，此南北二极之义，其论为前人所未及。同时，亦以"经文错简为说"，著《灵枢悬解》九卷；以《难经》"旧本有伪，复多所更定"，著《难经悬解》两卷。

黄元御以其高超的理论，渊博的知识，非凡的医学成就纵横捭阖于医林之中。尽管他对唐以后诸多医家持有否定态度，"自命甚高，欲驾出魏晋以来医者上，自黄帝、岐伯、秦越人、张机外，罕能免其诋诃者"，但就其医学经典著作的研究，及其结合临床经验的大胆发挥，总结写出了多种有独特见解的传世之作，其影响是深远的，是无可非议的。清代张琦在《四圣心源·后序》中对黄氏的医学成就给予了中肯的评价："能读黄氏之书则推脉义而得诊法，究药解而正物性，伤寒无夭札之民，杂病无膏肓之叹，上可得黄、岐、秦、张之精，次可通叔和、思邈之说，大可除河间、丹溪之弊，昭先圣之大德，作人生之大卫。"

# 谈跌阳诊法

脉诊，即切诊，是中医学的诊断方法之一，它与望、闻、问，被合称为"四诊"，共同构成了一套完整的诊断体系，《难经》中"望而知之谓之神，闻而知之谓之圣，问而知之谓之工，切而知之谓之巧"的论述，高度概括了中医学的诊断方法和内容。

中医学的脉诊法源远流长，其记载不绝于书，最早的记载见于《内经》《难经》，实践于《伤寒杂病论》，演绎于《脉经》，发展于《濒湖脉学》。

古代诊法有遍诊法、三部诊法及寸口诊法之分。考之《素问》有"人有三部，部有三候，以决死生，以处百病，以调虚实，而除邪疾"的记载；《灵枢》有十二经脉盛衰，都可在"寸口""人迎""少阴"（太溪）或"跌阳"脉之的论述。由此可见，在《黄帝内经》时代，诊病要切众多的动脉脉搏，极不方便，因此后世便舍去九候，只诊三部——寸口、人迎、跌阳脉搏极明显的部分，即"脉之常动者也"。

现在我们所应用的脉诊法，即古代的"寸口诊法"。亦源于《内》《难》二经。如《素问》有气口（即寸口）独为五脏主的阐述；《难经》有"十二经脉皆有动脉，独取寸口，以决五脏六腑死生吉凶之法"的说难。尤其是《难经》还把寸口再分为三部九候。"三部者，寸、关、尺也；九候者，浮、中、沉也"。这实际上与《内经》的三部九候名同实异了。至晋代王叔和《脉经》问世，寸口诊法更趋于完善，使脉学研究得到了很大的进展，且被历代医家奉为圭臬。这种诊桡动脉的切脉法，历经沧桑，沿用至今，百家慕奉，且著述不休，说明了它具有相当重要的实用价值，堪称一种行之有效的诊脉法。从理论上讲，上溯至《内》《难》已有专论；从实践上讲，它检查便利，兼之几千年来对于寸口脉诊法积累了大量文献资料和临床经验，是值得继续对它进行研究的。

但是应当指出的是，寸口诊法在切脉中，不是唯一的切脉法。上面已经谈到，在汉代以前，与之并行的还有遍身诊法和三部诊法。因封建社会和旧礼教的束缚，其他诊法则湮没于历史的长河中，故对其他切脉法的研究，也是一个刻不容缓的课题。因此，家父吉忱公在课徒中，重视对跌阳脉法的传授，并以医圣张仲景语警之："按寸不及尺，握手不及足，人迎跌阳，三部不参""夫欲视死别生，实为难矣"。故尔自20世纪60年代，我在吉忱公的指导下重温仲景三部诊法，验诸临床，认为"跌阳脉法"在临床上仍有一定的实用价值，并撰文《跌阳诊法在脉学中的应用》由公批阅修正之。

1. 跌阳诊法的临床意义

张仲景，医林尊为"医圣"，是集古代医经、经方两派理论与经验之大成者，世人称之为经方之祖。其传世之作《伤寒杂病论》，是中医学经典文献之一。其中脉学部分亦取得了很大的成就。他诊全身性疾病，用独取寸口的方法，例如伤寒、中风等病；诊杂病有关脾胃部分，则注重诊跌阳脉；诊有关妇女病，则多诊少阴脉，复杂的病则诸法兼之。其在《伤寒论》中批判了那种"按寸不及尺，握手不及足，人迎、跌阳三部不参"的医疗作风，说明了仲景是重视三部诊法的。

"跌阳"在什么地方，古今学者意见颇有不同。多数学者认为跌阳诊法，即诊足背动脉，非指足太阳经之跗阳穴。如成无己云："跌阳者，脾胃之脉。"陆渊雷云："跌阳即冲阳穴所在，在足背上，去陷谷三寸，动脉应手，属足阳明胃经。"仲景诊脾胃病变，多用跌阳诊法，这是由于足阳明胃经过足背属胃络脾的关系。冲阳乃足阳明胃经之原穴，原即本源，原穴是人体原气作用表现的部位。且"胃者，水谷之海，六腑之大源也。五味入口，藏于胃以养五脏气"。食气入胃，浊气归心，精气淫于脉。阳明又为多气多血之脏，故王冰云："候胃气者，当取足跌之上，冲阳之分，穴中脉应手也。"

2. 跌阳诊法的应用规律

仲景在《伤寒杂病论》中，涉及跌阳诊法共25条。其中《伤寒论》中12条：《辨脉法第一》3条，《辨脉法第二》8条，《辨阳明病脉证并治法第八》1条；《金匮要略》中13条：《中风历节病脉证并治第五》1条，《腹满寒疝宿食病脉证治第十》1条,《五脏风寒积聚病脉证并治第十一》1条,《消渴小便不利淋病脉证并治第十三》2条,《水气病脉证并治第十四》5条,《黄疸病脉证并治第十五》1条,《呕吐哕下利病脉证治第十七》2条。从这25条经文中可以看出,仲景诊脾胃病变,多用跌阳诊法。跌阳诊法常见的脉象有如下几种。

（1）迟而缓：跌阳之脉,以候脾胃之气,故见迟而缓,当视为常脉,不可作病脉论。

（2）浮而涩：脉见浮而涩,证分三端：一为"脾约证",予脾约丸,以通肠润燥；二为脾胃不足,症见脘冷腹胀、食入运迟、完谷不化,予建中汤、理中汤类可愈病；三为胃反证,乃脾胃不足、胃气虚之候,治宜温阳健脾、降逆和胃,大半夏汤主之,丁香透膈散亦主之。

（3）浮而数：诊得浮数,一见于中消,为胃热亢盛,耗伤津液之候,治宜清胃泻火,主以调胃承气汤；二见于妄投攻下,伤胃动脾,邪气呈内陷之候,予以清热益阴之法,主以玉女煎化裁；三见于热留于内,与水相搏的水肿证,治宜分利湿热,主以疏凿饮子。

（4）浮而芤：脉见浮芤,示荣卫衰伤,宗气式微,皮肉脂髓失其滋养。验诸临证,痿证者,多见此脉,而糖尿病并发末梢神经炎者尤为明显。宗《素问》"治痿独取阳明"之旨,或和营卫,或滋津液,或养肝肾,均赖脾胃之气的不断补充。

（5）浮而紧：脉见浮紧,乃胃气虚,脾胃寒之下利候。法当温补脾胃、涩肠固脱,理中汤或真人养脏汤主之。

（6）浮而滑：此乃历节之病脉,浮为风犯,滑为内热盛,汗出当风,或汗出入水中,而发历节病。

（7）浮和滑：跌阳脉浮,浮则为虚,浮虚相搏,故令气虚,乃胃气虚竭也。跌阳脉滑,多见哕病。以上二脉常见于治疗不当之患者。

（8）沉而数：沉主里,数为热,主胃中蕴热。

（9）伏：跌阳脉伏而不起,乃脾胃衰弱之候,可见水谷不化,大便鹜溏,精微失运,水湿浸淫,肌肤发为水肿,可予实脾饮治之。

（10）伏而涩："关格"一证,系指胃气伏而不输,中焦关格之候。气机壅滞,故吐逆、水谷不化。涩则脾气涩而不布,邪气拒于上焦,故食不得入,启膈散主之。

（11）当伏反紧：有水邪跌阳脉当伏,因胃阳为水湿阴寒所固闭,故阳明之脉伏而不出，今反紧，说明了水盛于里，而寒盛于中，当用温化，不可用苦寒攻下之剂。宜苓桂术甘汤，或苓桂甘枣汤。

（12）当伏反数：有水邪跌阳脉当伏，今见数，说明脾胃有邪热，水与热互结不利，有发生水肿的可能。

（13）数：主胃热耗津所致中消证。

（14）滑而紧：脉滑为胃实，紧为脾强，一实一强，两相搏击，脏腑自伤而作痛。

（15）大而紧：主为胃中虚寒下利，难治。

（16）微而紧：若短气而见此脉，为中焦虚寒之候，即补中益气汤、健中汤之证。

（17）微而弦：脉微是脾胃虚弱，脉弦属肝，主寒主痛，脾胃虚寒，厥阴之气上逆，而发腹满，当用温药，大建中汤主之。

（18）微而迟：主气血不足而兼寒之候。法当调和营卫、温经通阳，桂枝去芍药加麻黄附子细辛汤主之。

（19）紧而数：紧脉主脾寒，数脉主胃热。胃热故能食善饥，脾寒则运化不健，湿自内生，于是脾湿胃热，蕴蒸而成谷疸。

（20）脉不出：脾胃为荣卫之根，脾气虚衰，生化之源不足，则荣卫之气不得通达于外，故跌阳之脉不出。身冷者，卫气不温也，肤硬者，荣卫不濡也。临床多见于脉痹（血栓闭塞性脉管炎）之阴痹证者。多予阳和汤化裁以愈其病。

综上所述，仲景用跌阳脉象解释病机，指导治疗，推断预后，充分体现了跌阳脉的变化同样是脏腑经络病理变化的一部分，其在中医诊断学中占有重要的地位，是值得研究的一个课题。医者应当在运用寸口脉诊法的基础上，结合仲景跌阳诊法提供的宝贵经验，验诸临床，并引申之。否则，这一古老诊法，大有日趋湮灭之虞。

# 谈人以胃气为本

《素问·平人气象论》云："平人之常气禀于胃，胃者平人之常气也，人无胃气曰逆，逆者死。"又云："人以水谷为本，故人绝水谷则死，脉无胃气亦死。"故家父吉忱公谓此即人"以胃气为本"之渊薮。并告云："盖因水谷乃气血生化之源，故称脾胃为后天之本。而医者当熟谙《黄帝内经》之奥蕴，在临床中要注重顾护胃气。"其后我在学研的基础上，有"论人以胃气为本"的理论与临床应用的研究。

《素问·平人气象论》又云："夫平心脉来，累累如连珠，如循琅玕，曰心平，夏以胃气为本；病心脉来，喘喘连属，其中微曲，曰心病；死心脉来，前曲后居，如操带钩，曰心死。""平肺脉来，厌厌聂聂，如落榆荚，曰肺平，秋以胃气为本；病肺脉来，不上不下，如循鸡羽，曰肺病；死肺脉来，如物之浮，如风吹毛，曰肺死。""平肝脉来，软弱招招，如揭长竿末梢，曰肝平，春以胃气为本；病肝脉来，盈实而滑，如循长竿，曰肝病；死肝脉来，急益劲，如新张弓弦，曰肝死。""平脾脉来，和柔相离，如鸡践地，曰脾平，长夏以胃气为本；病脾脉来，实而盈数，如鸡举足，曰脾病；死脾脉来，锐坚如乌之喙，如鸟之距，如屋之漏，如水之流，曰脾死。""平肾脉来，喘喘累累如钩，按之而坚，曰肾平，冬以胃气为本；病肾脉来，如引葛，按之益坚，曰肾病；死肾脉来，发如夺索，辟辟如弹石，曰肾死。"由此可知，四时五脏之平脉、病脉、死脉的脉象区别，究其因是以胃气的多少有无为依据，从而说明"人以胃气为本"的重要意义。

之所以"以胃气为本"，盖因"营卫气血，生于后天水谷之精也"。对此，《灵枢·经脉》有"谷入于胃，脉道以通，血气乃行"的记载，《素问·玉机真脏论》则有"五脏者，皆禀气于胃，胃者，五脏之本也。脏气者不能自致于手太阴，必因于胃气，乃至于手太阴也"的表述，均说明脉有胃气曰生，无胃气曰死。缪希雍在《神农本草经疏》中有"论治阴阳诸重病，当以保护胃气为急"之说，尝云："谷气者，譬国之饷道也，饷道一绝，则万众之散；胃气一败，则百药难施。"

然而，食物的消化、吸收及精微的输布是在各脏腑密切合作下进行的，因此，《素问·经脉别论》云："食气入胃，散精于肝，淫气于筋。食气入胃，浊气归心，淫精于脉，脉气流经，经气归肺，肺朝百脉，输精于皮毛，毛脉合精，行气于腑，腑精神明，留于四脏，气归于权衡，权衡以平，气口成寸，以决死生。饮入于胃，游溢精气，上输于脾，脾气散精，上归于肺，通调水道，下输膀胱，水精四布，五精并行，合于四时五脏阴阳，揆度以为常也。"说明五脏的营养均有赖于胃腑水谷的精微，因此胃是五脏的根本。故五脏之脉气，不能自达于手太阴寸口，必须借胃气的敷布，方能达到手太阴。故而清代张志聪在《灵枢集注》中说："夫十二经的三百六十五络之血气，始于足少阴肾，生于足阳明胃，主于手少阴心，朝于手太阴肺。"可谓言简意赅。

脉有胃气曰生，无胃气曰死，故顾护胃气是养生之道大法。因此，《素问·玉机真脏论》在表述了"五脏者，皆禀气于胃，胃者，五脏之本也"后，继而讲述了"脏气者不能自致于手太阴，必因于胃气，乃至于手太阴"，《灵枢·经脉》云："谷入于胃，脉道以通，血气乃行。"即水谷乃气血生化之源。

胃居膈下，上接食道，下通小肠，其经脉络脾，上口为贲门，下口为幽门。贲门部为上脘，幽门部名下脘，上下脘之间为中脘，三部通称胃脘。水谷从口而入，经食道入胃，故《灵枢·胀论》云："胃者，太仓也。"《素问·灵兰秘典论》云："胃为仓廪之官，五味出焉。"《灵枢·本输》云："胃者，五谷之腑。"《灵枢·海论》云："胃者，水谷之海。"《灵枢·师传》云："六腑者，胃为之海。"均表述了胃是受纳腐熟水谷的器官，为人身气血生化之源。因此，《灵枢·邪客》云："五谷入于胃，其糟粕、津液、宗气分为三隧，故宗气积于胸中，出于喉咙，以贯心脉而行呼吸焉。营气者，泌其津液，注之于脉，化以为血，以营四末，内注五脏六腑，所以应刻数焉。卫气者，出其悍气之慓疾，而先行于四末分肉皮肤之间，而不休者也。昼日行于阳，夜行于阴，常从足少阴之分间，行于五脏六腑。"若胃之受纳腐熟功能失司，则胃病生焉，气血生化之源受累，则出现足阳明胃经的异常，脘腹及胃经循行部位的病变，如胃脘痛、恶心呕吐、肠鸣腹胀、消谷善饥、水肿、口㖞、咽肿、鼻衄、热病、发狂、胸脘部及膝髌等经脉循行部位疼痛等病。

《素问·刺法论》云："胃为仓廪之官，五味出焉，可刺胃之原。"意谓刺胃经原穴，可促进胃之受纳腐熟水谷的功能。胃经之原穴为冲阳，乃阳气输注之要穴。

古代诊法，有遍诊法、三部诊法及寸口诊法之分。《素问·三部九候论》有"人有三部，部有三候，以决死生，以处百病，以调虚实，而除邪疾"的记载。《素问》之三部诊法，有"寸口""人迎"及少阴（太溪）或"趺阳"三处。考"趺阳"非膀胱经之跗阳，乃胃经之原穴冲阳。故冲阳不但是顾护胃气、调治胃疾的要穴，而且是诊断疾病的脉位。

医圣张仲景，是集古代医经、经方两大学派之大成者，他诊全身性疾病，多用独取寸口的方法，在诊女科病时，多诊少阴脉，而在诊杂病有关脾胃部分，则侧重诊趺阳脉。这是由于足阳明胃经过足背属胃络脾的关系。"趺阳"具体在何处？尽管古今学者意见有异，但多数学者认为，趺阳诊法即诊足背动脉。如唐代王冰云："候胃气者，当取足趺之上，冲阳之分，穴中脉应手也。"陆渊雷云："趺阳即冲阳穴所在，在足背上，取陷谷三寸动脉应手，属足阳明胃经。"趺阳诊法是一个值得探讨的课题。

原穴可通达三焦原气，调整内脏功能。胃之原穴冲阳具促进胃之受纳腐熟水谷之功，俾后天生化之源充足，故有补益气血、调和营卫、疏通经络之功，为"顾护胃气"第一要穴。

《灵枢·海论》云："胃者水谷之海，其输上在气街，下至三里。"又云："水谷之海有余则腹胀，水谷之海不足则饥不受水谷。"故顾护胃气，俾气血生化之源充足，气街与足三里乃必取之穴。

气者，经气；冲者，要冲。气街位居经气流注之冲要，故名气冲。气冲为胃经之要穴，又为冲脉所起之处，经脉流注之要冲，故为治水谷之海不足之要穴。又为胃经与冲脉交气之穴，可抑上熏之胃热，降上逆之冲气，疏横逆之肝气。《子午流注说难》云："三里穴名，手足阳明皆有，名同穴异……盖阳明行气于三里，里者，宽广之义。古井田制，九百亩为方里，盖胃为水谷之海，大肠、小肠、三焦，无处不到，六腑皆出之足三阳，上合于手，故《本输》称之曰下陵三里。为高必因丘陵，大阜曰陵，高于丘也，陵冠一大字，盖足三里穴不如手阳明三里之高上，手三里不如足三里之敦阜。且足太阴脾合于膝内阴之陵泉，足少阳胆合于膝外阳之陵泉，皆高于足阳明胻骨外之三里，故正其名曰下陵三里。"盖因"足三里之敦阜"，故足三里为足阳明经之合穴，又为胃经之下合穴，据《内经》"合治内腑"的理论，又为人身四要穴之一。取足三里，或针之，或灸之，或按摩之，均有健脾胃、补中气、调气血、通经络、扶正强身之功。故气冲、足三里二穴相须为用，乃"顾护胃气"之第一穴对，又为"足阳明经盛络刺"之用穴。

俞、募穴与脏腑之生理病理有密切的关系。当脏腑功能异常而发生病变时，每在其俞、募穴上得以反应，故当一脏腑有病，可取其俞、募穴进行治疗，如胃经病可取胃俞与中脘。

中脘为胃之募穴，又为八会穴腑之会，又为任脉与手太阳、少阳及足阳明交会穴，故在临床上又为回阳九针穴之一。本穴又为足太阴经之结穴。脉气所出为根，所归为结。故《灵枢·根结》云："不知根结，五脏六腑，折关败枢，开阖而走，阴阳大失，不可复取，九针之玄，要在终始，故能知终始，一言以毕，不知始终，针道咸绝。""九针之元"，指九针的元妙之法。熟知经脉之根结，即知成病之由和治病之法。其又为"足太阴根结刺"之用穴。胃俞内应胃腑，为胃气转输灌注于背部之处，故为治疗胃经病之要穴，具补脾阳、和胃气、助运化、益气血、化湿浊之功。五脏有病，多取背部的俞穴，六腑有病多取胸腹部的募穴，此即《难经》"阴病引阳，阳病引阴"之谓。故中脘伍胃俞，乃俞募配穴法，乃"顾护胃气"之第二穴对。

医圣张仲景，诊病除寸口脉法，还必诊太溪、冲阳。脾为五脏之母，肾为一身之根，二脉者，即脾肾之根本也。此二脉有一脉尚存，则人不死，故尚可灸之。故冲阳伍太溪，乃"顾护胃气"之要伍。盖因胃之受纳腐熟功能，是在脾阳的作用下完成的，此即脾主运、胃主纳之意。而脾阳是否充足，关键是火旺即肾阳的作用。故张志聪有"夫十二经三百六十五络之血气，始于足少阴肾，生于足阳明胃，主于手少阴心，朝于手太阴肺"之论。故取足少阴肾经之原穴及输穴太溪、胃阳明经之原穴冲阳，二原穴相伍，乃"顾护胃气"之第三穴对。

综上所述，火旺土健是顾护胃气的关键因素。历代医家均重"扶阳"，道家更以"消尽阴翳，练就纯阳"为其修道之要，故云："阳精若壮千年寿，阴气如强必毙伤。"又云："阴气未消终是死，阳精若在必长生。""阳精"表述的是精血阳气充足，"阴翳"表述的是若阳气衰，必阴邪盛。人生无长生不死之道，唯有祛病延年养生之法，故为医者，要知保护阳气为本。盖人有一息气在则不死，气者阳所生也。宋代窦材力主温补扶阳，重视灸法，而有"黄帝灸法""扁鹊灸法"及"窦材灸法"传世。认为"虚病多般，大略分为五种，有平气、微虚、甚虚、将脱、已脱之别。平气者，邪气与元气相等，正可敌邪，只以温平药调理，缓缓而愈""微虚者，邪气旺，正气不能敌之，须服辛温散邪之药，当补助元气，使邪气易伏""甚虚者，元气大衰则成大病，须用辛热之药，厚味之剂，大助元阳，不暇攻病也""将脱者，元气将脱也，尚有丝毫元气未尽，唯六脉尚有些小胃气，命若悬丝，生死立待，此际非寻常药食所能救，须灸气海、丹田、关元各三百壮，固其脾肾。三穴均为任脉之穴。"气海，为生气之海，具温补下焦、益元荣肾、调补冲任、益气举陷固脱之功，尤可振奋下焦元阳，升提中焦脾胃之气。关者，闭藏之义，元者，元阴元阳之气。本穴内应胞宫精室，为元阴元阳之气闭藏之处，故名关元，又为膀胱之募穴，故此穴为历代医家所重视。丹田乃内丹家修炼之所，故名丹田。位于脐下，或云石门部，或云关元部。丹田说有三：脐下者为下丹田，心下者为中丹田，两眉间为上丹田。窦材在"须识扶阳"一节中云："人于无病时，常灸关元、气海、命关、中脘……虽未得长生，亦可得百余年寿矣。"

命关一穴，名称首见于《扁鹊心书》，为"黄帝灸法""扁鹊灸法""窦材灸法"常用穴，"灸命关"法尤为窦材所重。五十条灸法中，灸命关法达十二条。窦氏云："此穴属脾，又名食窦穴，能接脾脏真气，治三十六种脾病。凡诸病困重，尚有一毫真气，灸此穴二三百壮……一切大病属脾者皆治之。盖脾为五脏之母，后天之本，属土，生长万物者也。若脾气在，虽病甚不至死，此法试之报验。"此穴乃生命之关隘，故窦材名食窦穴为命关。命关穴位胁下宛宛中，举臂取之，以中脘与乳中穴连线为一边，作等边三角形，另一角尖端即是。或云任脉旁开六寸，即乳中线旁开二寸，在第五肋间隙中取之。于是命关为"顾护胃气"第二要穴。而中脘、命关、气海、关元四穴，为"顾护胃气""接脾脏真气""升提中气""保扶阳气"之组穴，今名"窦氏寿身灸方"。

足三里既有顾护胃气之功，又有祛病强身之用，为"顾护胃气"第三要穴。冲阳、命关乃"顾护胃气"之要穴，每穴可单独灸用，亦可二穴合用，乃补后天之本之穴对。其他如气冲、三里灸，冲阳、太溪灸，中脘、胃俞灸，亦为顾护胃气、调补后天之对穴灸。而对中脘、命关、气海、关元四穴施灸，乃为"先后天灸法"之用穴。日用不必拘泥上述灸疗处方，可根据穴位功效而选用。

# 宋代医学繁荣之渊薮

宋代是中国医学史上医学发展的鼎盛时期，究其因，家父吉忱公告知："宋代官方重视，士人知医，促进了全社会对医学的关注。"吉忱公从医学史和中医文化对医学的影响，讲述了宋代医学繁荣之渊薮。

昔范文正公做诸生时，以天下为己任，尝云："异日不为良相，便为良医。"盖医与相，职业异殊，而济人利物之心则一。良相燮理阴阳，平治天下；良医燮理阴阳，挽回造化。元代王好古在《此乃难知·序》中云："盖医之为道，所以续斯人之命，而与天地生生之德不可一朝泯也。"历代贤哲皆以"儒之从政，医之行道，皆以救世济人为其责任者也"（徐相任《在医言医》），故清代王敬义有"医之权，诚有通于相业者矣"之言。

儒，一般指孔子创立的学派，又称儒家经学，简称儒学、儒门，而信奉儒家学说的人，称为儒家、儒士、儒人、儒生，而汉称读书人出身或有学问的大臣称儒臣，儒生出身的人称儒吏，精通儒学的宰相称儒宰，儒家群体称儒林。周、秦、两汉用以称某些有专门知识、技艺的人（即术士）亦为儒。《周礼·天官·太宰》云："儒以道得民。"俞越在《群经平议·周官一》中云："儒者，其人有技术者也。"故而颜师古有"凡有道术者皆为儒"之论。

儒医，旧时称儒生之行医者，邹韬奋尝云："医生原是一种很专门的职业，但在医字上都加一个儒字，称为儒医，儒者是读书人也。于是读书人不但可以'出将入相'，又可以由旁路一钻而做医。"俗云："秀才学医，顺手牵驴。"形象地说明了"文是基础医是楼"的"儒医"知识结构。从古今中医人才的知识结构，证实了德高望重而有真才实学的名中医，都有文史哲的雄厚基础而精于医，他们的知识结构横跨专业的界河，涉及医学、哲学、数学、天文、地理、气象等许多学科。早在宋代已有"儒医"一词，宋代洪迈在《夷坚甲志·谢与权医》中有"蕲人谢与权，世为儒医"的记载。

宋代范仲淹的"不为良相，便为良医"论，说明了宋代全社会对医药学的关注，士人知医成为儒医，形成一种社会风尚，这与宋代科技文化的发展有很深的渊源，同时与宋代统治者崇尚医药学亦有很大的关系。宋太宗通晓医药，做皇帝前就收藏效验医方千余首，其于太平兴国三年（978年）向全国征集验方，命王怀隐辑成《太平圣惠方》100卷，收方16800余首，集宋以前医方之大成，为宋初国家出版的重要文献。并亲自作序："是以圣人广兹仁义，博爱源深……布郡黎之大惠。……俾令撰集，翼溥天下，各保遐年，同我生民，跻于寿域。"

宋代官设药局——和剂局，专司药材、药剂的管理和经营业务。《太平惠民和剂局方》为和剂局的一种成药处方配本，1078—1085年，朝廷诏告天下进献良方，集为《太医局方》13卷，此为《局方》雏形。后经多次重修，于绍兴二十一年（1151年），因改药局为太平惠民和剂局，故该书更名为《太平惠民和剂局方》。该书在《指南总论·论用药法》中有"济世之道，莫大于医；去疾之功，无先于药"的论述，陈承、裴宗元在书成进表中有"以救万民之疾""增设疾医之政，以掌万民之病""著在简编，为万世法"的赞誉。以此足见宋朝官方对医药的重视。据传宋神宗赵顼诊断水平号称"上工"，宋徽宗赵佶工于医，"于岐黄家言，实能深造自得。苟使身为医士，与同时诸人较长絜短，医术不在朱肱、许叔微之下"。朱肱著《活人书》，徽宗朝授奉议郎医学博士。许叔微宋绍兴壬子以第五名登科，精于医，活人甚众，集一生已试之效方，著《本事方》，且精研《伤寒论》，著述亦丰。宋徽宗于政和年间，诏令撰《圣济总录》计200卷，载方约2万首，并亲自作序，称"生者天地之大德，疾者有生之大患，方术者治疾之法。作《总录》于以急世用，而救民疾"。而焦养直在重校《圣济总录》序中称徽宗"其仁民爱物之心，斯可谓极矣"。由此可见，宋朝皇帝晓于医，且重视医药事业，是产生儒医的思想基础。故清代《重刊宋本洪氏集验方·序》云："宋祖宗之朝，君相以爱民为务，增设惠济局，以医药施舍贫人，故士大夫多留心方书，如世所传《苏沈良方》、许学士《本事方》之类，盖一时风尚使焉。据传名相王安石自述《难经》、《素问》、《本草》、诸小说无所不读。"由此可见，由于皇帝对医药学的空前重视，一大批名士介入医学领域，促进了北宋医药的发展，形成了"儒医"阶层的思想基础。同时形成了名士撰集方书的风尚，如998年广南史陈尧叟著《集验方》，1026年宋仁宗为之作序。1047年王衮撰《博济方》，1075年沈括及苏轼撰《苏沈良方》，1101年史堪撰《史载之方》，1119年闫忠孝撰《阎氏小儿方论》，1123年王贶撰《全生指迷方》，1133年张锐撰《鸡峰普济方》，1143年许叔微撰《普济本事方》，1170年洪遵撰《洪氏集验方》，1174年陈无择撰《三因极一病证方论》，1178年杨倓撰《杨氏家传方》，1196年王璆撰《是斋白一选方》，1237年陈自明撰《妇人大全良方》，1253年严用和撰《济生方》，1264年杨士瀛撰《仁斋直指方》，上述撰集者多为进士及第之文人达官，其集方因具简、便、验的医药特点而广为应用，促进了宋代医药事业的发展。

# 谈阳和汤的临床应用

阳和汤方出自清代王洪绪的《外科全生集》，为一切阴疽、附骨疽、流注、鹤膝风等阴寒之证而设，具温补和阳、散寒通滞、化痰开结、强筋健骨、补血通络之效。今举几则医案，以资佐证。

王氏深究博览，采精撷华，独探奥蕴，别出机杼，以阴阳辨痈疽，以赤白明阴阳，独树一帜。阴疽初起之形，阔大平塌，不肿不痛，为毒痰凝结之证；根盘散漫，色不鲜明，乃气血两虚之候。"治之之法，非麻黄不能开其腠理；非肉桂、姜炭不能解其寒凝。此三味虽酷暑，不可缺一也。腠理一开，寒凝一解，气血乃行，毒亦随之消也。"故首创阳和丸：肉桂一钱，麻黄五分，姜炭五分。共末，黄米饭捣为丸，服之。"俾阳和一转，则阴分凝结之毒，自能化解"。

而阴疽日久，或已溃，或血虚不能化毒者，单纯的开腠，则很难取效，故于阳和丸中加熟地一两，鹿角胶三钱，大补肾精阴血，增白芥子二钱，以祛皮里膜外之痰滞，甘草一钱，调和诸药以解毒，组成著名方剂——阳和汤。

承家传师授，加之己验，用阳和汤化裁，治疗肺结核、腹膜淋巴结结核、颈淋巴结结核、血栓闭塞性脉管炎、慢性化脓性骨髓炎、骨脓肿、慢性副鼻窦炎、中耳炎、乳腺小叶增生症、风湿及类风湿关节炎、腰椎间盘脱出、肥大性脊椎炎、妇科炎性包块、原发性痛经、继发性痛经、慢性支气管炎、某些皮肤病及某些神经系统疾病，凡具血虚、寒凝、痰滞之阴寒见证者，均可收到满意效果。

## 验案 1：血栓闭塞性脉管炎案

王某，男，39 岁。初诊：1975 年 5 月 3 日。

患者左足大趾及次趾皮肤与趾甲全部变黑、干萎，趾端溃破，有淡黄色脓水流出，余趾及足麻木，趺阳脉隐而不见，疼痛难忍，夜间尤甚，呼号不已，步履维艰。在某医院确诊为血栓闭塞性脉管炎。舌淡苔白，脉弱。

辨证：脾肾阳虚，阴毒凝滞（脱疽）。

治法：温阳补血，散寒通滞。

处方：熟地 30g，鹿角霜 30g，肉桂 3g，白芥子 6g，姜炭 28，麻黄 6g，怀牛膝 12g，赤芍 12g，炮甲 4.5g，甘草 6g。水煎服。

10 剂后，疼痛止，肿胀消，夜间宁，干萎组织脱落。仍宗原方，加当归 15g、黄芪 30g，继服 20 剂，诸症悉除，随访 3 年未复发。

**解读：** 血栓闭塞性脉管炎，中医学称为"脱疽"，又名"十指零落"，分虚寒证（相当于西医学的缺血期）、瘀滞证（相当于营养障碍期）、热毒证（相当于坏疽期）、气血两虚证（相当于恢复期）。此病多因脾肾阳虚，阳气不能通达四末，复感外邪，寒凝血滞，脉络不通而致。久则脉络瘀阻，经脉闭塞。寒邪郁久，必有化热之势，热毒耗阴，则肢端溃破。故有"始为寒凝，久成热毒"之说。阳和汤具温阳补血、散寒导滞之功，故适用于虚寒、瘀滞、气血两虚三证。虚寒证治以阳和汤加温阳通脉之附子、细辛，补虚养血之当归、鸡血藤、怀牛膝。瘀滞证治以阳和汤加活血化瘀之桃仁、红花，通脉导滞之地龙、乳香、没药。气血两虚证治以阳和汤合当归补血汤及滋养肝肾之品。

### 验案 2：慢性化脓性骨髓炎案

柳某，男，21 岁。初诊：1965 年 8 月 5 日。

患者胸骨当膻中穴处，溃破流粉样脓水，久不愈合，在某医院诊为慢性化脓性骨髓炎。来诊时患者面色苍白，精神不振，倦怠嗜卧，纳谷不馨。舌质淡，苔白腻，脉沉细。X 线片示：骨质破坏及死骨形成。

辨证：血虚阳衰，无力托毒（附骨疽）。

治法：温阳补血，托毒排脓。

处方：内服阳和汤，原方加当归 15g、黄芪 30g、蜈蚣 1 条（研冲）、桔梗 9g、白芷 12g。

推车散吹入瘘管内，每日 1 次，连用 1 周。

外敷莱菔膏，每日 1 次。

患者次日脱出死骨一块，3 日后复脱出死骨一块。服药 30 剂后疮口愈合，40 剂后痊愈，随访 10 余年未复发。

**解读：**慢性化脓性骨髓炎，属中医学"附骨疽""贴骨疽""附骨流注"的范畴。内服与外用相结合，可大大提高疗效。

### 验案 3：慢性骨脓肿案

陆某，男，20 岁。初诊：1975 年 6 月 15 日。

患者左膝关节疼痛月余，局部肿大，皮色不变，X 线片示：左股骨下端慢性骨脓肿。舌质淡红，苔白，舌体胖，边有齿痕，脉沉弦。

辨证：阴寒痰毒，凝滞筋骨（附骨疽）。

治法：温阳解凝，散寒通滞。

处方：阳和汤原方，鹿角霜 30g 易鹿角胶 6g（烊化），加蜈蚣 1 条、当归 15g、薏苡仁 15g、赤芍 12g、怀牛膝 15g。水煎服。

迭进 14 剂，肿痛消失；续进 10 剂，经 X 线片证实痊愈。

**解读：**慢性骨脓肿，属特殊性慢性骨髓炎，中医学仍按附骨疽治疗。此案即属"腠理一开，寒凝一解，气血乃行，毒亦随之消矣"。

### 验案 4：颈淋巴结结核案

万某，男，30 岁。初诊：1976 年 7 月 18 日。

患者左侧颈部淋巴结肿大，七枚贯珠而列，大若杏核，小如黄豆，皮色不变，无全身症状。经病理切片确诊为颈淋巴结结核。舌质暗红少苔，脉弦细。

辨证：血虚寒凝，痰气郁滞（瘰疬）。

治法：益血解凝，化痰散结。

处方：熟地 30g，鹿角霜 30g，炮姜 1.5g，肉桂 3g，白芥子（炒，打）6g，麻黄 1.5g，浙贝 9g，木灵芝 30g，黄芪 30g，夏枯草 15g，甘草 6g。水煎服。

迭进 45 剂，瘰疬消退，病臻痊愈，追访未复发。

**解读：**颈淋巴结结核，中医学因其形态"累累如贯珠状"，故名曰"瘰疬"。溃破后，俗名"鼠疮"。此病若因寒凝痰滞络脉而致者，则可予以阳和汤。未溃破者，可酌加泽漆 1.5g、夏枯草 12g、牡蛎 30g、浙贝 9g、制鳖甲 9g。已溃破者，宜酌加当归 12g、黄芪 30g、党参 30g、木灵芝 30g、炮甲 4.5g，并外敷泽漆膏或阳和解凝膏。

### 验案 5：肠系膜淋巴结结核案

牟某，男，32 岁。初诊：1976 年 7 月 10 日。

患者形体羸瘦，肌肤不润，面色苍白，形寒肢冷，腹部痞满胀痛，右下腹有一 10cm×15cm 肿块，推之不移，经剖腹探查，病理检查诊为肠系膜淋巴结结核。舌质淡红，白苔，脉沉细。

辨证：阳虚毒凝，气滞血瘀（癥结）。

治法：温阳解凝，化瘀散结。

处方：在异烟肼治疗基础上，予以阳和汤原方加木灵芝 30g，党参 30g，黄芪 30g，浙贝 9g，三棱、莪术各 6g，水煎服。

服药 60 剂，肿块消失，肌肉丰腴，体质健壮，恢复体力劳动。

**解读：** 肠系膜淋巴结结核，多因"里寒痰凝，而成癥结"，属中医学"阴疽""癥结"范畴。此案应用阳和汤治疗，即达"解寒而毒自化"之目的。

### 验案 6：肺结核案

尹某，女，35 岁。初诊：1976 年 9 月 22 日。

患者罹肺结核 6 年之久，近期咯血加剧，X 线检查诊断为浸润型肺结核（右上），先后肌内注射链霉素达 30g，口服异烟肼等药鲜效，仍咯血不止，咳嗽日剧，而求治于中医。来诊时患者形寒肢冷，面色苍白，舌质淡苔白，舌体浮胖，舌边有齿痕，脉沉细。

辨证：血虚寒凝，痰滞肺络（肺痨）。

治法：养血温阳，润肺化痰。

处方：熟地 30g，肉桂 3g，鹿角霜 30g，阿胶 9g（烊化），炮姜 1.5g，白及 6g（研末，冲服），白芥子 6g，炙麻黄 1.5g，百部 15g，木灵芝 30g，党参 30g，黄芪 24g。水煎服。

迭进 10 剂，咯血瘥。继服 40 剂，诸症消失，复经 X 线检查，肺结核痊愈，至今未复发。

**解读：** 肺结核属中医学"肺痨""痨瘵""尸疰"等范畴，致病因素，不越内外两端，外因系指痨虫（结核杆菌）感染，内因系指气血虚弱。古虽有"痨瘵主乎阴虚"之说，而以血虚、寒凝、痰滞见证者，亦屡见不鲜，故可用阳和汤治疗。

### 验案 7：乳房囊性增生症案

王某，女，39 岁。初诊：1977 年 3 月 10 日。

患者素体阳虚，形寒肢冷，双乳房触痛，乳中结核，形如鸡卵，质地坚实，边缘整齐，皮核不相亲，皮色不变，乳头无凹陷。诊为乳腺小叶增生症。脉沉细，舌质淡，苔薄白。

辨证：血虚肝郁，痰气凝滞（乳癖）。

治法：养血疏肝，化痰开结。

处方：熟地 30g，鹿角霜 18g，白芥子 6g（炒，打），肉桂 3g，麻黄 1.5g，炮姜 1.5g，王不留行 15g，麦芽 15g，橘叶 6g，土贝母 9g，夏枯草 12g。水煎服。

服 4 剂而肿块消散，继服 4 剂，诸症悉瘳。1 年后追访无复发。

**解读**：乳房囊性增生症，又称乳腺小叶增生症，属中医学"乳癖"的范畴。本症经期加重，或泌血样液。此多系肝郁痰凝血滞而成，亦有兼冲任失调者，故予以阳和汤加王不留行、橘叶、麦芽、土贝母、夏枯草等药，以开痰结、散瘀滞、调冲任。

### 验案 8：类风湿关节炎案

贾某，男，22 岁。初诊：1975 年 4 月 15 日。

自春节始，患者两腿痛，双手指关节肿痛，经 X 线片诊为类风湿关节炎，舌质淡红，苔薄白，脉沉而无力。

辨证：寒凝痰滞，痹阻经络（尪痹）。

治法：温阳解凝，蠲痹通络。

处方：熟地 30g，桂枝 9g，白芥子 6g，鹿角胶 10g（烊），炮姜 3g，麻黄 1.5g，木瓜 15g，乳香 9g，没药 9g，全蝎 6g，鸡血藤 30g，炮甲 6g，松节 3 个。水煎服。

连进 25 剂，肿痛悉瘳，步态自如，1 年后随访未复发。

**解读**：类风湿关节炎，古称尪痹，属中医学"痹证"范畴，《景岳全书》论述较详："此乃血气受寒则凝而留聚，聚则为痹，是为痛痹，此阴邪也。……诸痹者皆在阴分，亦总由真阴衰弱，精血亏损，故三气得以乘之。经曰邪入于阴则痹，正谓此也。是以治痹之法，最宜峻补真阴，使气血流行，则寒随去，若过用风湿痰滞等药，再伤阴分，反增其病矣。"其论述痹证之病因、病机及治法，提示为阳和汤之适应证。王洪绪将鹤膝风列为阳和汤主治之首，故今用治痹证，非出臆造。

### 验案 9：腰椎间盘脱出、肥大性脊椎炎案

隋某，男，49 岁。初诊：1975 年 2 月 10 日。

患者腰痛，俯仰转侧不利，活动痛剧，步履维艰，策仗而行，有跌仆史。经 X 线片诊为腰 4~5 椎间盘脱出，3、4 腰椎肥大增生，腰椎骶化，骶椎裂并游离棘突。脉沉细，舌质红，苔薄白。

辨证：肾虚督亏，气滞血瘀。

治法：益督补肾，活血通络。

处方：熟地 30g，鹿角霜 30g，炮姜 3g，麻黄 1.5g，肉桂 6g，毛姜 24g，鸡血藤 30g，川断 15g，狗脊 15g，炙甘草 6g。水煎服。

连服 24 剂，行动自如，疼痛消失，并能骑自行车。3 年后追访腰痛未复发。

**解读：** 中医学认为，"腰者，肾之府""肾主骨生髓""督为肾之外垣""贯脊""属肾""肾气内充而外垣便固"。阳和汤以"温督与冲以益气血"，强筋健骨，通利关节而收效。

### 验案 10：妇科炎性包块案

郭某，女，35 岁。初诊：1974 年 7 月 5 日。

患者生有子女二人，月经后期，色暗量少有块，经行腰腹痛，白带清稀量多。近半月小腹痛，右侧尤著，痛不喜按。妇科检查：右下腹部有鹅卵大炎性包块。面色苍白，形寒肢冷，舌淡苔白，脉沉细。

辨证：寒袭胞宫，血滞寒凝（癥积）。

治法：温宫祛寒，化瘀散结。

处方：熟地 30g，桂枝 6g，炮姜 3g，麻黄 1.5g，鹿角霜 30g，三棱 6g，莪术 6g，内金 9g，香附 12g，灵脂 9g，牛膝 9g，炙甘草 6g。水煎服。

迭进 10 剂，炎块缩小至鸽卵大，续服 20 剂，肿块消失，病臻痊愈。

**解读：** 妇科炎性包块、卵巢囊肿及子宫肌瘤，均属中医学"癥积""石瘕""肠覃"范畴，临证应辨别阴阳，治分寒热。若因寒邪客于胞宫，血寒凝滞，瘀结不散者，可予以阳和汤化裁治之。经云："邪之所凑，其气必虚。"其所虚之处，即受邪之地。病因于血分者，必从血而求之。故以熟地大补阴

血，又以鹿角胶血肉有情之品助之。《灵枢·水胀》云："寒气客于肠外，与卫气相搏，气不得荣，因有所系，癖而内著，恶气乃起，息肉乃生。""石瘕生于胞中，寒气客于子门，子门闭塞，气不得通，恶血当泻不泻，衃以留止，日以益大，状如怀子。"此案既虚且寒，又非平补之性可收速效，故以炮姜温中散寒，桂枝入营，麻黄达卫，白芥子化痰结，共成解散之功；甘草解毒，调和诸药。酌加香附、三棱、莪术、内金之属，助其软坚散结之力。

### 验案 11：妇女痛经案

程某，女，23 岁。初诊：1975 年 8 月 20 日。

患者 16 岁月经初潮，后期而至，量少色暗，经前 3 日小腹疼痛，经行尤著，面色苍白，手足不温，腰酸体倦，脉沉细，舌质淡，苔白。

辨证：寒湿凝滞，冲任痹阻（痛经）。

治法：温经散寒，调补冲任。

处方：阳和汤原方，鹿角霜 15g 易鹿角胶 6g（烊化），加吴茱萸 6g、小茴香 3g、元胡 9g。

于经前 1 周服 5 剂，经候如期，色量如常，痛经消失，复于下次经前 1 周服 5 剂，而诸症悉除。

解读：阳和汤具温经散寒、通脉导滞、调补冲任、温通督脉之功，故对寒凝胞宫、经脉失养之痛经，症见四肢不温、小腹冷痛、喜暖喜按、月经量少色淡、脉象沉细或迟细、舌质淡红苔白者，卓有成效。

### 验案 12：慢性支气管炎案

李某，女，36 岁。初诊：1974 年 11 月 2 日。

患者自幼病喘，届时已 30 余年，嗽而痰多，清稀有泡沫，呼吸急促，甚则张口抬肩，纳呆脘痞，腰膝酸软，动则心悸，脑转耳鸣，诸药鲜效。脉沉细，舌质淡，苔薄白，舌体浮胖，舌边有齿痕。X 线透视诊为慢性支气管炎伴肺气肿。

辨证：肺肾阳虚，痰浊壅滞（喘证）。

治法：温肺益肾，化痰平喘。

处方：熟地 30g，肉桂 3g，鹿角胶 10g（烊化），炙麻黄 1.5g，白芥子 6g，党参 15g，海浮石 10g，茯苓 12g，胡桃 30g（连壳，打），白果 10g，炙甘草 10g。

服 5 剂后喘咳大减，痰声渐息，15 剂后喘咳平。嘱服肾气丸缓补，以资巩固。

**解读：**大凡慢性支气管炎，证属脾肾阳虚、寒痰凝滞者，必借真火以温煦，真水以濡养，同时佐以化痰开结、平喘止咳之品。前人有"久病及肾""标在肺，本在肾"之说，虽"脾为生痰之源，肺为贮痰之器"，然肾司蒸化开阖，固藏摄纳，实居于首位，故治用阳和汤或医话阳和饮（熟地、麻黄、白芥子、鹿茸、肉桂、附子、山药、山茱肉、赤苓、人参、菟丝子、胡桃仁）均能奏效。

### 验案 13：慢性皮肤病案一

栾某，男，40 岁。初诊：1963 年 11 月 3 日。

患者患慢性荨麻疹 2 年余，曾用西药罔效，某中医师予以消风散 8 剂鲜效，延医于业师牟永昌公。症见身起大小不等之风疹块，疹块色白，瘙痒异常，遇冷则剧，得暖则瘥，冬重夏轻，反复发作，劳累则甚，倦怠乏力，四肢逆冷，舌质淡，苔薄白，脉弱。

辨证：卫阳不固，风寒痹阻（风疹块）。

治法：温阳散寒，调和营卫。

处方：熟地 30g，肉桂 3g，麻黄 4.5g，当归 15g，鹿角胶 6g（烊化），桂枝 9g，防风 9g，甘草 9g。

4 剂后，风疹块逐渐隐退，瘙痒递减，续服 20 剂而愈。

### 验案 14：慢性皮肤病案二

1957 年冬，余在长岛，因孟冬骤冷而发冻疮，手足多处溃破，脓水淋漓，终冬不愈。以后每年初冬即发，春暖方愈，诸方罔效，1964 年冬，经服阳和汤 20 余剂而愈，至今未复发。

处方：熟地 30g，肉桂 6g，鹿角胶 6g（烊化），桂枝 9g，白芥子 9g，炮姜 3g，麻黄 3g，巴戟天 15g，补骨脂 15g，细辛 2.4g，当归 12g，吴茱萸 3g，炙甘草 9g。水煎服。

**解读：**慢性皮肤病病因多端，大凡因肾阳不充，卫外不固，风寒之邪乘虚侵袭，阻于肌腠，痹阻经络，营卫不和，而导致破损者，或久病不愈，缠绵日久，属肾虚寒凝血滞之证者，皆可应用阳和汤。见于皮损之病，名曰皮肤病，故皮损情况临证要辨别。阳和汤临证多用于"阴斑"者（多呈慢性暗红色或紫红色斑块，且肿胀疼痛不著），"风团"之属肾阳不振者（四肢厥冷，遇冷则发），慢性结痂丘疹和慢性瘙痒性丘疹者，"水泡""脓疱""糜烂"之属阴证者（亦多属慢性），"溃疡""脓肿"之属"阴疽""寒疡"者（多慢性反复发作，肿痛不著，脓液清稀），"结节""肿瘤"发病日久者（多兼肢体畏寒厥冷）。

验案 15：王某，男，29 岁。初诊：1977 年 3 月 11 日。

半年前在劳动中突感恶心，眩晕，头痛，耳鸣，心慌，瞬息昏仆，口吐涎沫，四肢搐搦，片刻清醒，一如常人，病后感极度疲惫，其后月余又发一次，近半月来发作较频，或三五日一发，或六七日一发，甚恐惧，故来院就诊，经西医确诊为癫痫小发作，而转中医治疗。面色苍白，疲惫无神，毛发枯槁，舌淡，苔薄白，脉沉细无力，两尺尤甚。既往有遗精、健忘、腰痛病史。

辨证：肾精亏损，督脉空虚，髓海不足（痫证）。

治法：培肾填精，温督益髓，豁痰开窍。

处方：熟地 30g，肉桂 3g，鹿角胶 9g（烊化），白芥子 6g，炙麻黄 1.5g，炮姜 3g，南星 6g，竹沥 10g，天竺黄 6g，白矾 6g，瓜蒌仁 12g，蜈蚣 2 条（研冲），菖蒲 10g，朱砂 1.5g（冲），炙甘草 6g。水煎服。

上方服用，4 剂后痫证未发，续服 4 剂，其后以上方配丸药 1 料服，2 年后欣告未复发。

验案 16：李某，女，36 岁。初诊：1976 年 5 月 12 日。

患者头脑空痛，眩晕耳鸣，腰膝无力，带下较多，且清稀如涕，月经量少，后期而至，面色苍白，毛发稀疏，面目浮肿，四肢不温，形寒神疲，言语低微，喜卧嗜睡，舌淡，边有印痕，少苔，脉沉细无力。罹病年余，每次发病则天转地旋，伴恶心、头痛，闭目数分遂止。近来发作较频，曾多处寻中西药物及针灸治疗罔效，西医诊断为"耳源性眩晕"。

辨证：肾虚不荣，督脉失养，髓海空虚（眩晕）。

治法：培元益肾，养荣督脉，温阳化饮。

处方：熟地 30g，肉桂 3g，白芥子 6g，炙麻黄 1.5g，炮姜 3g，细辛 1.5g，鹿角胶 6g（烊化），枸杞子 15g，菟丝子 15g，白术 15g，肉苁蓉 18g，茯苓 15g，泽泻 15g，炙甘草 6g。水煎服。

迭进 18 剂，眩晕遂止，月事调匀，带下不多，至今眩晕未发。

**解读：**"肾生髓""脑为髓之海"，督脉为"阳脉之海""总督一身之阳脉"，又"属脑络肾"，故《灵枢·海论》云："髓海有余则轻劲多力，自过其度，髓海不足，则脑转耳鸣，胫酸眩冒，目无所见，懈怠安卧。"验案 15、验案 16，均为肾精亏损、督脉空虚、髓海不足所致，阳和汤具温督育肾以益精血、通阳散凝以化痰结之效，于是痫证、眩晕病臻痊愈。

# 论冠心病的证治

冠心病由冠状动脉粥样硬化，引起管腔狭窄或闭塞，产生冠状动脉血液循环障碍，心肌缺血缺氧所致。此即《内经》"心痹者，脉不通"之谓也。隐性冠心病临床虽无症状，但可突转为心绞痛或心肌梗死，亦可渐变为心肌硬化，严重患者可猝发严重心律失常或心跳骤停致猝死。

临床接触冠心病病人及其治验，是我 1973 年调回莱阳中心医院以后的事，中医病房有 40 张床位，故得以收治大量冠心病患者，侍诊于家父吉忱公侧，得以受公传授冠心病证治之心法。

冠心病，属中医学胸痹、心痛的范畴。其有关文献记载，源远流长。《黄帝内经》首发其端，并有心痛、心痹、厥心痛、真心痛、久心痛、猝心痛、心疝暴痛等名称。其缜密观察和精确记述，与西医学病理反应、症状、体征相似，至今仍不失其科学实用价值，殊属难能可贵。

《素问·脏气法时论》云："心病者，胸中痛，胁支满，胁下痛，膺胸肩胛间痛，两臂内痛；虚则胸腹大，胁下与腰相引而痛。"

《灵枢·厥病》云："厥心痛，与背相控，善瘛，如从后触其心，伛偻者，肾心痛也""厥心痛，腹胀胸满，心尤痛甚，胃心痛也""厥心痛，痛如锥刺其心，心痛甚者，脾心痛也"。

《素问·痹论》云："心痹者，脉不通，烦则心下鼓，暴上气而喘，嗌干善噫，厥气上则恐。"

前两条记载，符合心绞痛出现的心胸胁下闷痛、刺痛，并放散至肩背及两臂内侧的表现。第三条指出冠心病脉不通的病因病机，观察到可出现脘腹胀满、突发作喘等表现。

《灵枢·厥病》云："厥心痛，色苍苍如死状，终日不得太息，肝心痛也……厥心痛，卧若徒居，心痛间，动作痛益甚，色不变，肺心痛也……真心痛，手足清至节，心痛甚，旦发夕死，夕发旦死。"

《素问·厥论》云："手心主少阴厥逆，心痛引喉，身热，死不可治。"

《灵枢·热病》云："心疝暴病……喉痹舌疮，口中干，心痛、臂内廉痛，不可及头。"

以上记述，符合心肌梗死猝然心胸大痛、面色苍、舌青唇紫、手足逆冷等表现。"色苍苍如死状""手足清至节""心疝暴痛"形象地指出了心肌梗死循环衰竭，预后不良。

《灵枢·胀论》云："夫心胀者，烦心短气，卧不安。"

《灵枢·本神》云："心怵惕思虑则伤神，神伤则恐惧自失。破䐃脱肉，毛悴色夭，死于冬。"

上述记载，符合心肌硬化所致的心律失常、心力衰竭表现。

历代先哲在《内经》理论基础上，阐精探微，续有发挥，对胸痹、心痛的论述不断深入，足以说明中医学对冠心病的研究，不仅有完整的理论，而且有丰富的经验。

东汉张仲景在《金匮要略·胸痹心痛短气病脉证治》中云："胸痹之病，喘息咳唾，胸背痛，短气""胸痹不得卧，心痛彻背""心痛彻背，背痛彻心"。所论胸痹，心痛者居多，兼及胃痛者。

隋代巢元方在《诸病源候论》中云："心为诸脏主而藏神，其正气不可伤，伤之而病为真心痛。"明确指出真心痛系心脉及心本质之病变。

唐代孙思邈在《备急千金要方》中云："胸痹之病，令人心中坚满，痞急痛，肌中若痹，绞急如刺，不得俯仰，其胸前及背痛，手不得犯，胸中幅幅而满，短气，咳唾隐痛……或彻引背痛。"对真心痛的危害，认识到"不治之，则数日杀人"。

清代李用粹云："其厥心痛者，因内外犯心之包络，或他脏邪犯心之支脉……谓之厥者，诸痛皆气逆上冲，又痛极则发厥，然厥者亦甚少，今之所患，大半是胃脘作痛耳。"论述准确，并将心痛、胃痛分述，其鉴别诊断颇有见地。

## 一、病因病机

### 1. 寒邪壅盛，阻遏心阳

《素问·调经论》云："血气者，喜温而恶寒。寒则泣而不流，温则消而去之。"《素问·举痛论》云："经脉流行不止，环周不休。寒气入经而稽迟，泣而不行，客于脉外则血少，客于脉中则气不通，故猝然而痛……寒气客于脉外则脉寒，脉寒则缩蜷，缩蜷则脉绌急，绌急则外引小络，故猝然而痛，得炅则痛立止。因重中于寒则痛久矣。"夫寒为阴邪，戕伐阳气，寒性凝滞，阻塞经隧，寒性收引，心脉缩蜷而绌急，产生剧痛，形成真心痛、心疝暴痛（心肌梗死）。

### 2. 痰浊壅盛，阻遏心阳

痰湿壅盛患者，大多形盛气虚，中阳不振，斡旋无力，健运失司，水湿潴留，积水成饮，饮凝成痰。痰性阴凝，腻滞胶固，停痰伏饮，滞于胸中，阻遏心阳，壅塞气机，则膺胸痞闷。诸阳受气于胸宇而转于背，阳气不运则痛彻肩背。痰凝瘀阻，犹露结为霜，血行不畅，心脉痹阻，发为胸痹、心痛。

### 3. 气滞血瘀，心脉痹阻

肝主疏泄，性喜条达，有疏通脉道之用，调谐情志之能。恚怒伤肝，思虑伤心，肝气郁滞，心气郁结，气滞血瘀，心脉痹阻，气机不畅，痰饮停滞，痰浊瘀血相合为患，痹塞胸阳，闭阻心脉，发为胸痹、心痛。五志化火，阴不制阳，体弱用强，肝阳上亢，血行瘀滞，心脉痹阻，亦发胸痹。

### 4. 心阳不振，心脉痹阻

《素问·调经论》云："厥气上逆，寒气积于胸中而不泻，不泻则温气去，寒独留，则血凝泣，凝则脉不通，其脉盛大以涩，故中寒。"《金匮要略·胸痹心痛短气病脉证治》云："阳微阴弦，即胸痹而痛，所以然者，责其极虚也。"《医门法律》云："胸痹总因阳虚，故阴得乘之。"心以血为本，以阳为用。血液运行，依赖心阳温煦，心气推动。中年以后，阳气日损，阴气日增。心肾阳衰，水邪上泛，凌心乘肺，痰饮瘀血胶固凝滞。心阳不振，心气衰馁，则心搏无力，血行迟滞，循环不周，心脉痹阻。甚则心阳式微，阴阳欲绝，有脱绝之虞。

5. 气阴两虚，心脉痹阻

气为阳，血属阴，气为血之帅，血为气之母，气血有阴阳互根、相互依存之用，气出入升降治节于肺，肺气贯脉而周行于心。心气不足，鼓动无力；阴血亏耗，血府不充。心失血养，脉失血润，气虚血瘀，血行不畅，轻者心血瘀滞，发为胸痹、心痛，重者心脉痹阻，心痛剧烈，发为真心痛、心疝暴痛。

6. 饮食偏嗜，湿浊蕴滞

恣啖膏粱肥甘，酷嗜辛辣炙煿，湿热蕴滞，酿成痰热，痹阻心阳，阻塞经隧，发为胸痹、心痛。

综上所述，本病多发于中年以上劳心者，其病本为机体阳气素虚，心阴心阳俱损，代谢功能低下。其标为寒邪壅盛、痰浊壅塞、气滞血瘀等。常因剧烈运动、紧张兴奋、酒食过饱、过度疲劳及感受寒邪诱发。痰浊瘀血，痹阻胸阳，瘀阻心络为其直接病机。

## 二、辨证论治

此病本虚标实，虚实错杂，痰浊为病变前提，气滞血瘀为病变结果。依据"急则治标，缓则治本"和"间者并行，甚者独行"的治则，临证一般标本兼治，扶正祛邪，根据不同阶段，各有侧重，具体运用，应掌握"通""补"两大治法的有机联系和密切配合，或先通后补，或先补后通，或通补兼施。"不通则痛"为痛证共同机制，然通有多法，调气以和血，调血以和气，上通者使之下行，中结者使之旁达，虚者助之使通，寒者温之使通，无非通法而已。本虚应针对阴阳气血脏腑的不同虚证表现，采用相应补法。早期病急，疼痛剧烈，治标为主，以通为用，治本为辅。病情缓解或稳定，则标本兼治。后期则补虚纠偏以固本。不解寒热虚实，不识标本缓急，妄投芳香开窍之品，滥施活血化瘀之剂，耗血伤阴，损气败阳，流弊滋多，适足偾事。

轻、中型患者，可单用中药取效。心绞痛剧烈，有并发症，或心肌梗死伴循环衰竭、心源性休克、心律失常者，应中西医结合，全力以赴，俾能化险为夷。实践证明，中西医结合治疗心肌梗死患者，可显著提高疗效，降低死亡率。

### 1. 气阴两虚，心脉痹阻证

主症：膻胸憋闷，心区疼痛，夜间憋醒，牵及左肩背痛或两臂内痛，不得平卧，心悸怔忡，气短乏力，虚烦不寐，口干面赤，手足心热，眩晕耳鸣，脉细数或结代，舌红绛，苔少而黄，甚或舌光无苔，尖赤点。

治法：益气养阴，化瘀通络。

方药：柳氏加味生脉散。人参、麦冬、五味子、制首乌、黄精、毛冬青、丹参。

### 2. 心阳不振，心脉痹阻证

主症：心痛频作，心胸憋闷，有窒息感，心悸气短，畏寒肢冷，面色暗滞，舌质淡紫而暗，舌体胖嫩。若见大汗淋漓，肢厥肤冷，畏寒蜷卧，下利清谷，面唇青紫，二便失禁，呼吸微弱，昏蒙晕厥，脉微欲绝，为心阳虚脱危候。

治法：

（1）心气虚弱者，治宜益气养心、化瘀通络。方用人参三七琥珀粉冲服。药用人参、三七、琥珀。

（2）心阳不振者，治宜温补心阳、化瘀通络。方用《博爱心鉴》保元汤。药用人参、黄芪、炙甘草、肉桂、生姜。

（3）心阳虚脱者，亟宜回阳救逆、益气复脉。方用《伤寒论》四逆汤加人参。药用人参、附子、干姜、炙甘草。

### 3. 寒邪壅盛，阻遏心阳证

主症：胸痛彻背，感寒痛甚，时作时止，或痛久不已，喘咳短气，畏寒肢冷，肤冷喜暖，面色苍白，自汗乏力，唇甲青紫，脉沉迟或结代，舌质淡或青紫，苔白而润。

治法：宣痹散寒，温心通阳。

方药：

（1）喘息胸背痛为主者，方用《金匮要略》瓜蒌薤白白酒汤。药用瓜蒌、薤白、白酒。

（2）阻遏心阳症见胸痛彻背、久痛不已、畏寒自汗、唇甲青紫者，方用参附温心汤。药用人参、附片、肉桂、干姜、荜茇、淫羊藿。

（3）阴寒痼结症见心痛彻背、背痛彻心者，方用《金匮要略》乌头赤石脂丸。药用蜀椒、乌头（炮）、附子（炮）、干姜、赤石脂。

（4）寒遏心阳，复兼风寒外束者，方用麻黄附子细辛汤。药用麻黄、附子、细辛。

4. 痰浊壅塞，阻遏心阳证

主症：心胸闷痛彻背，胸脘痞满，气短喘息不得卧，咳唾痰涎，面浮肢肿，畏寒肢冷，倦怠乏力，苔滑腻，脉濡缓，或滑、结代。

治法：宣痹通阳，化痰泄浊。

方药：

（1）胸痹症见心痛彻背不得卧，方用瓜蒌薤白半夏汤。药用瓜蒌、薤白、半夏、白酒。

（2）胸痹胸满，胁下逆抢心者，方用枳实薤白桂枝汤。药用瓜蒌、薤白、桂枝、枳实、厚朴。

5. 气滞血瘀，心脉痹阻证

主症：心悸怔忡，心胸闷痛刺痛剧烈，痛处不移，牵引肩背臂内，时发时止，舌质紫暗，或见瘀点、瘀斑，脉涩或结代。重症者暴痛欲绝，口唇青紫，神昏肢厥，脉微欲绝。

治法：理气化痰，通络开窍。

方药：《时方歌括》丹参饮合《奇效良方》手拈散或《医学衷中参西录》活络效灵丹化裁。药用丹参、檀香、砂仁、灵脂、草果、元胡、乳香、没药、郁金、川芎、地龙。

6. 阴虚阳亢，心脉痹阻证

主症：眩晕耳鸣，头痛且胀，面红目赤，烦躁易怒，少寐多梦，健忘心悸，心区闷痛，腰膝酸软，肢体麻木，舌质红绛，脉弦细数。

治法：育阴潜阳，化瘀通络。

方药：《杂病证治新义》天麻钩藤饮合旋覆花汤化裁。药用天麻、钩藤、石决明、桑寄生、川牛膝、制首乌、旋覆花、茜草、葱茎、郁金。

7. 阴阳两虚，心脉痹阻证

主症：心区剧痛，频繁发作，痛彻肩背、手臂内侧。轻者面色苍白，心悸气短，汗出肢凉，咳喘不得平卧，脉虚数、细数、结代或疾。重者面唇青紫，冷汗淋漓，四肢逆冷，甚则晕厥，脉微欲绝。

轻证治宜益阴温阳、化瘀通络。方用《伤寒论》炙甘草汤化裁。药用人参、麦冬、五味子、炙甘草、桂枝、生地、麻仁、阿胶、龟甲胶、鹿角胶、大枣、生姜。

重证治宜温阳救逆、益气复脉。方用《伤寒论》四逆汤合《内外伤辨惑论》生脉饮。药用附子、干姜、炙甘草、人参、麦冬、五味子。

### 8. 阴竭阳微，欲将离决证

主症：躁扰不宁，冷汗淋漓，口唇紫绀，少气不足以息，心悸怔忡，手足厥冷，流涎抽搐，昏睡不醒，脉微欲绝，或参差不齐，结代，舌质淡红或紫暗，或光剥无苔。

此真阳式微，真阴殆尽，心阴心阳将离决之危候。亟宜固真阴元阳，挽回造化之权，方用四逆汤合生脉饮化裁。药用人参、麦冬、五味子、附子、干姜、月见子、炙甘草、鹿茸（研冲）、琥珀（研冲）。

此时，可施用扁鹊灸法，或窦材灸法，可取命关、气冲、中脘、关元、足三里、太溪，以调补气血、回阳救逆。

中医治病，强调辨证求因，审因求本，标本兼顾。中药疗效稳定，除温通心阳、活血化瘀、行气止痛外，尚有增加冠状动脉血流量、促使粥样斑块消散、形成侧支循环、减轻心肌缺血缺氧和改善脂质代谢等综合作用，使病情稳定好转，乃至向愈。

# 《医话》阳和饮治哮喘

哮喘是一种发作性痰鸣气喘疾病，其与西医学中的支气管哮喘（或合并肺气肿、肺源性心脏病）及喘息性支气管炎相似，为常见杂病之一，且属难愈之疾。因患者时发时止，淹缠不已，医者临证处方，常感棘手，若治失其要，每易误人，故俗有"名医不治喘，一治就丢脸"之说。

哮喘一证，古今医籍论述颇多，治法各异。验诸临床，属肾阳虚弱、肾精不足、痰涎壅滞者，必借以真火以煦和，真水以濡养，同时佐以化痰逐饮、平喘止咳之品。前人有"久病及肾""标在肺，本在肾"之说，虽云"脾为生痰之源，肺为贮痰之器"，然肾司蒸化开阖，固藏摄纳，实居于首位。吉忱公告云："清代蒋宝素在《问斋医案》中有'医话阳和饮'传世，而用于上证，每收卓功。"今就吉忱公之授，及己之验，兹就其方药、功效及部分案例做一简介。

## 一、药物组成

熟地、炙麻黄、制附子、怀山药、山萸肉、白芥子、人参、鹿茸、肉桂、赤茯苓、菟丝子、胡桃肉。水煎服。

## 二、方药功效

肾居下而属水，主藏精，又主纳气，肺为司气之官，肾为生气之源，故气出于肺而本于肾。若肾水不足，则虚火上扰，气逆上冲于肺而作喘。肾中真阳不足，则真火不能生土，土衰则无以生金。故肺、脾、肾三脏俱虚，皆可致喘。

阳和饮由阳和汤合右归饮加减组成，方中熟地益肾填精，大补阴血，俾化气有源，摄纳有机，任为主药。"诸角皆凉，惟鹿独温。"鹿茸"禀纯阳之质，含生发之气"，乃血肉有情之品，生精补髓，养血助阳，有阴阳双补之能；附子峻补下焦元阳，具助阳化气之功；肉桂补火助阳，有引火归原之效。三药为辅，则补肾益元之功倍增。菟丝子禀气中和，平补足之三阴；山萸肉涩温质润，补益肝肾；核桃肉甘润温涩，补益肺肾。三药既可补阳又可滋阴，为阴阳双补，阴中求阳，阳中求阴之品。人参补益脾肺，茯苓健脾和中，以杜生痰之源，麻黄宣肺平喘，白芥子豁痰化饮，则标证可疗，共为佐使。于是，主、辅、佐、使朗然，俾肾中之元阳得温，散失之元阴得收，于是肾充、肺肃、脾健、痰除，则哮喘得瘳。盖因肾寄元阴元阳，督脉总督一身之阳，命门之火赖其敷者，脏腑得以温煦，痰浊得以温化。此即"离照当空，阴霾自散"之谓，故名"阳和饮"。

## 三、病案举例

**验案 1**：李某，女，36 岁。1974 年 11 月 2 日初诊。

患者自幼病喘，届时已 30 余年，嗽而痰多，清稀有泡沫，呼吸急促，甚则张口抬肩，纳呆脘痞，腰膝酸软，动则心悸，脑转耳鸣，诸药鲜效，舌质淡，苔薄白，舌体浮胖，边有齿痕，脉沉细。X 线透视诊断为慢性支气管炎合并肺气肿。

中医辨证：肺肾阳虚，痰浊壅滞。

治法：温肺益肾，化痰平喘。

处方：熟地 30g，肉桂 3g，鹿角胶 10g（烊化），炙麻黄 1.5g，白芥子 6g，党参 15g，茯苓 12g，胡桃仁 30g，白果仁 10g，海浮石 10g，炙甘草 10g。水煎服。

上方连进 5 剂后，喘咳大减，痰声渐息，续进 10 剂，喘咳平，诸症瘥，嘱服肾气丸缓补，以资巩固。

**解读**：《东医宝鉴》云："肾虚为病，不能纳气以归原，故气逆而上，咳嗽痰盛，或喘或胀，髓虚多唾，足冷骨痿，胸腹百骸俱为之牵制。"故本案借以阳和饮，纳气归原，喘咳悉除，病臻痊愈。

**验案 2：**李某，女，31 岁。1978 年 8 月 17 日初诊。

患者胸闷短气，喘促日久，呼多吸少，每于半夜后加剧，形疲神惫，兼有痰嗽，肢冷面青，舌淡胖，边有齿痕，脉沉细。X 线诊断为慢性支气管炎合并肺气肿。

中医辨证：肾虚气不归原，肺损气无依附，孤阳浮泛作喘。

治法：补肾益肺养肝，纳气定喘止咳。

处方：熟地 30g，肉桂 6g，白芥子 6g，炙麻黄 6g，阿胶 10g（烊化），山药 15g，云苓 12g，党参 15g，菟丝子 15g，五味子 10g，女贞子 15g，附子 6g，核桃仁 4 个。水煎服。

8 月 28 日二诊：连进 10 剂，喘促渐平，脉神形色俱起，肾气摄纳有机，仍宗原意，上方加补骨脂 12g。

9 月 25 日三诊：续进 10 剂，喘促已定，咳痰见多，上方去阿胶腻滞之品，加入竹沥 10g，化痰而生津。

10 月 2 日四诊：继服 5 剂，诸症悉瘳，上方为末，炼蜜为丸，每丸重 10g，早晚各服 1 丸，服用 3 个月，以资善后。

**解读：**肺主气，肾乃气之根，肾虚气不归原，孤阳浮于上，故治当纳气归原。"呼出心与肺，吸入肾与肝"，此案呼多吸少，为肝肾不足之象，故加补骨脂伍核桃仁。

**验案 3：**唐某，女，31 岁。1978 年 2 月 22 日初诊。

患者咳嗽喘促日久，每发于冬，曾服二陈、四君、定喘、三子诸剂，至今未愈。气喘不能卧，吐痰清稀，咳喘频作，暮剧晨汗，小便短数，肢体浮肿，形寒肢冷，纳食呆滞，舌淡红，苔薄白，脉弱。

西医诊断：慢性支气管炎合并肺气肿。

中医辨证：下元不固，气失纳摄。

治法：补肾纳气，温阳化饮。

处方：熟地 30g，肉桂 6g，炙麻黄 6g，鹿角胶 6g（烊化），白芥子 6g，五味子 6g，乌梅 10g，地龙 10g，补骨脂 12g，菟丝子 15g，山药 10g，茯苓 10g，葶苈子 10g，车前子 10g（包），炙甘草 6g，核桃 4 个。水煎服。

3 月 25 日二诊：连进 10 剂，喘咳递减，浮肿悉除，仍宗原意，上方加炙杷叶 10g。

3月31日三诊：续进5剂，诸症悉除，唯感短气，上方加枸杞12g，姜、枣各10g，续服5剂。

**解读：**《诸病源候论》云："肾主水，肺主气，肾虚不能制水，故水妄行，浸溢皮肤而身体肿满，流散不已，上乘于肺，肺得水而浮，浮则气上咳嗽也。"此案喘而兼肿满咳嗽，为本虚标实之证，故主以阳和饮补肾纳气、温阳化饮，则喘、咳、肿、满悉除。三诊时，因气短加枸杞、姜、枣者，乃取《圣济总录》枸杞汤治气短之法也。

**验案4：**张某，女，48岁。1980年7月24日初诊。

患者患哮病2年余，伴咳嗽，动则喘甚，张口抬肩，不能平卧，面赤烦躁，腰膝酸软，头晕耳鸣，自汗出，口苦，纳食呆滞，舌暗苔白，脉虚。

西医诊断：支气管哮喘合并肺气肿。

中医辨证：肾阳虚弱，孤阳浮越，火不归原。

治则：补肾纳气，引火归原，豁痰定喘。

处方：熟地30g，肉桂6g，附子6g，白芥子6g，鹿角胶10g（烊化），白果仁10g，沉香2g（研冲），菟丝子10g，补骨脂10g，五味子6g，葶苈子10g，桑白皮15g，地龙10g，炙杷叶6g，竹沥10g（冲），核桃仁10g，炙甘草6g。水煎服。

8月5日二诊：连进5剂，喘咳渐平，夜寐尚宁，微咳，吐痰不多。仍宗原意，守方继服。

8月26日三诊：上方又服5剂，诸症悉除，惟劳则短气，予以阳和饮易丸，续服2个月，以固疗效。

**解读：**此案乃肾阳虚弱，孤阳浮动，表现为上热下寒之证。方中桂、附引火下行归于肾中，熟地、五味子补阴而收敛，俾虚火不再上行，则上热下寒诸症悉除。方中伍沉香者，乃从阴引阳，急须镇摄之义也。

# 眼病治验解读

牟师永昌公，早年在基层业医，于20世纪50年代后期调入栖霞县人民医院中医科工作，并任科主任。永昌公对内、外、妇、儿、五官各科皆精。鉴于当时眼科疾病西医没有良好的办法，永昌公得其父熙光公临证之心法，加之师之所验，对眼科疾病有行之有效的经验，今就其所治之验案及得师之心法，作一解读。

## 一、暴风客热

大黄黄连泻心汤证案

黄某，男，23岁。1962年8月26日初诊。

患者3日前外感风热，猝发右眼白睛赤肿，羞明多泪，眵泪胶黏，伴发热头痛、脘痞、口渴、溲赤、便秘，舌红苔黄、脉弦数。

证属火热之邪侵袭，扰于上而成暴风客热之候，结于下而致便秘之疾。

处方：大黄10g（后下），黄连6g，黄芩10g，菊花10g，夏枯草10g，龙胆草10g，栀子10g，生甘草6g。3剂，水煎服。

外洗方：黄连3g，栀子3g，乌梅3g，郁李仁3g，冰片2g，甘草3g。以白布包药，以开水冲沏，熏洗患眼。

8月30日二诊：经内服与外治1日，病大减，3日药尽，目赤肿痛诸症悉除。

**解读：** 本案之证，治宜清热通结，泻火散郁，故永昌公师大黄黄连泻心汤化裁治之。大黄黄连泻心汤出自《伤寒论》，方由大黄、黄连组成。原为无形热邪伤于心下，气机不畅证而设方。此方即《史记·扁鹊仓公列传》中仓公所用之火齐汤,《金匮要略》称为泻心汤,《伤寒论》之别本《玉函经》名黄连泻心汤,陶弘景《辅行诀脏腑用药法要》名小泻心汤,《张氏医通》称为伊尹三黄汤。由此可见,该方被历代医学大家所重视,药物相同,只是方名各异而已。

本案为火热之邪客肺,肺气不能宣发,扰于上,故头痛发热;白睛属肺金气轮,气血滞涩,故见白睛赤肿,眵泪胶黏,羞明多泪;肺与大肠相表里,热结大肠,故见便秘;其脉舌之象亦客热所致也。故永昌公有大黄黄连泻心汤之用。方中大黄苦寒沉降,力猛善走,可清泻血分实热,直达下焦,俾热邪从大便而解;黄连、黄芩大苦大寒,清热泻火,与大黄相伍,俾客目之热邪,从大小便而解。菊花、夏枯草、龙胆草、栀子、生甘草清肝明目,清热解毒,疏散风热,则白睛赤肿之症得除。而外治方——"黄连梅冰洗方",以其清热解毒、活血祛瘀、明目消肿之功而收效。

## 二、金疳

### 1. 栀子木贼汤证案

李某,女,23岁。1959年3月5日初诊。

患者于去年入冬即感眼碜涩不适,微痛畏光,视物不清,亦未治疗。后于1959年12月20日,忽然右眼视物不清,白睛处生一个小泡,经西药治疗罔效,因而求治于中医。右眼白睛处出现灰白色粟粒样小泡,颗粒高起,周围结膜红赤怒胀,伴泪热眵结,鼻燥咽干,大便略结,小便黄,舌红苔黄,脉弦微数。

处方:黄连6g,栀子10g,蝉蜕10g,木贼10g,谷精草10g,草决明10g,石决明10g,车前子10g(包),当归10g,生地10g,丹皮10g,菊花10g,防风6g,荆芥6g,槟榔片10g,生甘草6g。水煎服。

外用方:炉甘石3g,黄连3g,当归3g,冰片0.3g,乌梅3g,栀子3g,防风3g,热开水浸泡,冲洗患眼。

3月7日二诊:治疗两日,病去大半,守方续治。

3月10日三诊:患者欣然相告,续服3剂,并用外洗方,病已痊愈,查目无异常。继续用外洗方1周。

**解读:**此病俗称"眼生波螺",属中医"金疳""金疡"范畴,相当于西医学的"泡性结膜炎"。

1958 年，乃戊戌岁，为火运太过之年，是年岁火燔灼，入冬乃五之气少阴君火加临，故火邪刑金，而致肺热实证，热蕴白睛，而发金疳。其治疗宗《黄帝内经》"火郁发之"之法。"发"，发散也。对此，张介宾注云："发，发越也""凡火所居，其有结聚敛伏者，不宜蔽遏，故当因其势而发之、散之、升之、扬之，如开其窗，如揭其被，皆谓之发，非独止于发汗也"。故永昌公师《伤寒论》栀子柏皮汤意，以清热利湿之法治之。因湿热火毒结于上焦，故以黄连代黄柏。本案黄连之用，又寓《金匮要略》黄连粉方之意。《素问·至真要大论》云："诸痛痒疮，皆属于心。"黄连苦寒，能泻心火，清热除湿解毒。李杲尝云："凡眼暴发赤肿痛不可忍者，宜黄连、当归以浸煎之。"故永昌公有黄连、当归内服、外治之用。《灵枢·五阅五使》云："目者，肝之官也。"《素问·阴阳应象大论》云："肝主目。"故用菊花、蝉蜕、草决明、石决明平肝泻火，丹皮清血中伏火。《灵枢·大惑论》云："五脏六腑之精气，皆上注于目而为之精。"《灵枢·五癃津液别》云：五脏六腑之津液，尽上渗于目。"盖因火热之邪燔灼津液，故有眼碜涩不适、视物不清之症。《本草便读》谓生地"甘苦大寒……入手少阴心、足少阴肾、足厥阴肝并足太阴脾、手太阳小肠，力专于清热泻火，凉血消瘀"。故本案有生地清热滋阴之用。李时珍云："谷精体轻性浮，能上行……凡治目中诸病，加而用之甚良。明目退翳，似在菊花之上。"而《本草求真》称木贼有"驱散风热"之功，为去目翳之要剂。车前子，味甘淡而气寒，淡能渗利，寒能清热，性专降泄，能使湿热之邪下行，而从小便排出；且可清热明目。荆芥入血分，防风发散脾家郁火，兼搜除脾家之湿邪，共成宣毒、散结、消疮之用。槟榔片，即槟榔浸透切片入药，其味苦能降，味辛能散，而通行导滞，黄宫绣之《本草求真》谓其具"无坚不破，无胀不消，无食不化，无痰不行，无水不下，无气不除，无虫不杀，无便不开"之功。现代药理研究表明，槟榔水浸液有抗皮肤真菌、抑制流感病毒的作用。佐用生甘草，调和药性，并可清热解毒。诸药合用，永昌公名其方曰"栀子木贼汤"，俾郁火得以发散，湿热得以清泄，"金疳"得以痊愈。此方实乃变通"栀子胜奇汤"而成。外洗方名曰"黄连梅冰洗方"，为永昌公家传之方，可治火热之邪犯目而发金疡、火疳、白膜侵睛、胬肉攀睛、天行赤眼诸疾。

### 2. 蹄甲蝉蜕散证案

刘某，女，15岁。1962年6月7日初诊。

眼生小泡已有月余。查见左眼近内眼角白睛处有一小米粒大白色小泡，略高起，周边结膜略红。大便干结，小便黄，脉弦微数。

处方：蝉蜕10g，猪悬蹄甲（烧存性）10g，麝香0.6g，牛黄0.3g，川大黄10g，石决明6g，朱砂0.3g，甘草10g。共研细末，分成6包，早晚各1包，白开水送服。

6月11日再诊：经治小泡消失，原病处隐见略高，大小便正常，脉缓，原方1剂续服，以巩固疗效。

**解读：** 此案病发于壬寅年古历三四月间，值少阳司天三之气，"三之气，天布政，炎暑至，少阳临上"，易患"脓疮""目赤"。盖因三之气时，主客之气均是少阳相火布政，人们易多病火热，此案即此。火热之邪上犯目窍，蕴于白睛而发"金疳"。故永昌公治用"蹄甲蝉蜕散"，实乃变通《证治准绳》之蝉蜕散加味。《证治准绳》之蝉蜕散，以猪悬蹄甲（烧存性）二两，蝉蜕一两，羯羊肝（焙干）二钱半，共为细末，治"斑疮入眼"。蹄甲，《神农本草经》以"六畜毛蹄甲"入药。陶弘景注云："六畜，谓牛、羊、猪、马、鸡、狗也。驴、骡亦其类。"毛蹄甲，具清热、凉血、息风、止痉之功。因猪蹄甲药源充足，故被历代医家习用。蝉蜕，甘寒，入肺、肝二经，甘寒清热，轻浮宣散，长于凉散风热、开宣肺窍，具凉散入肝之功，退翳之效。此案永昌公以蹄甲、蝉蜕任为主药并名方。麝香辛温，通行十二经，芳香走窜，具活血消肿之用；牛黄苦凉，入心、肝二经，亦具活血消肿之功。此两药皆为治疮病之良药，共为辅药。大黄苦寒沉降，气味俱厚，力猛善走，能直达下焦，合甘草，乃《金匮要略》之大黄甘草汤，公用其导目窍之火毒下行，从大便而解；朱砂甘微寒，入心经，有解毒医疮之功；石决明咸寒，入肝经，可清头目，亦为治翳障之要药。

## 三、火疳

### 蹄甲蝉蜕散证案

庄某，男，27岁。1968年5月11日初诊。

1周前，因家事烦扰，继而眼碜涩难睁，流泪羞明，疼痛日剧，视物不清，照镜发现右侧白睛起一小泡。查右侧白睛近内眼角处有一粟米大紫红色结节隆起，周围血脉紫赤怒张。伴心烦口渴，大便微干，小便黄赤，舌红无苔，脉洪数。证属心肺热毒，蕴结于目，火盛克金，发于白睛，而为火疳。治宜泻火解毒，凉血散结。

处方：

（1）蹄甲蝉蜕散：麝香 0.6g，蝉蜕 10g，炮猪蹄甲（烧存性）10g，川大黄 10g，石决明 6g，朱砂 0.3g，牛黄 0.3g，甘草 10g。共为细末，分成 6 包，早晚各 1 包，汤药送服。

（2）栀子木贼汤：栀子 10g，木贼 10g，蝉蜕 6g，石决明 10g，龙胆草 10g，菊花 10g，车前子 10g（包），生地 10g，谷精草 10g，酒大黄 10g，防风 10g，荆芥 6g，黄芩 10g，黄柏 10g，金银花 10g，丹皮 10g，血竭 6g，甘草 10g。3 剂，水煎服。

5 月 15 日再诊：经治 1 日，眼痛去，目可睁，续治 2 日，诸症悉去，病臻痊愈。予蹄甲蝉蜕散 1 剂续治，巩固疗效。

**解读：** 本案之发，因家事烦扰，致火热之毒上攻于目，火盛克金，邪结于白睛处，而为火疳，属西医学巩膜炎，为白睛疾病之重症，故永昌公治用散剂、汤剂并施。

蹄甲蝉蜕散，主以炮猪蹄甲，清热凉血息风，《本草逢原》谓其"治目疾外障"。蝉蜕散风热，宣肺退翳，《本草衍义》云其"治目昏障"。麝香、牛黄均具活血消肿之功，乃治疮疡之良药。大黄、甘草，乃《金匮要略》大黄甘草汤，可导目窍之火毒下行，从大便而解。朱砂甘寒，入心经而解疮毒。石决明咸寒，入肝经，清头目，退翳障。因急火攻目，永昌公虑其火势波及黑睛及瞳仁，故同时予以栀子木贼汤。方中栀子、龙胆草、银花、黄芩、黄柏、甘草清热解毒；石决明、菊花平肝泻火明目；蝉蜕、木贼、谷精草散风热、去翳障；荆芥入血分，防风发散脾家郁火，兼除脾家之湿邪，二药均可宣毒、散结、消疡；丹皮清血中伏火；生地滋阴凉血；血竭功于行瘀止痛，生肌敛疮；酒制大黄，先升后降，导上部火热之邪从大便而解；车前子味淡气寒，淡能渗利，寒能清热，能使湿热之邪从小便而去。诸药合用，可增其泻火解毒、凉血散结之功。故永昌公谓栀子木贼汤乃退翳除障之良剂。大凡外障疾患，治用牟氏家传方，内服散剂有"蹄甲蝉蜕散"，汤剂有"栀子木贼汤"，外用方有"黄连梅冰洗方"。

## 四、胬肉攀睛

加减栀子胜奇汤证案

吴某，男，30岁。1960年4月11日初诊。

患者右内眼角生翼状云翳3个月余，红赤涩痛，眵泪俱多。查右眦内赤脉如缕，呈三角形肉膜状胬起，头尖体厚，尖端朝向黑睛，横贯白睛，舌红，脉沉数。

处方：栀子10g，黄芩10g，白蒺藜10g，蝉蜕10g，木贼10g，生地10g，石决明10g，磁石10g，谷精草10g，密蒙花10g，夜明砂10g，车前子10g（包），甘草10g。水煎服。

4月13日再诊：服药2剂，患者诉病去80%。红赤涩痒除，眵泪无，眦内赤脉隐退，隆起肉膜变薄。守方续服，并予以家传黄连梅冰洗方。

处方：炉甘石3g，黄连3g，栀子3g，当归3g，冰片3g，乌梅3g，防风3g，热开水浸泡，熏洗患眼。

**解读：** 清代文永周在《一草亭眼科全集》中云："心属火名血轮，在眼为两眦。"清代梁子材在《不知医必要》中云："两眦赤，火自甚也。其感隐涩难开，羞明多泪，暴生云野，皆属火证。"此即《素问》"诸痛痒疮，皆属于心"之意。明代傅仁宇在《审视瑶函》中云："眦多热结肺之实。"此即清代顾靖远"热极则翳生"之谓。本案患者乃一壮年男性农民，长期野外劳作，因风热壅盛，上犯眦部，始则红赤涩痒，眵泪俱多，继而胬肉起于眦部，故永昌公用"加减栀子胜奇汤"治之。

栀子胜奇汤，方出自明代倪维德之《原机启微》，为"胬肉攀睛，并有眵泪，羞涩难开"证而设，方由栀子、白蒺藜、蝉蜕、谷精草、甘草、木贼、黄芩、决明子、菊花、川芎、荆芥穗、密蒙花、防风、蔓荆子组成。本案永昌公以栀子清心火，黄芩清肺热，共为主药；谷精草、木贼及蝉蜕，疏风散结，善退翳膜，共为辅药；石决明咸寒入肝，可清泄肝热，故黄宫绣云："得水中阴气以生……味咸气寒无毒，入足厥阴肝经，除热，为磨翳消障之品。"并云："可用谷精草等分，同猪肝蘸食即退。"石决明伍谷精草、木贼、蝉蜕、甘草等，名"石决明散"，为退翳除障之良剂，故永昌公以此代草决明而用之。黄宫绣谓磁石"味辛而咸，微寒无毒，得冲和之气，能入肾镇阴，使阴气龙火不能上升"，石决明伍磁石，可滋肾水，清肝火；生地甘苦寒，佐栀子以清热，伍石决明以滋阴；车前子甘寒，佐黄芩以清热，伍谷精草以明目；夜明砂入厥阴肝经血分，味辛能散血消积，性寒能清除血热，为治目盲翳障之要药；白蒺藜苦辛性平，入肝经，疏肝祛风，清热明目，可治风热上扰所致的目赤云翳诸疾；甘草味甘平，入十二经，生用偏凉，能清热解毒，与石决明诸药同用，共为佐使药。诸药合用，主、辅、佐、使朗然，而收效于预期。因其方由"栀子胜奇汤"加减而成，故名。"黄连梅冰洗方"，乃永昌公家传清热解毒、活血祛瘀、明目退翳之秘方。

## 五、旋螺翳

### 麝香牛黄蝉蜕散证案

马某，女，13岁。1960年4月18日初诊。

其母代述：眼生"白螺"，状如螺壳，伴疼痛、磣涩，已有1年余。查近右眼内眦气轮处，有一米粒大赘生物，状如旋螺之壳，其底盘色红，尖青，其形尖圆。便秘溺赤，舌红苔黄，脉弦微数。

处方：麝香0.3g，蝉蜕10g，石决明1.5g，大黄10g，朱砂1.5g，甘草6g。共为细末，分成6包，每次1包，早晚白开水送服。

外点减味推云散。炉甘石1.5g，珍珠0.6g，黄连0.5g，乳香0.2g，没药0.2g，麝香0.1g，硼砂0.1g。共为极细末，点翳处。

4月21日再诊：治疗3日，旋螺翳消退。原方续治1周，以巩固疗效。

**解读：** 旋螺翳又名"旋螺外障""旋螺尖起外障""旋螺突眼""翳如螺盖""螺盖翳"。《医宗金鉴》云："旋螺外障，气轮之内乌珠色变青白，如螺蛳之壳，其色初青久黑，其形尖圆，乃肝经积热亢极，瘀血凝滞所致。"《秘传眼科龙木论》于"旋螺尖起外障"篇有"此眼初患之时，忽然疼痛，作时由热积壅毒在肝间"之论。《异授眼科》云："目有旋螺突出者何也？……是积也，积乃脏腑之流毒，攻于外，发于目，血结与肝，木之积也。宜服蝉蜕无比散，点推云散。"《灵枢·五阅五使》云："目者，肝之官也。"综上所述，此案之患，乃肝经"热积壅毒在肝间"，"攻于外，发于目"。故永昌公用"麝香牛黄蝉蜕散"治之。方中主以麝香，其芳香走窜，活血消肿，可通经达络。蝉蜕，甘寒清热，轻浮宣散，可疏散风热、退翳明目；石决明咸寒入肝，既能清肝热，又能补肝阴，可除目赤翳障，二药共为辅药。大黄苦寒沉降，清火消肿解毒，适用于瘀血肿毒之证。《素问·至真要大论》云："诸痛痒疮，皆属于心。"朱砂性寒，可清心解毒，为治热毒疮疡作痛之药；生甘草，能清热解毒，疗疮疡肿毒，与大黄、朱砂共为佐使药。诸药合用，公名之曰"麝香牛黄蝉蜕散"，俾肝热得疏，心火得除，翳障得消。同时外用"减味退云散"，可清热解毒、化翳散瘀、消翳退障。

## 六、绿风内障

绿风羚羊饮证案

衣某，女，18岁。1959年2月22日初诊。

1958年冬患者于经期仍劳动，并与他人发生口角，其后自觉眼珠微胀、头痛，继而视灯火有虹晕，视物昏蒙，如隔云物。休息后可缓解，故未曾就医。农历腊月二十二日（1959年1月28日），忽然病情加剧，视力急降，几近失明，急就医，当地诊所医生或予龙胆泻肝汤，或予杞菊地黄汤，均罔效。诊查见胞轮红赤，白睛混赤，黑睛呈雾状浑浊，瞳神散大，瞳内呈淡绿色，伴恶心、溲赤便结，舌红，苔略黄，脉弦数有力。

处方：

（1）绿风羚羊饮加味：羚羊角6g，元参30g，生地15g，黄芩15g，黄连10g，知母10g，防风10g，车前子30g（包），桔梗10g，大黄6g，茯苓10g，生甘草6g。水煎服。

（2）麝香牛黄蝉蜕散：麝香0.2g，牛黄0.2g，朱砂3g，蝉蜕10g，川大黄10g，石决明10g，生甘草10g。共为细末，分成9包，每次1包，每日2次服用。

（3）黄连梅冰洗方：炉甘石3g，黄连3g，当归3g，冰片0.3g，乌梅3g，栀子3g，防风3g，热开水浸药，熏洗患眼。

4月6日二诊：经治头痛、目红赤之症均减，视力亦有所恢复。仍宗原法续治。

4月27日三诊：患者经续治3周，诸症减轻，视物可见，然仍有昏蒙之感，脉象和缓。给予绿风羚羊饮加枸杞子15g、菊花10g、蝉蜕10g、密蒙花10g、谷精草10g、夏枯草10g、制香附10g、当归10g，续服，以求痊愈。

**解读：**此案之病属中医"绿风内障"范畴，为常见的致盲性疾病，根据其主要临床表现，类似西医学闭角型青光眼。证属情志不舒，五志化火，心肺肝胆之火亢盛，上攻于目而发，故永昌公予以《医宗金鉴》绿风羚羊饮合

《伤寒论》大黄黄连泻心汤化裁治之。《本草求真》谓"羚羊角苦咸大寒，功专入肝泻火，兼入心肺二经"，以其凉肝息风、清肝明目之功，为绿风羚羊饮之主药。《本草便读》谓黄芩"苦入心入肺泻火，入脾胜湿"；元参苦咸性寒，入肾肺二经，能壮肾水以制浮游之火；知母苦寒，质柔性润，能上清肺火，下泻肾火。三药均具清上彻下之功，俾上攻于目之火邪得消。防风有"风药中润剂"之称，能发散脾家之郁火及搜除脾家之湿；《本草求真》谓桔梗"辛苦而平""能引诸药上行""可为诸药舟楫，载之上浮，能引苦泻峻下之剂，至于至高之处"。诸药合用，则五志之郁火得以清解，目障得以消退。黄宫绣谓茯苓"色白入肺，味甘入脾，味淡渗湿""上渗脾肺之湿，下伐肝肾之邪，其气先升后降"；车前子味甘而气寒，淡能渗利，寒能清热，性专降沉，能清利湿热之邪下行，从小便而解，且有清热明目之功。二药相伍，俾眼"五轮"湿热之邪得除。因细辛性温，于症不利，故弃之。合入《伤寒论》之大黄黄连泻心汤，诸药苦寒清泄，可直折其热，使火降障消。

内服"麝香牛黄蝉蜕散"，外用"黄连梅冰洗方"，亦可清解目睛"五轮"火邪。

## 七、白膜侵睛

### 栀子木贼汤证案

牟某，女，17岁。1959年3月7日初诊。

农历正月二十四日（公历1959年3月3日），患者出现眼部碜涩难睁，流泪羞明，继而眼痛、头痛，两眼白睛处出现紫红色赘生物隆起，继而云翳层层由白睛漫及黑睛，将目睛盖住不见黑睛。查双眼白睛各有一小豆大之赘生物。舌红苔少，脉紧洪数。

处方：

（1）内服：黄连10g，栀子10g，蝉蜕10g，木贼10g，川大黄10g，生地10g，丹皮10g，车前子10g（包），石决明10g，防风10g，荆芥10g，黄芩10g，当归10g，黄柏10g，生甘草6g。水煎服。

（2）外洗：黄连1.5g，当归3g，栀子3g，乌梅2个，郁李仁3g，炉甘石3g，生甘草3g，冰片0.2g。布包，开水冲沏，洗患眼。

3月10日二诊：经治3日，红肿已消，头痛悉去，云翳退去，已能视物，脉浮微数。守方续治。

3月14日三诊：经治病已痊愈。

**解读**：此案之病，虽亦见眼生赘生物，就其症状而论，属中医"火疳"范畴。又因云翳侵及黑睛，故又属"白膜侵睛"之病。火疳类似西医学之前部巩膜炎，而白膜侵睛则类似西医学之泡性结膜炎。其发病之时，即火运太过之年，多因岁火燔灼，热蕴白睛所致。因其火热之毒邪较盛，故变通"栀子木贼汤"，加川大黄、黄芩、黄柏，增其清热解毒之效。

外用方以"黄连梅冰洗方"化裁。《金匮要略·疮痈肠痈浸淫病脉证并治》篇有"浸淫疮，黄连粉主之"之记。而金疳、火疳、白膜侵睛及浸淫疮，多因湿热火毒所致，故主以黄连清热燥湿解毒。《本草便读》谓乌梅可除死肌恶肉，故以乌梅为辅。当归活血止痛，与黄连相伍，可治"凡眼暴发赤肿痛不可忍"。栀子伍黄连，增其清热解毒之效。郁李仁辛苦，辛能发散，苦能清热，《珍珠囊补遗药性赋》谓其能"破血润燥"，可解火邪刑金之候，除白膜侵睛之胬肉、云翳。冰片辛散苦泄，芳香走窍，能通诸窍、散郁火，具明目退翳之功。炉甘石外用有退翳明目之功，多用于目赤翳障之候，《本草便读》谓"用三黄煎水锻炼，善疗目疾可平肝"。《证治准绳》有炉甘石散：炉甘石一钱，冰片一分，黄连二分，共研细末，乳汁调和点眼及眼睑溃烂处，可治暴发火眼，目赤肿痛，眼睑溃烂及一切外障。其他如《良朋汇集》有炉甘石与黄连诸药组成之"拨云散"，外用以治火眼及胬肉攀睛。甘草生用则具清热解毒之功。诸药合用，共奏清热解毒、活血祛瘀、明目退翳之功。

## 八、青盲

### 麝香牛黄蝉蜕散证案

刘某，女，8岁。1958年8月10日初诊。

其父代述：患儿因索食不遂而哭闹，被其母掴一掌，其后发现患儿视力渐降，两眼看不见已有半年之久，经中西医治疗鲜效。邀请永昌公诊治时，双目全盲，行动如一盲人，有响声或发搐搦。查患儿营养中等，指纹风关青紫，脉弦细而数。

处方：牛黄0.6g，麝香0.6g，煅石决明10g，蝉蜕10g，镜砂3g，川大黄1.5g，甘草6g。共研细末，分成12次服用，每日2次，白开水送服。

患儿服用3剂后即告痊愈。师孔圣枕中丹意为散，佐服六味地黄丸，乃愈后调理之用。

**解读：** 本案患者之眼睛，外观无异常，唯见视力渐降，终至失明，故中医学称之为"青盲"。因20世纪50年代，县级医院眼科诊断技术较差，故无明确的西医诊断。《诸病源候论》云："青盲者，谓眼本无异，瞳子黑白分明，只不见物耳。"其发病之状及因，《证治准绳》记云："青盲，目内外并无障翳气色等病，只自不见者是。乃元府幽邃之源郁遏，不得发此灵明耳。其因有二：一曰神失，二曰胆涩。须询其为病之始。"对此病之治，且有实践之验："若伤于七情则伤于神，若伤于精血则损于胆，皆不易治，而失神者尤难。有能保真致虚，抱元守一者，屡有不治而愈。"此案乃因惊恐而发，乃"伤神""损胆"之证也。虽古医云"皆不易治"，然永昌公匠心独具，以3剂"麝香牛黄蝉蜕散"调治，而收卓功。

《灵枢·大惑论》云："目者，五脏六腑之精也，营卫魂魄之所常营也，神气之所生也。故神劳则魂散，志意乱。"《素问·脉要精微论》云："夫精明者，所以视万物，别黑白，审短长。"《灵枢·本神》云："肝藏血，血舍魂""胆者，中正之官，决断出焉"。此案患儿所愿不遂，复因惊恐则致，因"伤于神""损于胆"，而"神失""胆涩"。因肝失藏血，胆失决断，而"五脏六腑之精"耗，"营卫魂魄之所常营"失司，则目"只不见物"也。时因惊而发搐搦之候，亦"神失""胆涩"之因也。

脉弦细而数乃火郁之候也。宗《黄帝内经》"火郁发之"，故方中主以牛黄、麝香开窍醒神，通经达络，以开"元府幽邃之源郁遏"，则神复、胆壮。镜砂又名镜面砂，乃朱砂之良者。《本草求真》云："体阳性阴，外显丹色，内含真汞，不热而寒，离中有坎也；不苦而甘，火中有土也。"入心解热，而神安魄定，用为辅药。目窍郁遏，郁久化火，故佐以蝉蜕，甘寒清热，轻浮宣散，清肝胆之火；石决明咸寒，入肝经，清头目，为青盲、雀目、翳障必用之药；大黄酒制，借酒力引领清热之药上行头目，复导热邪下行，从大肠而解，此乃始升复降之理；使以甘草，调和药性，兼以清热解毒。于是"火郁"得发，"神失""胆涩"之候得解。由于人体内有行营卫、运气血的"自调功能"，待"元府幽邃之源郁遏"之因得解，自然病愈。

## 九、视瞻昏渺

### 柴胡还睛散证案

高某，男，57 岁。1959 年 11 月 21 日初诊。

患者因亲人故去，哭啼多日，其后病发视物昏蒙，有如轻纱薄雾遮隔，兼见眼前黑花飞舞，视力下降，已有年余。近期加剧，自觉视直为曲，头目眩晕，口苦咽干，目睛隐痛，舌苔薄黄，脉沉弦微数。查外眼无异常。

处方：柴胡 10g，酒芩 6g，蝉蜕 10g，黄连 6g，栀子 15g，菊花 10g，荆芥 4.5g，防风 4.5g，石决明 10g，沙苑子 10g，白蒺藜 10g，赤芍 10g，木贼 6g，谷精草 7.5g，密蒙花 7.5g，青葙子 10g，槟榔片 15g，甘草 6g。共为细末，分成 5 包，以白糖适量蒸服，每日 2 次，早晚服之。

此方服用 1 个月，诸症减轻，原方合六味地黄丸续服 2 个月，病除疾愈。嘱其戒恼怒，续服六味地黄丸、逍遥丸以巩固疗效。

**解读：** 本病外眼无异常，而以视物昏蒙、视力减退、视直为曲等为主症。《证治准绳》名之曰"视瞻昏渺"。究其原因有三端：湿热痰浊内蕴，上犯清窍；情志不舒，气滞血瘀，壅遏目窍；肝肾不足，精血亏耗，或心脾两虚，气血生化不足，目失所养。《灵枢·大惑论》云："五脏六腑之精气，皆上注于目而为之精。"此案患者，年过七八，肝肾亏虚，精血不足，不能"上注于目"，而视瞻昏渺，故治宜养肝肾。《灵枢·大惑论》云："目者，心使也。"《素问·解精微论》云："夫心者，五脏之专精也，目者其窍也""夫水之精为志，火之精为神，水火相感，神志俱悲，是以目之水生也""心悲名曰志悲，志与心精共凑于目也"。本案患者因悲极耗伤心神，故头目眩晕；情志不舒，气滞血瘀，壅遏目窍，而致目睛隐痛，从而有散瘀止痛之治。《灵枢·本输》谓"少阳属肾"，水火失济，心肾不交，少阳枢机不利，胆火被郁，有口苦咽干之候，故有疏肝达郁泻火之法。于是永昌公有"柴胡还睛散"之施。该法乃公化裁《世医得效方》之柴胡散（柴胡、黄芩、芍药、甘草）、八味还睛散（白蒺藜、防风、木贼、栀子、草决明、青葙子、蝉蜕、甘草）而成。方中柴胡达郁，黄芩清火，甘草益气以健脾，芍药益阴养血。芍药与柴胡合则疏肝理脾，与甘草合则酸甘化阴以益血。四药相加，则邪去郁解，气血畅通，目窍得养。栀子苦寒清降，清心与三焦之火，伍黄连、黄芩导郁火从小便而解；荆芥芳香气清，入肝肺二经，有理血散风之功；防风性浮升散，可散脾家之郁火及搜除脾湿。二者相伍，以其散风解郁除湿之功，可防脾湿蕴结、化热熏窍之弊。石决明甘寒入肝，可清肝热、补肝阴，为治眩晕、青盲、翳障必用之药。菊花甘、微苦、微寒，轻清凉散，甘凉益阴，善解头目风热，又能平肝息风，而解头痛、眩晕等候；蝉蜕甘寒清热，轻浮宣散，入肝经而有退翳明目之功；白蒺藜苦辛，善于解散肝肾风热，可疗头痛、目渺、眩晕之候；沙苑子入肝肾经，具补肾益精、养肝明目之功；密蒙花甘寒清滋，功于润肝燥、祛风热，为养肝明目之要药；谷精草、木贼草可疏散风热、清肝明目，而退翳障；青葙子苦微寒，入肝经，既能疏散风热，又能补益肾阴，故为治风热、肝火或阴虚火旺证之用药；槟榔味苦能降，味辛能散，具消食导滞、利水消肿之功，可佐防风理脾化浊，以防湿热痰浊上扰目窍。诸药合用，以成八味还睛散之用。"视瞻昏渺"，多系西医学之视网膜炎、视神经炎，病久失治，可发青盲。该疾病因虽多端，然临床往往兼而有之，此案即属此。故永昌公合二方之用，名之曰"柴胡还睛散"，可清热疏肝，行气活血，搜除脾湿，补益肝肾。

## 十、倒睫拳毛

### 木鳖子泥、四蜕散证案

张某，女，49 岁。1959 年 4 月 11 日初诊。

患者眼痒涩不适，羞明流泪，睑内红，可见结瘢，白睛红赤，右侧拳毛倒睫，触刺眼珠。既往有椒疮史。舌红，苔薄黄，脉弦细微数。

处方：

（1）木鳖子泥：木鳖子 1 个，去皮，捣如泥，纱布包裹，塞左侧鼻孔，12 小时更换 1 次。

（2）加味四蜕散：蝉蜕、蛇蜕、猪蹄蜕、蚕蜕、荆芥各 7.5g，防风 9g，制川乌、炮山甲、甘草各 15g，栀子 10g，黄连、黄芩、黄柏各 6g。水煎服。

9 月 28 日诊：眼痒刺痛悉去。查见白睛、睑内无红赤，拳毛倒睫不显。木鳖子泥方续用，内服方减栀子、黄芩、黄连、黄柏，续服。

10 月 5 日再诊：续治 1 周，诸症悉去，续用木鳖子泥方，佐用蝉蜕 3g 研末服，每日 2 次，以巩固疗效。

**解读：**倒睫拳毛，又名"眼睫拳毛""睫毛侧入"。多因椒疮后期，睑内结瘢，瘢痕牵扯，内急外弛，睑弦内翻，拳毛触刺眼珠而致。椒疮，病名首见于《证治准绳》，因睑内面颗粒累累，色红而坚，状若花椒而得名。本病类似于西医学之沙眼。其治当以清热凉血、泻火解毒、软坚散结为要。此病永昌公有内外之治法。

木鳖子，又名木蟹，因其核似鳖蟹状，故名，为清热消肿、化毒止痛之药。《本草经疏》云："木鳖子，为散血热、消痈毒之要药。"《本草纲目》谓其苦寒，入肝、脾、胃经，具清热解毒、消肿散结之功。故永昌公用"木鳖子泥"治之，并告云：此方源自《孙天仁集效方》，其用，左患塞右鼻，右患塞左鼻，次服药末，即以蝉蜕6~10g冲服，病重者予以四退散。四蜕散，方源自《杂病证治类方》，为明代王肯堂《证治准绳》丛书中的一种。方中蝉蜕甘寒，入肺肝二经，甘寒清热，轻浮宣散，可治肝经郁火上攻眼目；蛇蜕，又名蛇衣，甘咸而平，入肝经，具解毒消肿、明目退翳之效；猪蹄蜕，又称猪蹄甲，属《神农本草经》中"六畜毛蹄甲"之一，具有清热凉血、止痉缓急之功；蚕蜕，又名蚕退、蚕蜕皮、蚕脱皮、蚕衣，为家蚕幼虫的脱皮，《本草纲目》以其宣风清热之功，用治"目中翳障及疳疮"。四药合力，以增清热明目、消翳除障之功。药用荆芥，其芳香气清，入肺肝二经，可清血分之风热，以达散热止痒之效。川乌辛热燥烈，走而不守，通行十二经，其制后则燥烈之性缓，与诸寒药相伍，则温热之性大减。制川乌，以其通行经络，俾五脏六腑之精气，上注于目，此乃助阳化气之谓也。穿山甲，味咸微寒，入肝、胃经，能软坚散结，性善走窜，《本草便读》谓其"行经络，能直达病所，故治一切痈疽"。甘草生用，清热解毒，调和诸药，并解诸药之毒。故此案永昌公有"四蜕散"整方之用。孙德润在《医学汇海》中云："拳毛侧睫者，眼毛倒入眼中，以致隐涩疼痛也。此因脾受风热，目紧皮缩而致。"鉴于此，永昌公有防风之用。盖因防风辛甘微温，性味功用同荆芥，因其入脾经，故能发散脾家之郁火及搜除脾家之湿邪，防风、荆芥二药同用，以增散结消肿、胜湿止痛之功，乃"椒疮""倒睫拳毛"诸眼疾病必用之药。由于此案睑内红，白睛红赤，示热毒郁火尚重，故永昌公又用《景岳全书》栀子金花汤（栀子、黄连、黄芩、黄柏）佐之。二诊时因热毒郁盛之候悉除，故去之。

《灵枢·逆顺肥瘦》云："匠人不能释尺寸而意短长，废绳墨而起平水也；工人不能置规而为圆，去矩而为方。"此即无规矩不能成方圆之谓也。由此可见，大匠诲人，示人以规矩准绳；运巧制宜，必须通常达变，故不能运巧者，则无所谓规矩也。此案之治，永昌公因证用方，立法谨严，用药精当，熟谙通常达变之理，既重规矩，又运巧制宜，应无穷之变，而收卓功。

# 谈鳖甲煎丸的临床应用

在侍诊于吉忱公时，见公以鳖甲煎丸易汤化裁，用治肝硬化腹水及水肿等多种疾病，与原方之应用范围相异甚远，故请公释疑。

鳖甲煎丸，出自《金匮要略·疟病脉证并治》篇，云："病疟，以月一日发，当十五日愈，设不瘥，当月尽解；如其不瘥，当云何？师曰：此结为癥瘕，名曰疟母，急治之，宜鳖甲煎丸。"

《金匮要略心典》云："天气十五日一更，人之气亦十五一更，气更则邪当解也。否则三十日天人之气再更，而邪自不能留矣。设更不愈，其邪必假血依痰，结为癥瘕，僻处胁下，将成负固不服之势，故宜急治。鳖甲煎丸，行气逐血之药颇多，而不嫌其峻；一日三服，不嫌其急，所谓乘其未集而击之也。"

《金匮要略论注》云："药用鳖甲煎者，鳖甲入肝，除邪养正，合煅灶灰所浸酒去瘕，故以为君。小柴胡汤、桂枝汤、大承气汤为三阳主药，故以为臣。但甘草嫌其柔缓而减药力，枳实破气而直下，故去之。外加干姜、阿胶，助人参、白芍养正为佐。瘕必假血依痰，故以四虫、桃仁合半夏消血化痰。凡积必由气结，气利而积消，故以乌扇、葶苈子利肺气。合石韦、瞿麦消气热而化气散结，血因邪聚而热，故以牡丹、紫葳而去其血中伏火、膈中实热为使。"故公谓鳖甲煎丸具扶正祛邪、软坚消痰、理气活血、化气通脉之功效。其应用极为广泛，除用治疟母外，还可用于多种原因引起的肝脾肿大、子宫肌瘤、卵巢囊肿及胸、腹腔其他肿瘤。其尚可以鳖甲煎丸易汤治疗肾病水肿，据此我循以应用，疗效亦可，撰有《鳖甲煎丸的临床应用》一文，并附以吉忱公和我的验案以资其验。

**验案 1：鼓胀案**

张某，男，49 岁，1967 年 3 月 19 日由吉忱公诊治。

患者既往有饱食酗酒史，患肝炎 3 年，肝区不适，食欲不振，消化不良。肝区隐痛，肝脾可触及，质硬，腹胀如鼓。面色萎黄，面颊、上胸、背部、两肩及双上肢均可见蜘蛛痣，手掌大小鱼际暗红（肝掌）。舌苔白腻，脉弦。

证属肝郁脾虚血瘀而致鼓胀（肝硬化腹水）。治宜调达枢机，行气活血，祛湿化痰，软坚消癥。师鳖甲煎丸意治之。

处方：制鳖甲 10g，柴胡 12g，黄芩 10g，红参 10g，姜半夏 6g，桂枝 10g，炒白芍 15g，酒大黄 6g，厚朴 10g，牡丹皮 15g，土鳖虫 15g，地龙 10g，露蜂房 10g，鼠妇 10g，葶苈子 15g，炒王不留 15g，川牛膝 15g，瞿麦 10g，石韦 10g，凌霄花 10g，射干 10g，桃仁 10g，炮山甲 3g（冲），郁金 10g，生姜 10g，大枣 10g。水煎服。

辅以灸食窦、中脘、关元、足三里、太冲、太白、太溪，每日 1 次。

3 月 26 日再诊：服药 5 剂，诸症悉减，仍宗原意，上方加黄精 15g，续服。

随访：患者经中药及灸疗续治 2 个月余，肝区痛、腹胀、纳呆诸症悉除。遂予原方制成蜜丸以固疗效。

**验案 2：产后感染案**

梁某，女，29 岁，1977 年 7 月 23 日初诊。

患者产后行房，遂致感染。带下恶臭难闻，腹痛拒按，体温持续在 38~39℃，腹部膨胀，弥漫性触痛，口苦咽干，心烦易怒，大便干结，小便赤黄，舌苔黄腻，脉弦数。

此乃湿热瘀毒结于下焦，络脉瘀阻之证。故予以鳖甲煎丸易汤化裁。

处方：

（1）内服：柴胡 20g，黄芩 12g，射干 12g，制鳖甲 10g，鼠妇 10g，大黄 10g，桂枝 12g，赤芍 15g，芦根 20g，葶苈子 10g，石韦 10g，瞿麦 10g，丹皮 12g，红参 10g，制半夏 6g，土鳖虫 15g，露蜂房 6g，凌霄花 10g，芒硝 6g，地龙 12g，红藤 15g，虎杖 15g，白花蛇舌草 15g，半枝莲 15g，半边莲 15g，重楼 15g，当归 15g，姜、枣各 10g。水煎服。

（2）外用：生大黄 30g，芒硝 10g，醋元胡 15g，五倍子 10g，苍术 15g，黄柏 15g。研末淡醋调糊敷脐中与脐下。

再诊：服药 10 剂，腹痛、腹胀悉减，带下已少，大便通，小便利。仍予上方继服。

三诊：又服药 10 剂，诸症悉除。

### 验案 3：黄疸案

王某，女，71 岁，2011 年 11 月 29 日初诊。

患者于 1 个月前全身出现黄疸，曾去多家医院就诊，未愈，今来诊。肝、胆、胰、脾、双肾彩超检查示：肝脏大小形态尚可，实质回声均匀，血管纹理清晰，门静脉不宽，肝内外胆管未见扩张。胆囊大小形态可，壁厚粗糙，腔内透声可。胰脾形态、回声正常。双肾大小形态可，右肾中部实质内探及大小约 3.1cm×2.8cm 囊性回声。超声波检查提示：①胆囊炎性表现；②右肾囊肿。现症见胸胁苦满，伴右胁痛，口苦，咽干，咳嗽，小便黄，大便干。既往有慢性气管炎病史。舌红略暗，苔薄白微黄，脉沉弦而数。

辨证：枢机不利，肝胆湿热，气化失司。

治法：通达枢机，调和营卫，清利湿热。

方药：鳖甲煎丸易汤化裁。

处方：柴胡 30g，黄芩 15g，红参 10g，姜半夏 12g，桂枝 15g，炒白芍 15g，酒大黄 10g，厚朴 10g，丹皮 15g，虎杖 30g，重楼 20g，红藤 30g，土鳖虫 15g，地龙 10g，水蛭 10g，鼠妇 10g，芦根 30g，葶苈子 15g，炒王不留行 15g，川牛膝 15g，瞿麦 10g，石韦 10g，凌霄花 10g，射干 10g，当归 10g，川芎 10g，天花粉 10g，炒苍术 12g，茵陈 30g，炮山甲 3g（冲），制香附 10g，夏枯草 10g，生姜 10g，大枣 10g。水煎服。

2011 年 12 月 5 日复诊：患者自述口苦诸症减轻，原气管炎症状服药后愈，二便调。查黄疸较前减轻。仍宗原意施治。上方加郁金 12g、槐耳 10g，续服 30 剂。病臻痊愈。

### 验案 4：水肿案

张某，男，63 岁，2012 年 5 月 20 日初诊。

患者胸闷、气短、头晕伴食欲不振、下肢浮肿半月余。

患者自述 2006 年劳累后出现头晕，并伴头痛、恶心、呕吐、意识不清等症状，休息后头晕症状则缓解，患者及家属未予重视，亦未进一步检查与治疗。此后间断出现头晕症状。2008 年 10 月，患者干农活时突然出现头晕，呈持续性，并伴有胸闷、气短、恶心，无呕吐，随即昏倒，休息后自行清醒，后就诊于某医院，测血压为 250/90mmHg，行相关检验及检查，诊断为双侧肾上腺增生、高血压，建议予以口服降压药物治疗，但效果不佳。2010 年 8 月自觉头晕症状加重，就诊于某医院，查肌酐 231μmol/L，尿素氮 22.6μmol/L，并行相关检查，诊断为高血压、左肾萎缩、左肾动脉狭窄、慢性肾脏病Ⅲ期，给予硝苯地平、海昆肾喜胶囊、哌唑嗪等药物治疗，血压控制一般。2012 年 1 月开始头晕症状较前明显加重，胸闷、气短、心慌症状也较前加重，查肌酐 269.2μmol/L，尿素氮 20.7μmol/L，给予左旋氨氯地平、氯沙坦等药物治疗，效果不佳。此后上述症状呈进行性加重，近半个月患者感胸闷、气短、头晕、食欲不振较前明显加重，为求进一步治疗，于今日来诊，以"慢性肾功能不全、高血压"收入院。

中医诊断：水肿。

辨证：肾元不足，枢机不利，气化失司，湿浊内郁，肾络瘀阻。

治则：调达气机，益气活血，祛湿化浊，利水消肿。

方药：鳖甲煎丸合五苓散易汤化裁。

处方：

（1）内服：炙鳖甲 12g，柴胡 12g，黄芩 10g，红参 10g，竹茹 15g，桂枝 12g，炒白芍 12g，赤芍 12g，酒大黄 10g，厚朴 10g，芦根 15g，葶苈子 10g，萹蓄 15g，石韦 10g，瞿麦 15g，射干 10g，凌霄花 10g，三七 10g，鼠妇 10g，当归 15g，川芎 15g，补骨脂 10g，云苓 20g，猪苓 15g，炒泽泻 30g，炒白术 15g，车前子 30g，黄芪 30g，知母 10g，炒桃仁 12g，红花 12g，丹参 15g，丹皮 10g，茯苓皮 20g，水牛角 10g，淫羊藿 12g，生姜 10g，大枣 10g。水煎服。

（2）外用：大黄 50g，芒硝 30g，牡蛎 30g，五倍子 15g，炒栀子 30g，当归 50g，川芎 30g，车前子 30g。共为细末，敷神阙穴，日 1 次。

上方加减服药 42 剂后，诸症消失，查肌酐、尿素氮等指标属正常范围。续服 14 剂出院。嘱每日服金匮肾气丸、桂枝茯苓胶囊善后。

### 验案 5：肺癌案

胡某，男，60 岁，2011 年 5 月 11 日初诊。

患者因发现颈部淋巴结肿大 2 月余在某医院诊断为左肺低分化腺癌广泛淋巴结转移、慢性萎缩性胃炎及Ⅱ度骨髓抑制，遂在该院行化疗，化疗后患者全身乏力，口淡无味，晚间口干，纳食不佳，睡眠差，入睡困难，自述每天睡眠三四个小时，巩膜黄染，舌暗，白苔，舌下静脉迂曲粗大，脉细微数。

中医诊断：肺痿，痰核。

辨证：枢机不利，气化失司，痰瘀固结。

治法：通达枢机，调和营卫，化气通脉，豁痰散结。

方药：鳖甲煎丸易汤加味。

处方：

（1）内服：炙鳖甲 15g，炮山甲 6g，柴胡 15g，黄芩 10g，红参 12g，姜半夏 10g，桂枝 15g，炙白芍 12g，酒大黄 6g，黄芪 30g，穿破石 30g，黄精 15g，厚朴 10g，芦根 30g，葶苈子 12g，射干 10g，凌霄花 10g，当归 15g，白薇 15g，白英 15g，三七 10g，地龙 12g，鼠妇 10g，石韦 12g，萹蓄 12g，赤灵芝 12g，槐耳 12g，白花蛇舌草 15g，半枝莲 15g，半边莲 15g，九节茶 10g，八月札 10g，干蟾皮 10g，海藻 15g，生姜 10g，大枣 10g。水煎服，日 1 剂，早晚分服。

（2）外用：以紫龙膏外敷颈部淋巴结肿大处。紫草 10g，枯矾 10g，樟脑 10g，儿茶 10g，龙血竭 10g，炒苍术 10g，黄柏 10g，芦荟 10g。制法：紫草用香油炸枯，备用。后 7 味共为细末，每次 10g，研入六神丸 10 粒，紫草油调敷患处。

以上方加减服用汤剂 3 个月，辅以紫龙膏外用。患者颈部淋巴结消退，全身无不适症状。

### 验案 6：胃癌术后案

刘某，女，30 岁，2012 年 3 月 23 日初诊。

患者胃切除术后月余。患者 1 年前，因饮食不规律，时常出现胃脘部胀闷不适，有烧灼感，曾做钡餐透视检查示"胃炎"，服药物治疗后未见明显好转。1 个月前因胃部烧灼加重，到某医院做胃镜检查示：胃癌。予以手术切除。因体质较差，未行化疗。患者面色萎黄，纳食呆滞，心下痞满，口苦咽干，胸胁苦满，睡眠可，二便尚调。舌质淡红，苔白，脉弱。

中医诊断：心下痞（胃癌术后）。

辨证：脾胃虚弱，胃津不足，胃络失养，孙络瘀阻。

治则：健脾和胃，养阴通络。

方药：鳖甲煎丸易汤化裁。

处方：炙鳖甲 10g，柴胡 10g，黄芩 10g，姜半夏 6g，红参 10g，桂枝 15g，炒白芍 15g，炒白术 12g，云苓 15g，灵芝 12g，黄芪 15g，土鳖虫 10g，制何首乌 10g，瞿麦 10g，射干 10g，葶苈子 10g，干蟾粉 6g（研冲），黄精 10g，九节茶 15g，百合 10g，天龙 3g，凌霄花 10g，白花蛇舌草 15g，半枝莲 15g，莱菔子 10g，白英 10g，白薇 15g，绞股蓝 15g，生姜 10g，大枣 10g。水煎服。

再诊：上方服用 30 剂，诸症大减，因病去非一日之功，调以下方继服。

处方：红参 6g，炒白术 10g，云苓 10g，灵芝 15g，黄芪 15g，土鳖虫 10g，桂枝 15g，炒白芍 12g，制何首乌 10g，黄精 12g，九节茶 15g，百合 10g，白花蛇舌草 15g，半枝莲 15g，白英 10g，白薇 15g，绞股蓝 15g，炒薏仁 15g，炒山药 15g，炒谷芽 10g，炒麦芽 10g，炙甘草 10g，生姜 10g，大枣 10g，饴糖 10g。水煎服。

上方续服 120 剂，心下痞悉除。

# 谈潜阳法在高血压中的应用

在我 1973 年调回莱阳中心医院后，加之吉忱公收徒王树春兄，故每周均有课徒之讲，我亦据其讲座内容而记之，如本文，即属于此。

吉忱公告云：中医学医籍中，无高血压之病名。但从临床上看，高血压的主症是头目眩晕而痛，与中医学"眩晕"一证相侔。

目花为眩，头旋为晕，目为肝之窍，"肝足厥阴之脉""连目系，上出额，与督脉会于颠。"（《灵枢·经脉》）肝为风木之脏，体阴而用阳，主升主动。风为肝之本气，风性动摇，动则眩晕。可见眩晕、头痛与肝之关系甚密。故《素问·至真要大论》有"诸风掉眩，皆属于肝"之说。

大凡引起高血压、眩晕、头痛的主要因素是"阳亢"，而治疗的当务之急是"潜阳"，故潜阳法为治疗高血压的一个重要法则，当然不是唯一法则。

## 一、潜阳法常用的药物

潜阳之药甚多，除植物类药物外，多为贝壳、介甲、金石类。其质地沉重，多属沉降性药物。有下行、向内的趋势，具潜阳、降逆的功效。

1.贝壳类：多为咸寒潜阳之品

（1）牡蛎："咸涩微寒，功专入肾"（《本草求真》）。"体用皆阴，为肝肾血分药"（《本草从新》）。故多用于阴虚阳亢之头痛、眩晕、耳鸣诸症。

（2）石决明："得水中阴气以生，味咸气寒，入足厥阴肝经，除热"（《本草求真》）。体重潜降，故能镇肝以清热，滋阴以潜阳。

（3）珍珠母：为珍珠贝之贝壳，与珍珠性味功能相近，但力稍逊，具平肝潜阳、清热化痰之功。

**2. 化石类：多为平肝潜阳之品**

（1）龙骨：甘、涩、平。"入足厥阴肝，能收敛浮越之正气"（《本草从新》）。故用于肝阴亏损，虚阳浮越所致之眩晕、心烦、惊悸等。

（2）龙齿：涩、凉。"入肝，收魂安魄"（《本草求真》），功同龙骨，亦具收敛浮阳、安神镇惊之效。

**3. 介甲类：多为育阴潜阳之品**

（1）鳖甲："性本咸寒，入肝达络，退热潜阳，为厥阴血分之药"（《本草便读》），故张秉成谓"水族介类之属，皆能益阴潜阳"。

（2）龟甲：甘、咸、寒，入肾、心、肝、脾四经。"补肾水、退骨蒸，咸寒之力，通任脉，潜虚阳，介类之功"（《本草便读》），故适用于阴虚阳亢之证。

《本草从新》云："龟色黑，主治皆肾经；鳖色青，主治皆肝经，同属补阴，实有分别。"二者悉具滋阴潜阳之功，但临证中，肾阴不足者则主以龟甲，肝阴不足者，则主以鳖甲。

（3）玳瑁：甘、寒，入心、肝二经。具清热潜阳、息风解毒之效，寇宗奭言"入药须生用，既经汤火，即不堪用"，故宜磨汁服用。

**4. 金石类：多为镇肝潜阳之品**

（1）磁石：质重性寒，入肾、肝二经，具镇潜浮阳之功，对于肾虚精亏、虚火上炎之证，均可应用。

（2）赭石："体有镇怯之能，甘有和血之功，寒有胜热之义。专入心肝二经血分，凉血解热，镇怯祛毒"（《本草便读》）。故治肝阳上亢而见头目眩晕、目胀耳鸣等候，任为主药。

**5. 植物类：多为平肝潜阳之品**

（1）钩藤：甘而微寒，为肝与心包二经之药。《本草从新》谓："平肝风，舒筋除眩。治大人头旋目眩。"凡肝风内动，头目眩晕者相宜。

（2）天麻：《本草正义》尝云："天麻之质，厚重坚实，而明净光润，富有脂液，故能平静镇定，养液以息内风。古有定风草之名。"故"治风虚眩晕头痛"之证。

（3）甘菊花："甘苦微寒，备受四气。冬苗、春叶、夏蕊、秋花，饱经霜露，得金水之精，能益肺肾二脏，以制心火而平肝木，木平则风息，火降则热除"（《本草从新》）。此药可平肝潜阳，为主治诸风眩晕、头痛、目赤之要药。

（4）白芍：黄宫绣谓白芍可"敛肝之液，收肝之气，而令气不妄行"。故多用于肝阴不足、肝阳上亢之头痛、眩晕者。取其具补血敛阴、平肝息风之效。

其他如桑寄生、杜仲、桑椹子诸滋阴潜阳之品，不胜枚举，兹不详论。

## 二、潜阳法的代表方剂

阳亢之由多端，潜阳之法不一，故方剂亦各异。临床有泻火潜阳、平肝潜阳、育阴潜阳之分。

1. 泻火潜阳剂：适用于阳亢

天麻钩藤饮（《杂病证治新义》）：方中主以天麻、钩藤潜阳息风；辅以黄芩、栀子泻火存阴，乃苦坚肾之义；佐以杜仲、桑寄生、牛膝、益母草滋养肝肾，茯神、夜交藤宁心安神。诸药合用，肝火得泻，肝阳以潜，而眩晕、头痛诸症自瘳。

2. 平肝潜阳剂：适用于阳亢阴虚相伴证

（1）建瓴汤（《医学衷中参西录》）：方中龙骨、牡蛎、赭石重镇潜阳，任为主药；佐以生地、牛膝、山药、白芍滋养肝肾；柏子仁养心安神，以达镇肝息风、育阴潜阳之效。本方主以金石、贝壳质地沉重之品组成。诸药合用，上亢之肝阳，若建瓴之水，向下之势易也，故其降压作用较强。

（2）镇肝息风汤（《医学衷中参西录》）：方中重用牛膝以引血下行，折其亢盛之风阳。辅以龙骨、牡蛎、龟甲、白芍潜阳镇逆，柔肝息风；重剂赭石，以降胃平冲。佐以元参、天冬以壮水滋肝，清金抑木；青蒿清肝热而疏肝郁；麦芽疏肝和中；川楝子疏泄肝气。使以甘草调和药性。诸药合用，具镇肝息风之功，故名之。

3. 滋阴潜阳剂：适用于阴虚证

（1）三甲复脉汤（《温病条辨》）：方中牡蛎、鳖甲、龟甲乃滋阴潜阳之品；地黄、白芍、阿胶、麦冬、麻仁为养肝息风之味；伍白芍取其酸甘化阴之义；炙甘草调和药性。诸药合用，以成滋阴潜阳、柔肝息风之功。

（2）大定风珠（《温病条辨》）：方中取鸡子黄上通心气，下达肾气，合阿胶填阴以息风，任为主药；地黄、麦冬、白芍滋阴柔肝，三甲育阴潜阳，共为辅药；炙甘草、五味子化阴以安中，麻仁润燥，均为佐使药。诸药合用，具滋阴潜阳、柔肝息风之效，主治阴虚阳亢之高血压患者。

### 4.佐以潜阳剂，适用于阳亢为兼证者

（1）柳氏加味温胆汤（该方由家父吉忱公所拟）：方中温胆汤（《千金方》）健脾和胃，清化热痰；佐龙骨、牡蛎以平肝潜阳；白芍、甘菊养血以息风。适用于高血压而症见头晕而痛、胸闷、口干、口苦等痰火蕴伏、扰动肝阳者。

（2）半夏白术天麻汤（《医学心悟》）：本方以二陈汤伍白术健脾化痰，佐天麻以平肝息风。适用于肝脾同病而症见头晕头痛、胸闷多痰、震颤、胁痛之高血压患者。

（3）柳氏加味真武汤（该方由家父吉忱公所拟）：本方以真武汤加石决明、杜仲、桑寄生、枸杞子等药而成。其特点是附子与石决明等潜阳药物同用。附子为回阳救逆之妙品，石决明为镇肝潜阳之要药，一动一静，一温一寒，药性功效悬殊，然二味并用，确有异途同归、相辅相成之妙。其要有二，其一肝旺于上，肾亏于下，肝肾不交，母子相离，用石决明潜镇虚阳，使其从上达下，附子鼓动肾阳，蒸腾肾水，使其从下济上，二者得交，肝肾同归于平。其二，附子能固肾中之阳，石决明能制肝木之刚，两者并用，即"扶阳长阴"之义。

## 三、病案举例

**验案1**：姜某，男，60岁。1974年4月10日初诊。

患者头目眩晕，头痛耳聋，暴躁易怒，面涨色红，口苦、心烦不得眠，左侧手足麻木欠灵，言语清晰。查：舌红，苔薄黄，脉弦数（血压230/100mmHg）。

辨证：肝火偏盛，火动阳亢。

治法：清泻肝火，潜阳息风。

方药：天麻钩藤饮加减。

处方：天麻 10g，钩藤 12g，黄芩 10g，栀子 10g，菊花 12g，杜仲 12g，寄生 12g，牛膝 15g，生白芍 15g，生龙骨 30g，生牡蛎 30g，甘草 6g。水煎服。

复诊：4 月 14 日。药后诸症如前。舌红，苔白薄，脉弦（血压 225/100mmHg）。上方加夏枯草 12g，槐米 12g，水煎服。

三诊：5 月 9 日。服药 10 余剂，诸症大减，血压稳定，舌红苔薄，脉弦（血压 160/90mmHg）。仍宗原意，上方加珍珠母 30g 继服。

四诊：5 月 14 日。诸症悉除，血压稳定。舌红，苔白薄，脉弦缓。予以托盘根、草决明煎汤代茶，嘱常服以固疗效。

验案 2：王某，男，57 岁。1974 年 3 月 16 日初诊。

患者患高血压已 10 年，1 个月前眩晕、头痛加重，耳鸣，视物不清，烦躁易怒，面色潮热，腰膝酸软，近 10 天口眼歪斜，言语謇涩，右上肢活动微有不灵，舌红无苔，脉弦细（血压 168/100mmHg）。

辨证：肝肾阴亏，虚阳上冒。

治法：镇肝息风，育阴潜阳。

方药：建瓴汤加减。

处方：赭石 30g，牛膝 15g，桑椹子 30g，生龙骨 30g，生牡蛎 30g，白芍 12g，黄芩 10g，生地 15g，寄生 18g，山药 15g，珍珠母 30g，甘草 6g。水煎服。

复诊：1974 年 3 月 20 日。药后好转，但视物昏花不减。血压微高。舌红，苔薄白，脉弦细（血压 160/100mmHg）。

仍宗原意，上方加磁石 10g、神曲 10g、黄精 24g。

三诊：1974 年 3 月 25 日。诸症减轻，口眼歪斜、言语謇涩已愈，血压微高，脉弦。上方去赭石，加夏枯草 12g，水煎服。

四诊：1974 年 4 月 1 日。诸症悉除，血压稳定，舌淡红，苔薄白，脉缓（血压 132/90mmHg）。予以杞菊地黄丸，嘱服 1 个月。

验案 3：闫某，男，61 岁。1974 年 10 月 5 日初诊。

患者近日来眩晕头痛，面色潮红，五心烦热，神倦惊厥，时见搐搦，耳鸣，腰膝酸软，心烦不寐，盗汗，舌绛红少苔，脉弦细无力（血压 190/105mmHg）。

辨证：肝肾阴亏，虚风内动。

治法：滋阴潜阳，养阴息风。

方药：大定风珠加减。

处方：生地 15g，白芍 12g，寸冬 12g，生牡蛎 30g，生龟甲 10g（先煎），桑椹子 30g，阿胶 10g（烊化），黑芝麻 15g，夏枯草 10g，石决明 15g，炙甘草 6g，鸡子黄 2 枚（冲）。水煎服。

复诊：1974 年 10 月 14 日，迭进 8 剂，诸症递减，血压 165/100mmHg。仍宗原意，上方加杜仲 10g、牛膝 10g，继服。

三诊：1974 年 10 月 23 日。续进 8 剂，诸症悉除，眩晕、头痛遂止，血压 157/95mmHg。嘱服草决明煎汤代茶服用。

验案 4：毛某，男，56 岁。1973 年 9 月 10 日初诊。

患者头沉重而痛且眩，胸闷纳呆，心烦意乱，喉中痰鸣，咳痰白稠，纳谷欠佳。舌暗体胖，苔白兼黄，脉滑数，左关见弦象，血压 188/90mmHg。

辨证：痰火蕴伏，扰动肝阳。

治法：清化热痰，平肝潜阳。

方药：半夏白术天麻汤合温胆汤加减。

处方：陈皮 10g，半夏 10g，云苓 12g，白术 12g，竹茹 12g，瓜蒌 15g，枳实 10g，钩藤 10g，菊花 15g，生龙牡各 30g，夏枯草 10g，甘草 6g，水煎服。

复诊：1973 年 9 月 14 日。药后诸症悉除。血压平稳（120/75mmHg）。嘱其每日予以托盘根煎汤服。

验案 5：赵某，男，56 岁。1978 年 10 月 2 日初诊。

患者头旋目眩，肉瞤心悸，形体肥胖，肢体浮肿，腰膝酸软，小便频而短，大便清稀，胸闷短气，时虚烦懊恼，夜难入寐。舌淡红胖，有印痕，苔薄白兼黄，脉沉迟，左关脉弦（血压 190/110mmHg）。

辨证：肾元不足，阴阳双亏。

治法：温肾壮阳，养血益阴。

方药：加味真武汤。

处方：制附子 10g，白术 15g，茯苓 12g，白芍 12g，石决明 18g，生龙牡各 30g，杜仲 12g，寄生 12g，枸杞子 15g，生姜 3 片，水煎服。

复诊：1978 年 10 月 7 日。服用上方 4 剂后，眩晕、肉瞤、心悸、胸闷、浮肿诸候悉减，时有心烦，脉沉迟（血压185/110mmHg）。仍宗原法，上方加莲子心10g，水煎服。

三诊：1978年10月18日。迭进8剂，诸症平稳，血压仍高，仍宗原意，继服中药。

四诊：1978年11月5日。续进12剂，诸症平稳，血压稳定。舌淡红，苔薄白，脉沉缓（血压160/98mmHg）。

处方：制附子10g（先煎），石决明18g（先煎），白芍10g，夏枯草10g。水煎服。

2年后追访，血压较稳定，患者每发眩晕，血压稍高，即服附子石决明小方三五剂，而病遂稳定。

## 四、结语

综观潜阳诸剂，潜阳药物首当其冲，对于高血压而见肝阳上亢者，可攻关夺隘，功效直截。

然潜阳药物质地沉重，药性沉降，且用量较大，长时间服用，易出现腹泻弊端，故吉忱公告云：临床上要中病即止，不可久用。苦寒泻火之药，非肝火偏旺者，亦不可久服常用，否则可伤阳致泻，或损伤真阳，故一俟肝火得清，旋即停用。

# 中国数术学的源流

　　我之中国象数医学学术思想，源自学师陈维辉公中国数术学之启示。现将中国数术学与中医学有关的内容，表述如下。首先谈一下中国数术之源流。

　　司马迁在《史记》中，谓战国时期稷下学者邹衍所创立的阴阳五行学说，为"学者所共术"。邹衍深观阴阳消息而作《始终》《大圣》篇10余万言，"称引天地剖判以来五德转移"。但邹衍不是中国术数学始祖，那么，数术学是由何人创立的呢？学师维辉公认为，应是老彭、大彭、巫彭、彭祖、彭咸家族共同创立的，故有"道祖老彭，三五为仪，名托黄帝，百家共之"之论。

　　《屈原·九章》云："望三五以为象兮，指彭咸以为仪。"《论语·述而第七》云："述而不作，信而好古，窃比于我老彭。"讲的是"述而不作"，传授"三五之道"的圣人为老彭和彭咸。《世本》云："巫彭作医，巫彭作巫。"讲的是巫彭为医、巫的鼻祖，学师维辉公认为：老彭、大彭、彭祖、彭咸、巫彭为巫者家族的成员，他们是掌握巫术和医术的人，更是被屈原和孔子一致尊崇的圣人。老彭"述而不作"，是主要讲述"三五之道"的道家、阴阳家及数术家的鼻祖。巫，乃古代掌握文字者，是从事祈祷、卜筮、星占，并兼用药物为人求福、去灾、治病的人。古人对巫者是很尊敬的。巫者乃圣人、智者的意思，并非近代所谓的巫婆、神汉之流。正如《国语·楚语》所云："是古巫者，必有智、圣、聪明者为之。"

　　唐兰在《略论西周微史家族窖藏铜器群的重要意义》一文中，有"尪保是巫保，他们假论先知"的记载。他又注明"大保是巫保，总称为巫……楚人称巫为灵。"王充在《论衡》中云："道家相夸曰：真人食气……必谓吹呴呼吸吐故纳新也。昔有彭祖尝行之矣。"《庄子》尝云："吹呴呼吸，吐故纳新，熊经鸟伸……此导引之士，养形之人，彭祖尝行之矣。"由此可见，彭祖又成了道家的真人。

《史记》云："彭祖，自尧时，而皆举用。"又云："彭祖……后为大彭，亦称彭祖。"《庄子》记云："彭寿得之，上及有虞，下及五伯。"而《武夷山志》则有"其尝进雉羹于尧，尧封之于彭城，故称彭祖"的记载。上述史料，讲述了彭祖家族在尧时"皆举用"，而历经夏、商、周三个朝代，说明了他们是从事巫的家族。

《周书》云："皇天哀禹，赐以彭寿，思正夏略。"《竹书纪年》云："帝启十五年……彭伯寿帅师。"由此可见，至夏代彭祖以其术而帅师，成为军事家，并深深地影响了后世的兵法家。

综上所述，三五之道的数术学，在商周时期就已经存在了，而且是道家老彭家族所传授。

尽管人们对数术学褒贬不一，但从中国文化史上来看，数术作为一门独立的学科无疑是客观存在的，被历代历史学家所承认。现在能看到记有数术活动的早期资料，是殷墟甲骨文字。经考古学家的考证，殷墟出土的甲骨文，绝大多数记载着中国文明初期的占卜结果。另外，人们认为在原始社会的伏羲时代，就已经出现了具有数术特点的河图、洛书的象数图形体系。河图、洛书是原始游民经过长期观测天象，并用原始数字记录下来的，为中国古老的数术学提供了"数"的依据。也就是这个时期，华夏的先民已经掌握了用天干和地支纪日、纪时。天干与地支配合而形成六十年甲子及其有规律的周期变化，是构建中国数术学的有力支柱。

中国数术学是阐述宇宙最基本真理大道的一门学科。"万法归宗"，它是讲究模型的，是运用太极、阴阳、三五、五行基本模型为运筹和谐原理，把律吕、历法、天文、气象、地理、医学、书画、武术、军事等学科，统一成伟大的整体观的学问。故《后汉书·张衡传》，对张衡有"数术穷天地，制作侔造化"的评介。

# 中国数术学的含义

提到"数",人们就会想到一、二、三、四、五,数有大小,小到微乎其微,大到亿万,所以是指一些大大小小的数字。《邵子》有云:"算者,天地之数也。若得天地之数,则大道在其中矣。"讲的是能运筹计算的天地之数。

《群经音辨》云:"计之有多少曰数。"讲的是计算有多少就叫数学,此乃现代数学的概念。《正韵》云:"频,数也。"意谓当今的频率、光波也是数。《世本》云:"隶首造数。"对此,《数术记遗》云:"隶首注本,事有多种,及余遗忘,记忆数事而已,其一识算,其一太乙,其一两仪,其一三才,其一五行,其一八卦,其一九宫,其运算,其一了知,其一成数,其一把头,其一龟算,其一计算……黄帝为法,数有十种,及其用也,事有三焉。"讲的是黄帝分了十种不同的计算方法,但他用事不过三,即"道生一,一生二,二生三,三生万物",讲的是由道论产生了数论。刘微注《九章算术·序》云:"包羲氏……以合六爻之变。"《管子·轻重篇》云:"伏羲作九九之数,以应天道。"由此可知:数是指导人们知道时间与空间的钥匙。因为数的含义有频率、限定、逼近、运筹、计变、量变的意思。故数术学中的数,不是单一的数字,而是与数有关的数事。

那么"术"的含义是什么呢?术,其原意《说文》称"是中道也"。《广韵》谓"术,技术也"。《晏子·杂下篇》云:"言有文章,术有条理。"《人物志》云:"思通造化,策谋奇妙,是为术家。"所以广义的"术",属技术范畴。术的含义当是推衍、研究数事的技术和方法,它包括方术、道艺、法术、道术、道理、策谋、占运、演卦等概念。学师陈维辉公认为数术学中之术,"它的方法和数学有共性，而且，它和数学的主要不同之处，是它用模型的方法、思维的方法，这就是它的伟大之处"。

数术，又称术数，是研究和推衍三五之数的数事技术。研究数事技术的学科为数术学。三国韦昭认为"术"指占术，"数"指历数。就是阴阳家、占卜家之术。用阴阳五行生克制化的数理，来推断人事吉凶，即以种种方术来观察自然界的各种可注意的现象和事物，用以推测人和国家的气数和命运，对我国古代的政治、军事、文化、科技、曾产生过广泛的影响。

数术，作为学科的一个类目，始于西汉。汉代刘向撰《七略》，内有"数术略"，惜已佚。而传世最早的目录学专著《汉书·艺文志》，以《七略》为蓝本，而列"数术略"。内含"天文""历谱""五行""蓍龟""杂占""刑法"六类。记云："天文者，序二十八宿，步五星日月，以纪吉凶之象，圣王所以参政也""历谱者，序四时之位，正分至之节，会日月五星之辰，以考察寒暑杀生之实""五行者，五常之形气也"。其余均为卜职之书。故《汉书·艺文志》"数术略"有"凡数术百九十家，二千五百二十八卷"及"数术者，皆明堂羲和史卜之职也"的记录。然而史官久废，除天文、历法外，后世言数术多为阴阳占卜之类。随着时间的推移，目录学日趋缜密，《四库全书》将古天文和古算术归入天文算法类，而术数类则收"《易》之支派，傅以杂说"，共分数学、占候、相宅相墓，占卜、命书相书，阴阳五行六属，存目又增杂技属。所谓数学，《四库全书》术数类叙云"物生有象，象生有数，乘除推阐，务究造化之原者，是为数学"。此处"数学"一词，即"数术学"，因物、象、数之间的相互关系，数术学又可称为"象数学"。实际上，是根据《易》学阴阳奇偶之数推衍出来的数术学说，共十六种。至此，数术学经学科的分流和融合，学术的争鸣与纳摄，周秦的数术学，至汉代形成的象数学说及《易》学象数派的形成，进一步说明了《史记》称邹衍的阴阳五行学说为"学者所共术"的睿智之论。

《素问·上古天真论》有"其知道者，法于阴阳，和于术数"之论，揭示了《黄帝内经》所代表的中医学与数术学之渊薮。

《后汉书·张衡传》有"张衡，字平子""通五经，贯六艺""善机巧，尤致思于天文、阴阳、历算，常耽好《玄经》""安帝雅闻衡善术学，公车特征拜郎中，再迁太史令。遂乃研核阴阳，妙尽璇玑之正，作浑天仪，著《灵宪》《算罔论》，言甚详明""阳嘉元年，复造候风地动仪""所著诗、赋、铭、七言、《灵宪》、《应间》、《七辨》、《巡诰》、《悬图》凡三十篇"的记载。故《书》传引崔瑗之评："数术穷天地，制作侔造化。"此乃对张衡学贯五经、六艺，术备天文、地理，对古科技做出重大贡献一生的高度概括。由此可见，张衡是一位卓有建树的数术学家；同时又是我国科学文化史上卓有成就的伟大科学家。同时可见，至汉代数术学以其数理和方伎，在天文、地理、医学等科学领域的应用中密切地结合起来，并以此揭开了数术学应用和发展的新篇章。此亦余以数术学为主线，上述周秦诸子之学，下贯《黄帝内经》中医学，以"数术穷天地""法于阴阳，和于术数"的"百家所共术"的思维，构建中国象数医学理论体系，以示"天下一致而百虑，同归而殊途"的学术渊薮。

# 中国数术学的基本理论

中国数术学由三个基本理论组成，它是数术学的核心理论。先师陈维辉公认为："它就是太极论的道论，从道产生三五论的数论，从数产生形神论的象论。"

## 一、太极论的道论

太极的"太"字，是大、无限大的意思；"极"是微、无限小的意思。对此，《地理知本金锁秘》云："至于太极二字之命名，极者，以理之极致者，这道理极妙、极微、极元、极精，而又极大，故曰极矣，无复加矣。太者，凡事准乎至理。"由此可知，太极包括了宇宙的大大小小的一切事物。初以其名，以统阴阳之道，含变化相生于内，实是指产生宇宙万物及组成事物诸要素和诸属性的总根源。故它是探索世界从无到有、从有到无、从小到大、从大到小，一切事物的起源、发展、流逝的原理。诚如学师陈维辉公所云："太极就是包括宇宙间无穷无尽大大小小一切事物，它包含了最原始、最基质、最初态的变化规律。太极的变易产生了一切，太极总在一起成为一切事物必然性、协调性、系统性的开放与闭合的矛盾转化，走向逆的过程的统一模型。"

### 1. 太极左旋右转原理

太极模式是从无到有，从有到无，说明世界是可塑的、转动的、变化的。图就是象，太极图是个圆圈连环，但它是封闭又开放的模式。如果太极圈是唯一的、封闭的、周而复始的、不变的一个圆圈，就没有价值了。太极

是"一"，但它必然是二分的。因而它不是封闭的
而是开放的、有价值的。故而，太极打开后就变成
螺旋，每个螺旋的每个环节都形成了一个旋转的链
条，于是就产生了太极左旋右转的原理。

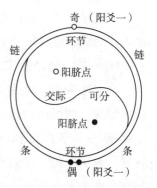

图1 太极模式图

从图1和图2可知，太极是圆圈或连环，分为
两条链条。阴阳中间各有一个脐点，脐点也是分化
发展中旋转的中心。阴阳交际处是可分又不可分，
分化后又变成了两极分化，两极分化又取得自身的
阴阳平衡，但这个平衡是一过性的，又形成了两个
太极，或三个太极，或万个太极。故张景岳之《类经图翼》有"物各有一太
极，包两仪于子粒"的记载；《地理知本金锁秘》有"阴阳二气，相为终始，
互为胚胎，而未尝相离"的表述。

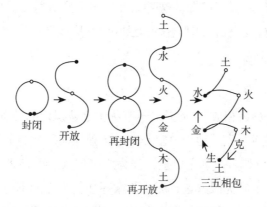

图2 太极连环图

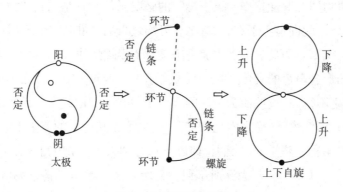

图3 太极连环展开图

太极是连环，但连环是可以解开的（图3）。《类经图翼》云："阳数奇而属天，阴数偶而属地。"《地理知本金锁秘》云："盖阳━、·者，天之根""阴━━、··者，地之根。"就是说连环从阴··环节可以打开，阳爻一，阴爻二，合起来为三，总为一。从太极连环图可知，当从阴··环节打开后，变成了螺旋。两根链条是否定之否定，走向上升的认识。有上升就有下降，于是就成"8"字的双环，就变成了质点自旋向上或向下。这样就有了自由度的选择。时空中每一个点有它的自由度，太极打开后变成螺旋，螺旋距像弹簧一样。由于上下两个"S"形螺旋，由于太极的左旋右转的原理，就又形成了一个"8"字图形。这里"8"字形太极图式就具有了以下特点：其一，阳的部分从外向内，阴的部分从内而外；阳在外为前进，阴在内为后退，从而形成太极模式。其二，首先把太极开放成"S"形，二次把"S"形封闭成"8"形，三次把"8"字形再开放成螺旋，这就是开放、封闭、再开放的三生万物原理。从太极连环展开图可知，这时三五相包寓意五行于其中，螺旋外为五行相生，内为五行相克居其中，这就是由于太极的开放及左旋右转原理，形成了三五相包的数论。

## 2. 有无难易原理

"有无相生，难易相成"。此乃老子唯物主义认识论的观点。《老子·二十五章》云："有物混成，先天地生。寂兮寥兮，独立而不改，周行而不殆，可以为天下母。吾不知其名，字之曰道，强为之名曰大。大曰逝，逝曰远，远曰反。"所谓大，有空旷无限，运行无止，循环往复，无所不包的太极论的道论含义。即"寂兮寥兮""周行而不殆""大曰逝""逝曰远""万物归焉"。老子认为这种事物的普遍性是作"天下母"的必要条件，正是因其"大"，才"可以天下为母"，此即道生于有，"有名，万物之母"。同时，老子又认为，既然道生万物，又畜养万物，它当与产生畜养天地万物不同，不应当具有天地万物所具有的形名声色的具体属性。故《老子·十四章》有"视之不见""听之不闻""搏之不得""故混而为一"的道生于"有"的记载及"无状之状""无物之象""是谓恍惚""逆之不见其首""随之不见其后"的道生于"无"的表述。此时老子称"道"为"无"，即四十章之"天下万物生于有，有生于无"的道论。"有"即"大"，为无所不包，无所不生，无所不蓄，无所不养，所以它必然为"无"，必然不能有形、有名、有声、有色，不能与具体的、个别的物相同，就不再具有普遍性的特点。由此可见，老子有与无的道论，是事物普遍性和非具体性在道论上的辩证统一，即老子"有无相生"原理。它反映的是太极的整体性和太虚的混沌性，是"道"的内涵。对此，唐代孔颖达在《正义》中指出："太极是天地未分之前，混而为一的元气。"这一混沌不分的元气，内蓄阴阳之机，含而不显，变化无穷，亦可谓宇宙根源之元气。

《老子·一章》所述的"道"与"名"，"无"与"有"，即以"有无相生"原理阐明了宇宙的起源。揭示了道是宇宙万物构成的本原；道是宇宙万物发生、存在、发展、运动的总规律；道是人类社会最高的道德标准及生活准则，即"德"。《老子·二章》云："有无相生，难易相成，长短相形，高下相倾，音声相和，前后相随，恒也。是以圣人处无为之事，行不言之教，万物作而不始，生而不有，为而不恃，功成而不居，夫唯不居，是以不去。""有无相生"论，比第一章讲宇宙起源之"有"和"无"而言，虽意义狭窄具体，然进一步体验了他的辩证法思想，即"有""无"是由相互对立而产生的。事物的"相生""相成""相形""相倾""相和""相随"，都是相比较而存在，相依靠而生成的，表述的是矛盾的对立统一法则。这种相反相成的辩证法思想是永远不变的，故云"恒也"。

"难易"，即是"知行"。知之不易，行非其难；知之甚难，行之更易，它反映的是辩证法观点。而"难易相成"的要点，是以"圣人处无为之事，行不言之教"为准则，即不以人的主观意志，而是按自然规律的"道"去实现人生目标。对此，《老子·第三十六章》有"大小多少，图难于其易，为大于细，天下难事，必作于易，天下大事，必作于细。是以圣人终不为大，故能成其大"的论述。

### 3. 大小相悖原理

太极模型包括了始终、安危、吉凶、因果、长短、祸福、曲直、黑白、雌雄、闭合、刚柔、偶然与必然等内容。因大与小、善与恶都是相悖的，所以学师陈维辉公名之曰"大小相悖原理"。

自然界大到宇宙，无边无际；小到粒子，难以察辨。但有一个共同的特点，即形式互体和大小相对，它们相反而又统一。如《老子·三十九章》有"贵以贱为本，高以下为基"的记载。太极的从闭合到开放，从开放到闭合，要掌握的是度。如《素问·六微旨大论》有"气之升降，天地之更用也"的记载。"更用",即以相互感召、互为因果方式相互为用。对此,张介宾有"天无地之升,则不能降;地无天之降,则不能升,故天地更相为用"的注释。鉴于天地间之气,有"高下相召,升降相因,而变作矣"的规律。故而《素问》在该篇中有"升已而降,降者谓天;降已而升,升者谓地。天气下降,气流于地;地气上升,气腾于天"的论述。由此可见,"大小相悖原理",形式上是相反的,实际上是可以转化的,即具有对立统一规律。

## 二、三五论的数论

《易·系辞》阐述了太极就是大一,大一就是整体的一、绝对的一,故云:"易有太极,是生两仪。"两仪,即阴阳二仪,于是就有了"刚柔相摩,八卦相荡",及"六爻之动,三极之道"。由此可知,"三五论"是讲数的,"三",就是天、地、人之道,是讲天、地、人三才的至极之道,故谓从道产生了三五论的数论。同时又要讲:"行",即五行:金、木、水、火、土的生克制化的运动规律。故三才五行,数必居其中。《史记》有"唯天数者必通以三"的记载。故《易·系辞》云:"易与天地准,故能弥纶天地之道,仰以观于天文,俯以察于地理,是故知幽明之故。"

### 1. 三生万物原理

《老子·四十二章》云:"道生一,一生二,二生三,三生万物,万物负阴以抱阳,冲气以为和。"阐明了道是生成宇宙以至万物的总源。"道生一",意谓道产生了统一的事物的太极;"一生二",意谓太极一分为二,成为对立统一的阴阳两个方面;阳爻一,阴爻二,合起来为三,总为一,此即"二生三"。当太极一分阴阳为二,重新封闭又生成新的太极,此即三生万物。《老子·三十九章》有"昔者得一者,天得一以清;地得一以宁;神得一以灵;谷得一以盈;万物得一以生;侯王得一以为天下正"的论述。"一"即"道",由此可见,老子认为宇宙的本原只有一个,宇宙的总规律也只有一个,不是阴、阳两个,也不是天、地、人三个,也不是五行、八卦。认为这些二、五、八等数论都是"一"这个道论的产物,故称为由"道论产生三五论的数论"。而《素问·六节藏象论》有"自古通天者,生之本,本于阴阳。其气九州、九窍,皆通乎天气,故其生五,其气三。三而成天,三而成地,三而成人,三而三之,合则为九,九分为九野,九野为九脏,故形脏四,神脏五,合为九脏以应之也"的记载。

### 2. 三五相包原理

《易原》云："五行相生，遇三致克。"即五行相生，遇到第三位则发生相克。如金生水一遇、水生木二遇、木生火三遇，此时则金遇火则遭克，说明了五行是生克关系的原理。

《史记·律书》云："为国者，必贵三五，然后天人之际具备。"意谓三和五是统一的五中含三。《淮南子》有"何谓三五，仰取象于天，俯取度于地，中取法于人""乃澄列金、木、水、火、土之性"的论述；《汉书·律历志》有"数者""始于一而三之""而五数备矣""故三五相包""太极运三辰，五星于上，而元气转三统，五行于下"的记载。五行包涵天、地、人之中；天、地、人也含有五行，于是三五相包、循环不已。对此，明代张景岳在《类经图翼》中尚有"化生于一，是名太极，太极动静而阴阳""由此五行分焉"之论。意谓从道生一的太极开始，有了太极才有阴阳和天地；到了三，出现生物的人；从三再展开就产生了五行的分布。

### 3. 时空统一原理

道家、数术学家认为，时间和空间是一致的，所以时空关系尽管是多层次的，但它确实具有时空的统一规律。如《内经》理论认为自然界有三阴、三阳之气和五行之气的变化，人体也有三阴、三阳六经之气和五脏之气的运动。而自然界气候的变化，必然关系于三阴、三阳六气和五行之气的运动，而人体生理活动和病理变化，取决于六经之气和五脏之气的协调。因此人体的生命活动与自然界的变化是同步的。故《内经》中有"上下之位，气交之中，人之居也"及"人以天地之气生，四时之法成"的论述。鉴于天人相应的系统整体观，即时空统一原理，故"谨候气宜，无失病机"是保持人体健康的重要因素。

## 三、形神论的象论

《易·系辞》云："是故夫象，圣人有以见天下之赜，而拟诸其形容，象其物宜，是故谓之象。"故"象"者，形也。"在天成象，在地成形"，象是万物一切规律变化的形象。从《素问·上古天真论》之"上古之人，其知道者，法于阴阳，和于术数……故能形与神俱，而尽终其天年"的论述，可知人若保持"形与神俱"的养生之道，必"法于阴阳，和于术数"。故陈师有"从道产生三五论的数论，从数产生形神的象论"的精辟论述。

### 1. 形神生死原理

《老子》云："天长地久。天地所能长久者，以其不自生，故能长久。"天地是客观存在的自然，天地是"道"的产物并按道的自然规律行事。《素问·六微旨大论》鉴于宇宙之"高下相召，升降相因"规律，申明"气之升，天地之更用"论。指出："物之生从于化，物之极由乎变，变化相薄，成败之由也。"若"不生化"，即违背此规律，必然造成"出入废，则神机化灭；升降息，则气立孤危。故非出入，则无以生、长、壮、老、已；非升降，则无以生、长、化、收、藏"。对此，《素问·上古天真论》尝有"上古之人，其知道者，法于阴阳，和于术数，食饮有节，起居有常，不妄作劳。故能形与神俱，而尽其天年，度百岁乃去。今时之人不然也，以酒为浆，以妄为常，醉以入房，以欲竭其精，以耗散其真，不知持满，不时御神，务快其心，逆于生乐，起居无节，故半百而衰也"的养生保精之论。

### 2. 形神发展原理

人体是一个有机整体，是一个极为复杂的阴阳对立统一体。人体内部充满了阴阳对立统一现象。人体的一切组织结构，既是有机联系的，又可划分为相互对立的阴、阳两部分。如作为脏腑而言，脏腑的解剖形态可谓之"形"，脏腑的生理功能及病理变化可谓之"神"。如《素问》有"六节藏象论"专篇。帝问"藏象何如？"岐伯对曰："心者，生之本，神之变也；其华在面，其充在血脉，为阳中之太阳，通于夏气。肺者，气之本，魄之处也；其华在毛，其充在皮，为阳中之太阴，通于秋气。肾者，主蛰，封藏之本，精之处也；其华在发，其充在骨，为阴中之少阴，通于冬气，肝者。罢极之本，魂之居也；其华在爪，其充在筋，以生血气，其味酸，其色苍，此阳中之少阳，通于春气。脾、胃、大肠、小肠、三焦、膀胱者，仓廪之本，营之居也，名曰器，能化糟粕、转味而入出者也；其华在唇四白，其充在肌，其味甘，其色黄，此至阴之类，通于土气。凡十一脏，取决胆也。"详细表述了人体内脏功能的外在现象，同时也讲述了五脏的生理功能与神的关系。盖因神是人体生命活动现象的总称，是精神、意识、知觉、运动等一切生命活动的最高统帅。包括神、魂、魄、意、志、思、虑、智等内容。神是生成于先天，但必赖后天以滋养，于是《灵枢·平人绝谷》有"气得上下，五脏安定，血脉和则精神乃居，故神者，水谷之精气也"的论述。所以水谷之精气充足，五脏和调，神机才能旺盛，此即形神发展原理。说明了神在人体中的重要作用，形充则神足，神弱则神怯，形衰则神机化灭。故人体唯有神的存在，才能有人的生命活动。

### 3. 气化运命原理

在古代数术学的运气学说中所讲的命运，是讲人生哲学的。而本文是从中医学中的运气学说来探讨"气化运命原理"。

《太始天元册》云："太虚寥廓，肇基化元，万物资始，五运终天，布气真灵，总统坤元，九星悬朗，七曜周旋，曰阴曰阳，曰刚曰柔，幽显既位，寒暑弛张，生生化化，品物咸章。"说明中医学的五运六气学说将宇宙看作是一个巨大的等级系统，把人体作为一个子系统放到里面去，从而寓有"人类－环境系统"这一整体观的思想。同时可以看到"太虚寥廓，肇基化元"，并非杂乱无章，而是一个有机整体，故"法于阴阳，和于术数"，是大自然和人体变化规律的调节法则。对此，《素问·生气通天论》有"阳强不能密，阴气乃绝，阴平阳秘，精神乃治；阴阳离决，精气乃绝"的论述。此即"天人观"的"气化运命原理"。

中医学认为，构成人体的最基本物质是气，同时，它又是维持人体生命活动的最基本物质。精、气、血、津、液各自的新陈代谢是生命活动的基础，五脏六腑气化功能的完成，皆以气为动力，即气的运动变化及由此而产生的物质和能量的转换过程，即气化过程。若气化功能失司，必造成人体器质性病变。

综上所述，中国数术学的三大核心理论，表述了从道产生了数，从数产生了象，于是世界上的万物都有了形态的"形"和变化的"神"。形态的曲直就有了它变化规律的神，绝对静止没有神的变化规律的形态，是不存在的，神就是讲变化规律的。由此可知，有了道能够知道数，有了数就能决定它的象，于是道论、数论、象论成为中国数术学的三大基本理论，并以此形成数术学的核心理论。通晓此基本理论，就可以打开数术学和哲学的大门，并以此揭示数术学中精微理论的内涵。

# 数术学中的太极精微理论

《正义》云："精者，物理之微者也。"《广韵》释为"细也"。《素问·灵兰秘典论》有"至道在微，变化无穷"的记载；《素问·气交变大论》有"所谓精光之论，大圣之业，宣明大道，通于无穷，穷于无极"的表述，并有《解精微论》篇，以"授业传之，行教以经论，从容形法，阴阳刺灸，汤药所滋"。对篇名"解精微论"之"精微"二字，高世栻有"纯粹之至曰精，幽妙之极曰微"之释注。故精微乃精深微妙之意，即《素问·灵兰秘典论》"至道至微，变化无穷"的"道心惟微"之论。对此，滑伯仁尝云："至微者，理也……体用一原，显微无闻，得其理，则象可得而推矣。"学师陈维辉公认为此处讲的是"道心惟微"，而阐发的是"道心惟悟"。故精微理论是圣人之道，数术学中的道论、数论、象论均是精深微妙之论，乃数术学的核心理论。分而言之，则为太极精微、阴阳精微、图数精微、五行精微、干支精微等。

今就学师陈维辉公所传太极精微理论，做以表述。

"观变穷太易，探元化群生。"此唐代李白《古风》之句。表述了太极的变易产生了一切，太极是包括宇宙间无穷无尽大大小小的一切事物。它是最原始、最基质、最初态的变化规律。

在"太极论的道论"一节中，对太极的含义已做了表述。太者，极大之意。"太"字故作"大"，也作"泰"。凡言大而以为形容未尽，则作太。极者，理之极致也。《易·系辞上》云："六爻之动，三极之道也。"高亨注云："天地人乃宇宙万类之至高者。"故言天者求之本，言地者求之位，言人者求之气交。"本"者，就是六元，即风、寒、湿、燥、火之六气，属天为天气之本；"位"者，即地之六步，厥阴风木、少阴君火、太阴湿土、少阳相火、阳明燥金、太阳寒水主时之六位，属于地，故为地之位；何谓"气交"，《素问·六微旨大论》有"上下之位，气交之中，人之居也"及"天枢之上，天气主之；天枢之下，地气主之，气交之分，人气从之，万物由之，此之谓也"的表述。物之中点称"枢"，"天枢"，就是天地相交之中点，也就是所谓"气交之分"。明代张景岳有"枢，枢机也。居阴阳升降之中，是为天枢"的解释。故《内经》有"高下相召，升降相因，而变作矣"的论述。人生活在气交之中，人和万物要适应天地的变化规律，此即"观变穷太易，探元化群生"，而探求太极精微的意义。

太极，古代哲学称其具最原始的混沌之气。认为太极运动分化出阴阳，由阴阳而产生四时的变化，继而出现各种自然现象，此即太极论的道论，而产生了三五论的数论，继而产生形神论的象论，说明了太极是宇宙万物之本。《易·系辞上》有"易有太极，是生两仪，两仪生四象，四象生八卦"的记载。孔颖达疏云："太极谓天地未分之前，元气混而为一，即是太初，太一也""易者，象也"。《正义》有"夫易者，变化之总称"的注释。在古代，是指阴阳变化消长现象，故而《易》有"生生之谓易"的记载。《列子·天瑞》云："故曰：有太易、有太初、有太始、有太素。太易者，未见气也；太初者，气之始也；太始者，形之始也；太素者，质之始也。""太初"，又为"大初"，指天地未分之前的混沦之气。对此，《列子·天瑞》又有"气、形、质具，而未相离，故曰混沦者，言万物相混沦，而未相离也。视而不见，听而不闻，循之不得，故曰易也"的论述。

"太一"，亦作"大乙"，即道家所称的"道"，是指宇宙万物的本原、本体。《易原》云："一，太极也，二，两仪也，易之太极，理当为一。"故宋代理学家认为太极即是"理"。《朱子语类》云："太极只是一混沦的道理，里面含有阴阳、刚柔、奇偶、无所不有。"故太极论的道论，是数术学中核心理论。清代王夫之在《张子正蒙注·太和》中云："道者，天地人物之通理，即所谓太极也。"《地理知本金锁秘》有云："至于太极二字之命名，极者，以理之极致者，这道理极妙、极微、极元、极精，而又极大，故曰极矣，无以复加矣。太者，凡事准乎至理。"

《朱子语类》称"太极只是一混沦"。那么什么是混沦？从《列子·天瑞》可知：先有太易，然后三分为：气的太初，形的太始，质的太素。三未分，但气形质已孕育具备，称为混沦。混沦也是太极，故张景岳在《类经图翼》

中云："太虚者，太极也。太极本无能，故曰太虚。"《素问·天元纪大论》有"太虚寥廓，肇基化元，此之谓也"的论述。《黄帝四经》有"恒先之初，迥同太虚。虚同为一，恒一而止……小以成小，大以成大……知虚之实，后能太虚"的记载。说明了太易变成了太极或太虚，就是一，一中含三。有太初、太始、太素未相离时的混沦。气、形、质分离，从太初至太素，一气化三清。

《列子·天瑞》在表述"一气化三清"后，又讲述了"七变为九"的问题："易无形之，易变为一，一变为七，七变为九，九变者，穷也。乃复变而为一，一者，形之始也。"什么是"七变为九"呢？《易原》云："一变为七，七变为九，因河图矣。而夷易无形捋者，能生形变一，正指太极之生一也。"又云："一变为七九，不以次数者，全举阳数，领其都会也""举一、七、九以赅三、五，则夫二、四、六、八亦包乎阳变之内矣""冬水、春木、夏火、中土、秋金，即其一、三、七、五、九，形变之序矣""水之数一，是复变一也"。按河图数来说，天数中有两个成数，即天七成之，天九成之。七、九之成，以成为变，天九生金，金又生水，故天九又变成一。"故明易之道，先举天地之数也。"由此可见，太极论的道论，为数术学数论、象论之原。故《左传》有"物生而后象，象后有滋，滋后有数"之精论。

# 数术学中的阴阳精微理论

　　阴阳是事物的两种属性，是从各种具体事物中体现出来的。它是古人从长期生活和生产实践中，认识到自然界事物，都具有阴阳对立统一的两个方面，这两个方面内在联系，相互作用并不断的运动，是事物生长、变化和消亡的根源。故《素问·阴阳应象大论》云："阴阳者，天地之道也，万物之纲纪，变化之父母，生杀之本始，神明之府也。"《老子》云："道生一，一生二，二生三，三生万物。万物负阴而抱阳，冲气以为和。"《易·系辞》云："一阴一阳之谓道……阴阳不测之谓神……是故，易有太极，是生两仪，两仪生四象，四象生八卦。"由此可知，太极的原理是从无到有，并从有到无的有无相生规律。两极阴阳分化的互极是最初的也是最基质的事物发展变化原理。阴阳精微仍然存在于太极之中，所以只有从太极始，方可进入阴阳之门。正如《素问·阴阳离合论》所云："阴阳者，数之可十，推之可百，数之可千，推之可万，万之大，不可胜数，然其要一也。"说明阴阳变化的基本原理还是太极。故汉代董仲舒在《春秋繁露》中云："是故明阴阳入出虚实之处，所以观天之志，辨五行之本末、顺逆、小大、广狭，所以观天道也。"但阴阳还是有它独特的规定，并不是几条定律或若干具体应用所能够全部概括的。学师陈维辉公认为："阴阳是从太极中产生出来的互体。阴阳两仪就是两种不同的仪式，于是'仪'就具仪式、模式、图式、形式、事宜的含义，两仪就是两种图式和符号。太极图中黑色为阴仪，其符号为--；白色为阳仪，其符号为—。于是阴仪代表了偶数、阴暗、反向、安静、黑色、柔合、内在、负数、仰上、空虚、右边、刑杀、关闭等；阳仪代表了奇数、光明、正向、运动、白色、刚强、外在、正数、俯下、实际、左边、德生、开放等。"故《素问·阴阳应象大论》云："天地者，万物之上下也；阴阳者，血气之男女也；左右者，阴阳之道路也；水火者，阴阳之征兆也；阴阳者，万物之能始也。"由此可知，太极论的道论，说明了世界是物质性的整体，世界本身是阴阳二气对立统一的结果。阴阳学说是古代朴素唯物主义哲学的重要内容。

《素问·阴阳离合论》云："天覆地载，万物方生，未出地者，命曰阴处，名曰阴中之阴；则出地者，命曰阴中之阳。阳予之正，阴为之主。故生因春，长因夏，收因秋，藏因冬。"王冰注云："春夏为阳，故生长；秋冬为阴，故收藏。"《春秋繁露》云："春者，少阳之造也；夏者，太阳之造也；秋者，少阴之造也；冬者太阴之造也。"由此可知，阴阳两仪产生了四象，春为少阳，阴中之阳；夏为太阳，阳中之阳；秋为少阴，阳中之阴；冬为太阴，阴中之阴。这时，四象则和时节、时间相对应。四个象限中，太阴太阳象限内是纯阴阳，而少阳少阴象限内是各含阴阳。于是，太阴为北方、冬季、冬至，又是合夜至鸡鸣，从酉时至子时，阴中之阴（⚏）；少阳为东方、春季、春分，又是鸡鸣至平旦，从子时到卯时，阴中之阳（☳）；太阳为南方、夏季、夏至，又是平旦至日中，从卯时至午时，阳中之阳（☰）；少阴为西方、秋季、秋分，又是午时至酉时，阳中之阴（☲）（图1）。

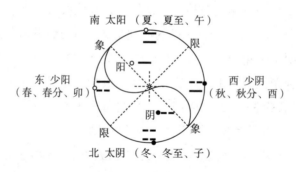

图 1　太极模式图

太极即太虚为一，分阴阳为两爻。道生一，一爻变为阴阳，二爻变为四象；三生三，三爻变为八卦。即乾（☰）、坤（☷）、震（☳）、巽（☴）、坎（☵）、离（☲）、艮（☶）、兑（☱），分别象征天、地、雷、风、水、火、山、泽八种自然现象，并认为"乾""坤"两卦在八卦中占特别重要的地位，是自然界和人类社会一切现象的最初根源。传说周文王将八卦互相组合，又得六十四卦，用来象征自然现象和社会现象的发展变化规律。

综上所述，阴阳代表着事物相互对立又相互联系的两个方面，并不局限于某一特定事物。具体事物的阴阳属性不是绝对的、不可变化的，而是相对的，在一定条件下是可变的。它通过自己对立面的相比较而确定，随着时间和地点的变更而改变。故《局方发挥》有"阴阳二字，固以对待言，所指无定在"的记载。《素问·生气通天论》有"自古通天者，生之本，本于阴阳。天地之间，六合之内，其气九洲、九窍、五脏、十二节，皆通乎天气。其生五，其气三。数犯此者，则邪气伤人，此寿命之根本也"及"是以圣人陈阴阳，筋脉和同，骨髓坚固，气血皆从，如是则内外调和，邪不能害，耳目聪明，气立如故"的记载。所以运用阴阳规律来认识客观世界变化，是历代贤哲所追求的基本原则。阴阳精微中的基本规律有以下几个方面。

### 1. 阴差阳错

阴差阳错，亦称阴错阳差。古代历数术语。明代王达在《蠡海集·历数》中云："阴错阳差，有十二月，盖六十甲子分为四段，自甲子、己卯、甲午、己酉，各得十五辰。甲子之前三辰，值辛酉、壬戌、癸亥为阴错；己卯之前三辰，值丙子、丁丑、戊寅为阳差；甲午之前三辰，值辛卯、壬辰、癸巳为阴错；己酉之前三辰，值丙午、丁未、戊申为阳差。盖四段中，每段除十二辰，各余三辰，三四亦得十二辰，是为阴错阳差也。甲子、甲午为阳辰，故有阴错；己卯、己酉为阴辰，故有阳错也。"后世多用于比喻因各种偶然因素而造成差错。

《地理知本金锁秘》云："凡阴差阳错之处，则分不得金，立不得向，自古及今，知者不多，其人可痛也。"由此可知，阴差阳错，是中国古代的罗盘。"分金立向"是指罗针定向，其中阴见阴则差，阳见阳则错。实际上就是指出月亮运动中的潮汐变化，阴差阳错是潮汐涨落最高点和最低点的八次停顿处。它揭示的是引力规律。道家从对月亮盈亏和潮汐变化规律的观察中，悟出空间事物运动中所产生的差错停滞现象，提出重现时空事物的变化，要把握时间变化规律，把握住时间机遇。马王堆西汉帛书《黄帝四经》，在讲述了阴差阳错规律后指出："当断不断，反受其乱。"故探求阴阳消息，重现时空的阴差阳错规律是道家重大的理论建树。

### 2. 阴腐阳焦

《吕氏春秋》云："流水不腐，户枢不蠹。"《黄帝四经》云："在阴不腐，在阳不焦。"讲的是阴是静的，静止就会陈积而腐烂。水属阴，水太静止而不流动就会产生腐败现象。所以一切事物必须保持运动的状态和形式。死水一潭就会形成污水。'流水不腐'，则运动不滞。阳是动的，运动又是升华过程，火属阳，火的升华运动到一定程度就会烧焦，旺火成堆就会烧焦，所以文火不焦。故《素问·阴阳应象大论》中有"阴静阳躁""阳胜则热，阴胜则寒"的论述；《素问·阴阳别论》有"所谓阴阳者，去者为阴，至者为阳；静者为阴，动者为阳；迟者为阴，数者为阳"的记载。

《黄帝四经》云："入火不焦，入水不濡。"又云："积阴则沉，积阳则飞。"讲的是任何事物的发展及运动，均有一个"度"，既不能不及，也不能太过，必取其中，此即《素问·至真要大论》所云："谨察阴阳所在而调之，以平为期。"而这个"平"，不是平衡之平，而是运动过程中的非平衡有序稳态。以炼丹为例，炼到一定时候是要注意火候，既要动又要静，既要懂得升华，又要懂得退火。此处的"火候"，就是"度"。即《黄帝四经》所阐述的"入火不焦，入水不濡"的阴阳准则。这个道理具有普遍的现实意义，说明了任何事物太过了就会走向反面。故"在阴不腐，在阳不焦"，即阴而阳之，阳而阴之，"以平为期"，才能达到系统的、整体的、和谐的环节。

### 3. 阴刑阳德

阴是刑杀，是死亡；阳是德育，是生存。这是从月亮晦明的道理而衍生而来的阴阳规律。对此，《黄帝四经》有"极阴以杀，极阳以生""春夏为德，秋冬为杀""刑德皇皇，日月相室""是以有晦有明，有阴有阳""不湛不定，凡湛之极，在刑在德""刑晦而德明，刑阴而德阳""夫百言有本，千言有要，万言有总，万物之多，皆阅一空""守弱节而坚之，胥雄节之穷而因之""贵阳贱阴，达阳穷阴""师阳役阴，言阳默阴"的记载。意谓春夏为德生，秋冬为刑杀。从日月相室，月借日光，绕地球运转之中产生晦明，这是早在远古时期道家就领悟到的自然现象和规律。不管阴阳理论如何发展，但最终都归于太极——"皆阅一空"，阴是刑，如果刑于雄节，就会死亡或失败。所以要"守弱胥雄""吐故纳新""贱阴贵阳""役阴师阳""默阴言阳"。对"春夏为德，秋冬为刑"，《淮南子·天文训》有"冬至则斗北中，绳阴气极，阳气萌，故曰：'冬至为德'。日夏至者斗南中，绳阳气极，阴气萌，故曰：'夏至为刑'"的记载。该理论应用到医学上，《素问·生气通天论》有"自古通天者，生之本，本于阴阳""阳气者，精则养神，柔则养筋"及"阴阳之要，阳密乃固"的论述。

同时，"阴刑阳德"规律，尝有"德刑合门"之论，即刑中有德，德中有刑。如一年之中冬月为刑，冬至子时一阳生，阳气萌，所以冬至为德；夏月为德，夏至午时一阴生，阴气萌，所以夏至为刑。

### 4. 阴阳互根

《老子》云"万物负阴而抱阳，冲气以为和。"《地理知本金锁秘》云："阴生则阳成，阳生则阴成，阴阳二气，相为终始，互为胚胎，而未尝相离也……阳根于阴，阴根于阳。"而程大昌《易原》有"阴阳之交，有互体相入者焉。凡曰：相错、相杂、相荡、相推、相摩、相资、相攻、相逮、相悖、是皆合二，以成其互者也"的论述；《素问·阴阳应象大论》有"阴在内，阳之守也；阳在外，阴之使也"的记载。说明了阴阳两个方面，不仅相互对立，而且相互依存、相互为用。阴依存于阳，阳依存于阴，双方均以对方的存在为自己存在的前提，阴阳的这种相互关系，称之为阴阳互根。也就是说，阴阳是相互纤缠，成为互相依赖生存的根源。故在诊治疾病过程中，该篇又有"善诊者，察色按脉，先别阴阳"及"善用针者，从阴引阳，从阳引阴；以右治左，以左治右；以我知彼，以表知里，以观过与不及之理，见微得过，用之不殆"的表述。

阴阳的相互依存，也称"阴阳互根"，诚如《类证治裁》所云："阴阳互根，相抱不脱。"说明了阴阳互根是决定阴阳属性的相互依据。如果事物不具有这种属性，就不是统一体的对立双方，就无法分析其阴阳的属性，也就不能用阴阳来说明；又说明了阴阳互根是事物发展的重要条件。因事物的发展变化，阴阳二者缺一不可。就人体而言，无论阴阳相互对立的物质之间，或是阴阳相互对立的功能之间，都存在着这种阴阳互根、相互依存的关系，从而保证了生理活动正常运行；还提示了阴阳互根是阴阳转化的内在根据。因为阴阳代表着相关事物内部对立的两个方面，因此在一定的条件下各向着自己相反的方向转化。鉴于阴阳互根、相互依存的规律是阴阳精微的重要内容，故《质疑录》有"阴不可无阳，阳不可无阴"的重要论断。

### 5. 阴消阳息

《史记·历书》有"独有邹衍……乃散消息之分"的记载；《史记·孟子荀卿列传》有"邹衍……深观阴阳消息……称引天地剖判以五德转移"的论述。这就是阴阳学说的起源。由此可见，阴阳消息是把事物发生、发展看成了不断运动和质量转化的时空体系，它们又是在新老关系中出现的突变现象。它们是从消息盈亏的原理中，以观察日月、潮水、草木、社会、历史、事物等的一切必然发展和新生衰亡的规律。

《易·丰》卦云："日中则昃，月盈则食，天地盈虚，与时消息。"高亨注："消息犹消长也。"故阴阳消息，即中医学中的阴阳消长规律。讲的是相互对立、相互依存的阴阳双方不是处于静止不变的状态，而是处于"阴消阳长"或"阳消阴长"互为消长的运动变化之中。如自然界四季存在的寒暑更替的气候的变化；人体的生理活动，存在着以阳代表的各种功能活动，又必然消耗以阴代表的营养物质。阴阳之间的这种彼此消长的运动变化称之为阴阳消长，数术学中称为"阴阳消息"或"阴消阳息"。

由此可知，阴阳消息的基本形式是此长彼消，即阴长阳消、阳长阴消，或阴消阳长、阳消阴长。在人体生理上物质与功能之间的关系亦然。这种长与消，在正常生理状态下，处于一种非平衡有序稳态。若因某种因素，破坏了这种有序稳态，导致了阴阳消长规律的失序，则必然造成人体的病理状态。故如何把握人体阴阳消长规律，是临床医学中的重要课题。

### 6. 阴降阳升

《素问·阴阳应象大论》云："故清阳为天，浊阴为地；地气上为云，天气下为雨；雨出地气，云出天气。故清阳出上窍，浊阴出下窍；清阳发腠理，浊阴走五脏；清阳实四肢，浊阴归六腑。"讲述了升降出入是宇宙间的重要规律。对此，刘完素在《素问玄机原病式》中有详尽的论述："冬，阳在内而阴在外，地上寒而地下暖，夏则反此者，乃真理也。假令冬至为地阴极，而生阳上升；夏至则阳在上，而阴在地中者……如冬至子正一阳升而得其复，至于巳时则阴绝，而六阳备，是故得纯乾；夏至午正则一阴而得姤，至于亥时则复也。然子后面南，午后面北，视卦之爻，则子后阳升，午后阴降，明矣。"以地表和土壤中热梯度的温差，来表示阴降阳升的阴阳消长规律。

冬至子时一阳生于足下，五阴一阳，这是复卦，代表了阴消阳长；夏至午时一阴生于手上（举手），五阳一阴，这就是姤卦。十二消息卦，又称十二璧卦，代表了阴阳消长的太极图式和模式。

### 7. 阴争阳扰

阴争阳扰是阴阳斗争的原理。《素问·阴阳别论》云："阴阳上下交争，虚实更作，阴阳相移也。阳并于阴，则阳实而阴虚……阴气逆极，则复出之阳，阳与阴复并于外，则阴虚而阳实……并于阳则阳胜，并于阴则阴胜。"说明阴阳对立是自然界的一切事物和现象，存在着相互对立的阴阳两个方面。阴阳双方相互制约、相互斗争的形态，数术学称谓"阴争阳扰"。阴争阳扰不过是干扰、大小、长短、虚实而已，并非消灭。阴争阳扰的运动变化，使自然界四季变更有序，使人体脏腑经络功能保持着非平衡有序稳态。

### 8. 阴厌阳移

阴厌阳移是物极必反的原理。《春秋感精符》云："阴厌阳移……极阴反阳，极阳反阴。"《说文解字》云："厌，压伏。"阴为水海柔伏，阳为火天刚浮，阴为下，阳为上，阴为散，阳为聚，故北方极为水，南方聚为陆，大陆漂移，际之可与不可分，故大陆漂移，板块之际，际为边界，产生地震，阴水伏则阳陆移。《素问·阴阳应象大论》云："阴静阳躁，阳生阴长，阳杀阴藏……寒极生热，热极生寒……故重阴必阳，重阳必阴……故曰：阴在内，阳之守也；阳在外，阴之使也……从阴引阳，从阳引阴；以右治左，以左治右，以我知彼，以表知里；以观过与不及之理，见微得过，用之不殆。"这是阴阳矛盾转化中的物极必反的原理。这里还有纯阳包阴、纯阴涵阳的含义，这是从表面到内在和一系列事物质量转化互变的道理。

### 9. 阴和阳合

《淮南子》云："阴阳相接，乃能成合。"《地理知本金锁秘》云："阴阳合德而卦生……纯阳不生，孤阴不化，此其阴阳未合其德……若刚柔有体、则阴交于阳，阳交于阴矣。三男三女，灿然成列。"对此，《素问·生气通天论》云："凡阴阳之要，阳密乃固。两者不和，若春无秋，若冬无夏；因而和之，是谓圣度。故阳强不能密，阴气乃绝；阳平阴秘，精神乃治，阴阳离决，精气乃绝。"明代张景岳之《类经图翼》云："阴阳尽而四时成，刚柔尽而四维成……阴阳相合，万象乃生……凡万物化生，总有二气……气有不同，万物适值其气，随其受而成其性。"说明了阴阳的合德和平秘会产生出新生事物，它从天象到地理而以至于人事。一切事物发展的起点都充满了阴阳相合，但是它们又总是走向了反面。阴阳离决，会从新生而走向衰老死亡。所以阴和阳合就会变化成为另一种变态的事物。

# 数术学中的图数精微理论

《周易》，乃传道之书，道理彰显于文字，文字肇于图书。故图者，数之聚，象之设，而理之寓也。汉代孔安国《论语注》尝云："河图者，伏羲氏王天下，龙马出河，遂则其文以画八卦。洛书者，禹治水时，神龟负文而列于背，有数至九，禹遂因而第云成《九类》。"

什么叫作图数？图，《说文》有"计画，难也"的记载。徐锴称"图画，必先规画也"。《康熙字典》谓"图象也"。这就是说，图就是象，也是画。画，《释名》有"画，挂也，以五色挂物象也"的表述。《正韵》称"卦，画也"。故画就是卦象，也是规画。因此，八卦也是八画。这可以见到以下根据。《礼含文嘉》云："地应以河图洛书，乃则象而作易。"《魏志·高贵乡公纪》云："包牺因燧皇之图，而制八卦。"《易·系辞》云："河出图，洛出书，圣人则之。"《尚书·序》云："八卦之说，谓之八索。"对此，《汉书·五行志》有伏羲"受河图，则而匦之，八卦是也"的记载。这就是说，燧人时代就有图象，人们已懂得了用规矩来画象。高昌绢画中伏羲、女娲手里拿着规矩表示画象。这就是包牺根据河图洛书来判定了八卦、八画、八索，因为有了规矩才能够成为方圆。说明了人们当时已经知道用规矩来画方圆，从而产生出画河图、洛书之象，并且从图象而得到了八卦、八画、八索。伏牺、包牺，即伏羲。

数，《汉书》有"自伏羲画八卦，由数起"的记载；《管子》有"疱牺制九数"的表述。《左传·喜公十五年》云："龟，象也；筮，数也。物生而后有象，象而后有滋，滋而后有数。"《国语·郑语》云："故先王以土与金、木、水、火，杂以成百物……平八索以成人，建九纪以立纯德，合十数以训百体，出千品，具万方，计亿事，材兆物，收经入，行姟极。"注云："八索、八体以应八卦……数极于姟也。"姟者，数也。《风俗通》云："十千曰万，十万曰亿，十亿曰兆，十兆曰经，十经曰姟。"故数极于姟。《易系辞》云："三五以变，错综其数，通其变，遂成天下之父。极其数，遂定天下之象，非天下之至变，其孰能与于此。"由此可知，在原始社会的伏羲时代，就已经出现了河图和洛书。河图和洛书把原始游牧民族长期对天象的观测，用原始数字的形式记载了下来，为中国古老的数术学提供了"数"的依据。伏羲画出八卦，是用了规矩来制定了九数。表证了任何事物都会产生出图象、象征，由于有了象征就会有滋展，最终产生了数术。数术从图起，从八卦、八索而产生十、百、千、万、亿、兆、经、姟之数，以至于无穷。所以，三五之道产生出三五之数，无穷之数，形成了天下一切事物的图象、象征的类型体系。从有穷至于无穷，就是从图到数，从数到图的自然辨证过程。这就是所探讨的图数精微。

## 1. 先天卦位

先天，此处系指伏羲所作之《易》。宋代罗泌在《路史·论三易》中称"伏羲氏之先天，神农易之为中天""黄帝易之为后天"。邵康节称《易》之先天、后天，其源于此。故《周易尚氏学》有"先天方位，乾南坤北，离东坎西，一阴一阳，相偶相对，乃天地自然之法象"之论。由此可知，先天八卦讲对待，言易之体。体现了天地间自然之象，反映了阴阳学说的精义，诚如《周易·说卦》所云："天地定位，山泽通气，雷风相薄，水火不相射，八卦相错，数往者顺，知来者逆，是故《易》逆数也。雷以动之，风以散之，雨以润也，日以烜之，艮以止之，兑以说之，乾以君之，坤以藏之。"又云："神也者，妙万物而为言者也。动万物者莫疾乎雷，挠万物者莫疾乎风，燥万物者莫熯乎火，说万物者莫说乎泽，润万物者莫润乎水，终万物始万物者莫盛乎艮，故水火相逮，雷风不相悖，山泽通气，然后能变化，即成万物也。"先天八卦讲对待，以阴阳的对立统一立论，但对待亦有流行，显示事物发展的螺旋周期规律。从先天八卦位图先天八卦配数中可见，从上起向左数为一、二、三、四，从右向下数为五、六、七、八（图1）。此即《易·说卦》"八卦相错，数往者顺，知来者逆，是故《易》逆数也"。

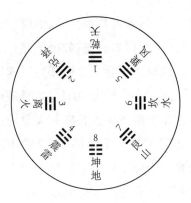

图1　先天八卦位图

　　宇宙的基本概念是时间与空间。时空又是物质存在与运动的基本形式。"在天成象，在地成形"，这是古人在时空观念上的基本归纳。日归于西，故起明于东；月归于东，故起明于西。"日月往来"则是古人极为原始的时间观念。于是，"山泽通气"，与"雷风相薄"构成一幅地方平面图，即兑巽艮雷四维图。然后加上"天地定位"与"水（月）火（日）不相射"所构成的天图立体的平面投影图，即乾坤离坎，于是"原始方位图"形成。天圆代表时间，地方代表空间，于是，它又是一幅"原始时空图"。即补后世易学称为"先天八卦图"。对此，先师陈维辉公认为：阴阳的变化而推演八卦，先天卦位是代表空间变化的一种方程式。先天图数是表示了混沌时候宇宙起始形成的规律。图象说明了，清气上升而形成天空，宇宙尘凝集而形成了星宿。大地地壳构造运动变成山峰河泽，雷电风雨交加在海中形成核酸，大海动荡和火山喷发产生了生命。每个卦象代表了一定的数，数才是宇宙和谐的规律，不过易数是逆数，它代表了走向反面之否定自己的函数。

### 2. 后天卦位

　　《周易·说卦》云："帝出乎震，齐乎巽，相见乎离，致役乎坤，说言乎兑，战乎乾，劳乎坎，成言乎艮。万物出乎震，震东方也。齐乎巽，巽东南也。齐也者，言万物之絜齐也。离也者，明也。万物皆相见，南方之卦也。圣人南面而听天下，向明而治，盖取诸此也。坤也者，地也。万物皆致养焉，故曰致役乎坤。兑，正秋也，万物之所说也，故曰说言乎兑。战乎乾，乾西北之卦也，言阴阳相薄也。坎者，水也，正北方之卦也，劳卦也。万物之所归也，故曰劳乎坎。艮，东北之卦也，万物之所成终，而所成始也。故曰成言乎艮。"《疏》云："震是东方之卦，斗柄指东为春，春时万物出生也……兑是象泽之卦……是西方之卦，斗柄指西，是正秋八月也……坎是象水之卦……正北方之卦，斗柄指北，于时为冬。"从图2可知，后天八卦讲流行，言易之用，体现了五行学说的精义。它反映了四时八节的推移，及万物所呈现的生长化收藏的变化规律。

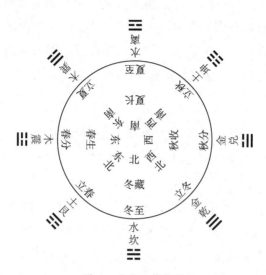

图 2  后天八卦位图

由此可见，《后天图》的时空模式，基本是以《易·说卦》的时空观念绘制形成的。如果说先天卦位只谈空间，后天卦位才是时空体系的方程式，并且它包括了三五至道。先天卦位谈天地，后天卦位谈天地人（生物），并且包括了时间、节气、空间、方位、五行等，这就把图数向前推进了一步，所以后世学者一般都采用后天卦位方程式。

综上所述，先天八卦乃"对待之体""易之本也"。后天八卦为"流行之用"，重在功用。后天八卦是由先天八卦相交后变换位置而成，乾坤中交，以中爻交于乾而成离；乾以中爻下交于坤而成坎，故离南坎北换去了先天乾坤的位置。坎离逆交，离以上爻下交于坎变成兑，坎以下爻上交于离变成震，故震兑代替了离坎原来的位置。四隅的卦各以两爻相互交，巽上两阳爻下交艮变成乾，艮以下两阴爻上交于巽变成坤。震兑则各以上下两爻互交而变成艮巽。皆含有对待交，阳下交，阴上交，阴阳互换的规律。亦即"天气下降，气流于地，地气上升，气腾于天"之意。显示了阴阳相交，生生不息。

### 3. 乾坤六子卦

《周易·说卦》云："乾，天也，故称乎父。坤，地也，故称乎母。震一索而得男。故谓之长男，巽一索而得女，故谓之长女。坎再索而得男，故谓之中男。离再索而得女，故谓之中女。艮三索而得男，故谓之少男。兑三索而得女，故谓之少女。"对此，程大昌《易原》有"索者求也，以阳求阴，以阴求阳。凡往而有求，则为索也……此之谓爻变也"的论述。由此可见，长放在下位，中放在中位，少放在上位，三爻都以阴阳来区别，从下往上来索求变化。于是人类产生了国家与家庭的起源。

### 4. 十二璧卦

璧卦的璧字，《白虎通》有"璧者，外圆象天，内方象地"的记载；《诗·卫风》有"如圭如璧"的表述。圭是观测日影长短，用来测时节。璧表示日月同璧，天、地、日、月运行的规律。璧又通于辟，辟就是君，所以，璧卦又称天子卦。十二璧是按阴阳相对进退的原则，选出十二个卦来代表十二月，以反映四时八节、十二月等阴消阳长的规律（图3）。所以又称十二消息卦，消息的含义是阳长为息，阴长为消。公元前173年西汉汝阴侯的天文占盘与仪器，公元前433年曾侯云漆箱上廿八宿，它们反映了璧卦的梗概。

《易通卦验》云："冬至，晷长一丈三尺，当至不至，则旱，多温病。未当至而至，则多病暴，逆心痛，应在夏至……立春，晷长丈一寸六分……春分，晷长七尺三寸六分……立夏，晷长四尺三寸六分……夏至，晷长一尺四寸八分……立秋，晷长四尺三寸六分……秋分，晷长七尺三寸六分……立冬，晷长一张一寸二分。"孙骏按："此律以晷影候病，厄通于《内经》五运六气矣。"《地理知本金锁秘》云："历以十二月为一周。自复而临而泰而壮而夬而乾，六阳月也。自姤而遁而否而观而剥而坤，六阴月也。"

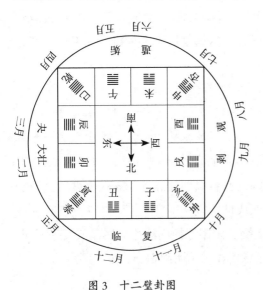

图3　十二璧卦图

由此可见，"璧"卦代表了玉璧，是日月五星运行的内涵。邵康节云："乾遇巽时观月窟，地逢雷处见天根。"坤为地，震为雷，地雷为复卦，又称天根。乾为天，巽为风，天风为姤卦，又称月窟。从十二璧卦图可知，十二璧卦是：十一月子，一阳初动于脚下，第一爻逐渐上升，是为复卦。五月午，一阴初动于脚下，第一爻逐渐上升，是为姤卦，一年各月从寅开始而右转，三阳开泰，日缠从亥开始，始于营室而左转。这就是地右转，天左转的道理。二至、二分、四立的日晷影长以分计，分别列于内方。其后，璧卦应用到天文、地理、医学、人事等诸方面去，均有很大的作用。对此，《素问·六节藏象论》有"天度者，所以制日月之形也；气数者，所以纪化生之用也"的论述。"天度"，是计算日月行程的迟速；"气数"，是标志万物化生之用的。

阴阳将宇宙万物按其不同属性分为两大类，但不是一分为二相互孤立的，而是阴中有阳，阳中有阴，阴阳相互联系、相互消长、相互转化。自然界的春夏秋冬四季、温热寒凉四气以及生长化收藏五种生化规律，都是阴阳相互消长转化的结果。从十二璧卦所揭示的阴阳消长规律看，亥时（周年中亥月、周日中亥时）气温最低（除去天地差转），六爻皆阴，卦象得纯坤；经子、卯两枢机之转枢，使阳气渐旺，阴气渐衰而得纯乾；又经午、酉两枢机之转枢，阴气又渐旺盛，阳气又渐衰降，故而再得纯坤。如此日复一日，月复一月，年复一年，周而复始地进行着阳升阴降，阴升阳降的阴阳消长转化运动。人是大自然界的产物，与自然界的阴阳变化有着同步节律。如一生的生、长、壮、老、已，一日的平旦气始升、日中气盛、日入气衰、夜半气入等，说明了人的一生或周日生命活动以及各脏腑的功能活动均有阳升阴降、阴升阳降的阴阳消长转化规律。人只有与自然界阴阳变化相顺应，才能阴平阳秘，身体健康。

### 5. 六十四卦

六十卦次序图是在伏羲先天八卦次序图的基础上逐层倍加而成的。故将最初的八卦扩展为六十四卦，是易学的主要内容。这六十四卦的组成是将原来的八卦两两组合而成。每一卦既是两个单卦，又是六个爻的组合体。六十四卦次序图之下三层，即伏羲八卦（或叫母卦），上三层即八卦各依其顺序而衍化成八八六十四卦（或叫子卦）。

《难易寻源》云："八卦因而重之，为六十四卦，是之谓小成。其易象次序是有一定的变化规律的。就六十四卦演进之地位言，则曰时；就其本身所含之刚柔符号言，则为物。每一类卦之第一卦，谓之首卦。第五卦曰游魂卦。第八卦称为归魂卦。六十四卦皆以基本符号'—'与'– –'，为其构成的原料，三五错综，不可方物。"

这就是说：八卦重叠成为六十四卦，易象是有次序变化规律的。爻的演变代表了地位进值，爻的阴阳变易代表了事物空间，八类各包括八卦。第一卦首卦为重复自己。第二卦走向反面，第一爻阴阳互变，逐步上升变到第五爻为止。第五卦下卦与首卦相反称为游魂卦。《易·系辞》称为"游魂为变"。第六卦变后，第七卦从上卦四爻变，第八卦下卦与首卦下卦相同称为归魂卦。

### 6. 六爻时位

《易》卦之画曰爻。六十四卦中，每卦六画，故称六爻。爻分阴阳，"—"为阳爻，称九；"– –"为阴爻，为六。《易·系辞》云："六爻之动，三极之道也。"孔颖达疏云："言六爻递相推动而生变化，是天、地、人三才至极之道。"又云："二与四同功而异位，其善不同，二多誉，四多惧，近也。柔之为道，不利远者。其要无咎，其用柔中也。三与五同功而异位，三多凶，五多功，贵贱之等也。其柔危，其刚胜邪。"表述的是每卦二与四、三与五这四个中爻的地位和功用。"二与四"，一卦中的第二爻和第四爻。"同功"，即二与四均是偶数、阴位。"异位"，对五而言，二距五远，四距五近。王象君位，距离五远近不同，而云"其善不同"。"三与五"，都是奇数、阳数，故曰"同功"，因五为君位，三为臣位，故曰"异位"。故《难易寻源》云："卦者，时也。爻者，位也。卦以存时，爻以示变，爻以适时之变也。是六位时行，周流六虚。"

动则观其变爻，视其应时。阳居阳位，阴居阴位，为当位，为得位，为吉。初爻（一爻）、三爻、五爻为阳位。二爻、四爻、上爻（六爻）为阴位；初爻、二爻、三爻为内卦，为体、为贞、为主、为下；四爻、五爻、六爻为外卦、为宾、为用、为晦、为上。由下至上的变卦谓已往，由上至下的变卦为将来，上为尊位，下为卑位，上两爻为天，下两爻为地，中间四爻为人事；初爻为不及，上爻为太过，下爻承上爻，上爻乘下爻。初爻为幼，上爻为老，五爻为君位，二爻为臣位，三、四两爻为内外相交之际，表示处于不定之位；初爻、上爻为事之外，二、三、四、五为事之中，其卦之下为头、为初、为凝、为潜、为端。其上为未，为战、为亢、为穷。卦之地位曰时，刚柔曰物。静卦为体为贞，动卦为用为悔，本卦为主，变（之）卦为客。

由此可见，六爻时位中的卦象是讲时间，爻位是讲空间，"爻"是指相交、校对、功效、变动的形式，爻表示空间变化，卦表示时间变化，爻代表六个方向时空状态。

### 7. 河图之数

《易·系辞》云："天一、地二、天三、地四、天五、地六、天七、地八、天九、地十。天数五，地数五，五位相得而各有合，天数二十有五，地数三十，凡天地之数五十有五。"又云："河出图，洛出书，圣人则之。"《易原》云："其书言七八之象，九六之变，皆以十五为宿，盖于图乎得之也。"《知地理本金锁秘》云："原河图之数，其数五十有五，洛书之数，四十有五，合计共为一百，此天地之全数也……图则生数居内，成数居外……而阴阳相包之理，三极互根之道。"《难易寻源》云："天一生水，地六成之。地二生火，天七成之。天三生木，地八成之。地四生金，天九成之。天五生土，地十成之。"《周易函书约存》云："大衍，圆方之原，大衍勾股之原……河图加减之原，洛书乘除之原。"明代张景岳在《类经图翼》中云："天圆径一而围三，三各一奇，故曰参天。三三而九，阳数从此而流行。地方径一而围四，四为二偶，故曰两地，二四合六，阴数从此而凝定，三二相合，是为五数，故图书之数，皆以五居中也。河图以天一生水，一得五而六，故地以六成之而居北；地二生火，二得五而七，故天以七成之而居南；天三生木，三得五而八，故地以八成之而居东；地四生金，四得五而九，故天以九成之而居西；天以五生土，五得五为十，故地以十成之而居中。生数为主而居内，成数为配而居外，此则河图之下数也。"

综上所述，天数为奇数，地数为偶数。生数在内，成数在外。河图一、三、七、九为二十；二、四、六、八为二十。加上十、五之数，正好是五十五数。河图之数由图而起（图4）。所以，河图是

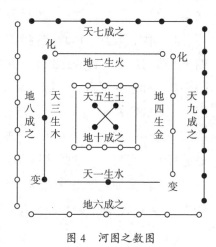

图 4　河图之数图

古代算盘的起源，河图是加减之原。如果把5作为算盘上盘一粒，加上下盘一粒，就会明白为什么天一生水，地六成之，河图为圆方之原，就是勾股之原理。解方圆必然引申到三角。因为，径七，圆周二十二，方二十八，圆方相加为五十。如果勾三，股四，弦五，其平方和各数相加也为五十。这就是从图到数，从数又到五行。一切都是有条不乱地形成整体观。大衍之数五十，就是以五为衍母，五乘十为五十。二五之精，妙合而凝。把二五为十，把十分成一、九，二、八，三、七，四、六，五、五都是十。

### 8. 洛书之数

《难易寻源》云："洛出书，圣人则之。载九履一，左三右七，二四为肩，六八为足，五居其中，阴居四维。阳居四正。虚其中十，众妙之门，是为九宫。顺则相生，逆则相克。一变生水，六化成之。二化生火，七变成之。三变生木，八化成之。四化成金，九变成之。五变虚位，为演母也。变通配四时，阴阳之义配日月，变通莫大乎四时，悬象著明莫大乎日月。日往则月来，月往则日来，日月相推，而明生焉。一年四季，周而复始，历象则由此推出。太阳七色。一白坎，二黑坤，三碧震，四绿巽，五中黄，六白乾，七赤兑，八白艮，九紫离，九宫八卦代表太阳七色。"《地理知本金锁秘》云："原河图之数，其数五十有五。洛书之数，四十有五，合计为一百，此天地之全数也。"故胡煦《周易函书约存》有"洛书乘除之原"之论述；吴光耀《河图洛书大义》有"河图洛书，本阴阳一气所生，八卦、九宫、十干、十二支、五声、十二律，一切盈虚消息之理。河图为之阳，洛书为之阴，证诸其物之象之类、之气、之德、之理，然后及数"的论述。《后汉书·张衡传》有"且律、历、卦、候、九宫、风角数有徵效，世莫肯学"的记载。由此可知，洛书为四十五数，历象五行从此产生，并且古人已知太阳有七色了。

八卦标志在远古时，将大地分成八个方位，这八个方位正好可安放在井字格中。井字格中共有九个区域，这样便产生了中央的概念，中央加上周围的八个方位，便形成了九州、九野、九宫的划分。井在远古一个重要的作用是进行天文观测，井的圆筒相当于窥管和望远镜，此即"坐井观天"之语源。洛书是乘除之原。从井形九州格中可知，四直线相乘为五之倍数。四角乘中数为十的倍数；纵横斜相加十五。河图加洛书共为一百整数（图4）。

### 9. 大衍之数

《易·系辞》云："大衍之数五十，其用四十有九。分而为二以象两，挂一以象三，揲之以四以象四时，归奇于扐，以象闰，五岁再闰，故再扐而后挂……乾之策二百一十有六，坤之策百四十有四，凡三百六十。当期之日，二篇之策，万有一千五百二十，当万物之数也""大衍之数五十"。意谓演天地之数，所赖者五十，即由一至十这十个天地之数的总

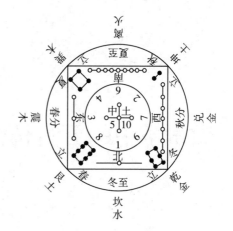

图 5　洛书之数图

和。《易·系辞》所讲的"大衍之数五十"，实为"五十有五"，是古书上脱掉"有五"二字。"其用四十有九"，指用四十九根箸草而不用五十五根。因五十五是自然数，筮法是人为的。"其用四十有九"，是因四十九根经四营三易的结果得出七、八、九、六，其后方成卦。于是有了"分而为二以象两，挂一以象三，揲之以四以象四时……当万物之数"。

《素问·上古天真论》云："女子七岁，肾气盛……七七任脉虚。丈夫八岁，肾气实……八八则齿发去。"《素问·天元纪大论》云："天以六为节，地以五为制，周天气者，六期为一备，终地纪者，五岁为一周……五六相合，而七百二十气为一纪，凡三十岁，千四百四十气，凡六十岁而为一周。"《类经图翼》云："若以阴阳之次第老少参之，则老阳为一而数九，少阴位二而数八，少阳位三而数七，老阴位四而数六……合河洛二数，共成一百，乃为天地自然之全数……小衍为十，两其五也；大衍五十，十其五也，故又曰五为数祖。邵子曰：天地之本起于中，夫数之中者，五与六也。五居一、三、七、九之中，故曰五居天中，为生数之祖；六居二、四、八、十之中，故曰六居地中，为成数之主……惟是数之为学，圆通万变……亦有能逃于数之外者否乎……则天地特数中之一物耳……象数之多，可因一而推矣。"由此可见，二个五为小衍，十个五为大衍。

# 数术学中的五行精微理论

五行学说是古人在生活实践中，通过对自然界长期的观察与体验而概括出来的。为了便于掌握和说明事物的变化规律和内在联系，就应用人们所熟悉的日常生活中的五种物质：木、火、土、金、水为代表，并以五者间相互资生、相互制约的关系，来阐述事物复杂的变化，于是形成了五行学说。

五者，《增韵》云："中数也。"《易·系辞》云："天数五，地数五，五位相得，而各有合。"意谓天地之数各五，五数相配，以合成金、木、水、火、土。对此，《类经图翼》有"第人知夫生之为生，而不知生中有克，知克之为克，而不知克中有用，知五之为五，而不知五之中，五五二十五，而复有互藏之妙焉"的论述。《易原》有"图书之写造化，因皆天地五行之数矣……五行生克之原"的记载。行者，《广韵》云："适也，往也，去也。"《康熙字典》谓："道也。"《玉篇》谓："行，迹也。"故《白虎通·五行》有"五行者，谓金、木、水、火、土也。言行者，欲为天行气之义也"的记载；《协纪辨方书》有"行者也，言其行于地也。质行于地，而气通于此数之有五焉。故曰：五行"的论述。由此可知，五行是从天地的五数配合，产生了木、火、土、金、水。五数是中数，它反映了生克之原。五行实质上就是五种符号的代数。它的性质具有运动的行迹，或者特定的系列和素质的集合，它还代表了时空，因果关系。因而，它是元素模型，也是系统论的模式。

五行为什么分为金、木、水、火、土呢？水者，《说文》有"准也。北方之行，象众水丛流，中有微阳之气"的记载；《释名》云："水，准也，准平物也。"《尚书·洪范》有"五行，一曰水……水曰润下"的表述。故《白虎通·五行》云："水位在北方，北方者，阴气在黄泉之下，在养万物。水之为言准也，养物平均，有准则也。"火者，《说文》有"毁也，南方之行，炎而上，象形"的记载；《尚书·洪范》有"二曰火……火曰炎上"的表述。故《白虎通·五行》云："火在南方，南方者，阳在上，万物垂枝。火之为言委，随也。言万物布施，炎之为言化也，阳气用事，万物变化也。"木者，《说文》有"冒也，冒地而生，东方之行"的记载；《尚书·洪范》有"三曰木……木曰曲直"的表述。故《白虎通·五行》云："木在东方，东方者，阴阳气始动，万物始生，木之为言触也，阳气动跃，触地而出也。"金者，《说文》有"从革不违西方之行"的记载；《尚书·洪范》有"四曰金……金曰从革"的表述。故《白虎通·五行》云："金在西方，西方者，阴始起，万物禁止。金之为言，禁也。"土者，《说文》有"地之吐生物者也……象地之下，地之中物出形也"的记载；《尚书·洪范》有"五曰土……土爰稼穑"的表述。故《白虎通·五行》云："土在中央，中央者吐，土主吐含万物，土之为言，吐也。"

由此可知，木、火、土、金、水为五行，他们是有一定的时空系统气质和元素的集合群。诚如《类经图翼》所云："五行者，水火木金土也。五行即阴阳之质，阴阳即五行之气，气非质不立，质非气不行。行也者。所以行阴阳之气也。"由此可见，五行是根据取类比象的思维方法来归纳世界万物的，五行的象正如《尚书·洪范》所云："五行，一曰水，二曰火，三曰木，四曰金，五曰土。水曰润下，火曰炎上，木曰曲直，金曰从革，土爰稼穑。"文中所表述的是：以寒润下行为水象；以阳热上炎为火象；以生发柔和为木象；以清肃坚劲为金象；以长养变化为土象。中医学中的五行也是这五种不同属性的抽象概括。《黄帝内经》就是根据五行的取类比象的思维方法，建立了中医五行学说理论体系。即以五脏为主体，外应五方、五时、五气，内系五脏、五体、五官等五个功能活动系统，及五行之间的生克、乘侮、承治、亢害、病药、制化关系，来阐明人体生命活动的整体性及周围环境的统一性。

## 1.五行生克

五行中有特定的资生与克制的关系。如《类经图翼》云："故其相生者言，则水以生木，木以生火，火以生土，土以生金，金以生水。自其相克者言，则水能克火，火能克金，金能克木，木能克土，土能克水。"它所反映的是以"在河图以顺生为序，在洛书以逆克为序"的客观规律。

生，《玉篇》云："产也。"《谷梁传·庄公二年》云："独阴不生，独阳不生，独天不生，三合然后生。"这就是说，五生相生是产生、资生、助长的概念。它又分为两个方面，生我者为母为恩，我生者为子为亲，它揭示的是以河图顺行方向为生的规律。克，《说文》云："能胜此物，谓之克也。"《诗·小雅》云："既克有定，靡人弗胜。"这就是说，五行相克是克定、克服、制胜的概念，它又分为两个方面，克我者为才为仇，我克者为贵为难。即洛书逆行的方向为克的规律。

综上所述，相生就是相互滋生、相互促进的意思。五行学说认为自然界各种事物在其运动、发展、变化过程中，不是彼此孤立，而是相互影响、相互联系着的。相生，就是这种联系的表现之一，它的次第是：木生火，火生土，土生金，金生水，水生木。五行相生亦有取类比象之义，是泛指事物运动变化中的一种相互促进的关系。相克，就是相互克伐、相互制约的意思，又谓相胜。相克是事物在其运动、发展、变化过程中相互联系的另一表现。它的次第是：木克土，土克水，水克火，火克金，金克木。故《素问·宝命全形论》云："木得金而伐，火得水而灭，土得木而达，金得火而缺，水得土而绝，万物尽然，不可胜竭。"

根据五行相克关系的次第，又演化为"所胜"与"所不胜"的关系。五行的每一行都有"克我"与"我克"两个方面。我克者为我所胜，为贵为难，克我者为我所不胜，为才为仇。

相生和相克，为事物发展不可分割的两个方面。没有生，就没有事物的发生和成长；没有克，就不能维持正常协调下的变化和发展。因此，必须是生中克，克中有生，才是事物发展的正常现象，正如张介宾所云："造化之机，不可无生，亦不可无制，无生则发育无由，无制则亢而为害。"

五脏之间的相克关系，保证了五脏功能活动的正常。如《素问·五脏生成》谓心"其主肾也"，肺"其主心也"，如肾水上交心火，可防止心火的上炎；心火能制约肺金，故心为肺之主，如心火的阳热，可抑制肺气太过；肺金能制约肝木，故肺为肝之主，如肺气清肃下降，可抑制肝阳上亢；肝木能制约脾土，故肝为脾之主，如肝气条达，可疏泄脾气的壅滞；脾能制约肾水，故脾为肾之主，如脾气运化，能防止肾水泛滥。上述五脏之间的制约关系，说是用五行相克来说明的。

## 2. 五行乘侮

五行中因偏盛偏衰而产生了乘侮的关系。《命理探源》引徐大升语："金赖土生，土多金埋；土赖火生，火多土焦；火赖木生，木多火炽；木赖水生，水多木漂；水赖金生，金多水浊。金能生水，水多金沉；水能生木，木多水缩；木能生火，火多木焚；火能生土，土多火晦；土能生金，金多土弱。金能克木，木坚金缺；木能克土，土重木折；土能克水，水多土流；水能克火，火炎水灼；火能克金，金多火熄。金衰遇火，必见销镕；火弱逢水，必为熄灭；水弱逢土，必为淤塞；土衰逢木，必遭倾陷；木弱逢金，必为砍折。"

乘，《康熙字典》云："胜也。"《周语》云："乘人不义，凌也。"意谓五行相乘是乘胜、乘袭、消灭的意思。它又分为两个方面，乘我者为夭，我乘者为折。例如火弱逢水，必为熄灭，以乘我者为夭。又如木能克土，土重木折。以我乘者为折。侮，《集韵》云："慢易也。"《扬子方言》云："侮，贱称也。"意谓五行相侮是轻侮、卑贱、浊晦的概念。它又分为两个方面，侮我者为浊，我侮者为晦。例如：水赖金生，金多水浊，为侮我者。又如：火能生土，土多火晦，为我侮者。

由此可见，五行的生克制化，反映着事物发展的正常关系。相乘，就是乘虚而袭之意；相侮，就是恃强凌弱之意。相乘和相侮，都由于五行中的某一行的太过或不及致使制约超过了正常限度，事物之间失去正常协调关系的反常现象。对此，《素问·五运行大论》有"气有余，则制己所胜而侮所不胜，其不及，则己所不胜侮而乘之，己所胜，轻而侮之。侮反受邪，侮而受邪，寡于畏也"的记载。意谓相乘就是五行相克过极的一种异常变化。即所谓金弱遇火即销镕，火弱逢水为熄灭，水弱逢土为淤塞，土衰逢木必倾陷，木弱逢金必砍折等关系。如在中医学中的脏腑关系中，肝旺脾虚，便有倾陷之灾，出现纳差、腹胀、便溏诸症。肺虚心旺便有销镕之危，出现咯血等虚损疾病。在运气学说中则表达为：木为发生，火为赫曦，土为敦阜，金为坚成，水为流衍。五行相侮，是指五行反克的一种异常变化。即所谓金能克木，木坚金缺；木能克土，土重木折；土能克水，水多土流；水能克火，火炎水灼；火能克金，金多火熄等关系。

五行乘侮的理论主要说明病理变化及其传变规律。例如，五脏外应四时，所以有六气发病的规律，一般是主时之脏受邪发病，但也有所胜和所不胜之脏受邪发病的。如《素问·六节藏象论》云："苍天之气，不得无常也，气之不袭，是谓非常，非常则变矣……变至则病，所胜则微，所不胜则甚，因而重感于邪则死矣。"又如五脏病的传变，也常依循生克乘侮的规律相传。对此，《素问·玉机真脏论》云："今风寒客于人，使人毫毛毕直，皮肤闭而为热，当是之时，可汗而发也……弗治，病入舍于肺，名曰肺痹，发咳上气；弗治，肺即传而行之肝，病名曰肝痹……弗治，肝传之脾，病名曰脾风发瘅……弗治，脾传之肾，病名曰疝瘕……弗治，肾传之心，病筋脉相引而急，病名曰瘛……弗治，满十日法当死。肾因传之心，心即复反传而行之肺，发寒热，法当三岁死，此病之次也。"肺传肝，即金乘木，肝传脾，即木乘土，脾传肾，即土乘水，肾传心，即水乘火，这就是依据五行相胜的五行传移规律而传变，也就是所谓"传其所胜"。其他如利用五行学说的乘侮关系来预测疾病的预后。如《素问·玉机真脏论》有"五脏受气于其所生，传之于其所胜，气舍于其所生，死于其所不胜。病之且死，必先传行，至其所不胜，病乃死。此言气之逆行也，故死。肝受气于心，传之于脾，气舍于肾，至肺而死；心受气于脾，传之于肺，气舍于肝，至肾而死；脾受气于肺，传之于肾，气舍于心，至肝而死；肺受气于肾，传之于肝，气舍于脾，至心而死；肾受气于肝，传之于心，气舍于肺，至脾而死，此皆逆死也。一日一夜五分之，此所以占死生之早暮也"的记载。这种根据乘侮之所胜、所不胜来推测疾病预后的方法，在《黄帝内经》中有很多记载。

### 3. 五行承治

五行承治，是指五行相互承受、治用、中和。《难易寻源》云："抑强扶弱，损多益寡，泄有余，补不足，制太过，化不及，致中和之要诀耳。金旺得火，方成器皿；火旺得水，言成即济；水旺得土，言成池沼；土旺得水，疏通生物；木旺得金，方成栋梁。强金得水，方挫其锋；强水得木，方泄其势；强木得火，方化其顽；强火得土，方止其焰；强土得金，方制其壅。"故《类经图翼》云："阴阳相合，而生成之道存乎于中……所谓克中之用者，如火之炎炽，得水克而成即济之功。金之顽钝，得火克而成锻炼之器。木之曲直，得金克而成斩削之材。土之旷墁，得木克而见发生之化。水之泛滥，得土克而成堤障之用。此其所以相克者，实又以相成也。"故承乃"由微而著，更相承袭"之意。治乃"少而理曰治"之谓。五行承治是治用，承治的意思。

诚如《素问·六微旨大论》所云："承乃制，制则生化。"意谓相承之气可以制约，制用以达到中和。

### 4. 五行亢害

五行亢害，是指走向对立面的转化关系。对此，《素问·六微旨大论》云："亢则害……害则败乱。"意谓亢盛无制，则生化之机败坏紊乱。对此，《素问玄机原病式》尝云："所谓木极似金，金极似火，火极似水，水极似土，土极似木者也。故曰：亢则害，承乃制。谓己亢过极，则反似胜己之化也。"由此可见，五行亢害是走向反面的规律。

### 5. 五行病药

五行病药，是指知五行之病而用药，即关于五行病药的规律。古语"有病方为贵，无伤不是奇"，意谓不可能全求中和，伤病是客观存在的，问题是知病用药。诚如《神峰通考》所云："盖人之造化，虽爱中和，一一于中和，则安得探其消息……是则土为诸格之病，俱喜木为医药，以去其病也。"

《神峰通考·雕、枯、旺、弱四病说类》云："何以谓之雕也？如玉虽至宝也，而贵有雕琢之功；金虽至贵也，而贵有锻炼之力；苟玉之不雕，虽曰：荆山之美，则为无用之玉也；金之不炼，虽曰丽水之良，则为无用之金也。何以谓之枯也？风霜之木，春华之至可观焉；旱魃之苗，得雨之机难遏也；故冲霄之羽健，贵在三年之不飞；惊人之声雄，贵在三年之不鸣。是以清凉之候，恒伸于炎烈之余；和煦之时，每收于苦寒之后。何以谓之旺也？群芳苗长可观，植木之光辉，万物之凋零，可谦；其金之肃杀，是以各全其质，各见其形。何以谓之弱也？雨露不足，则物性为之消磨；血气不足，人身为之羸瘦；天根可蹑，六阳之弱可闻乎；月窟可探，六阴之弱可究也。"意谓五行之病，应当有雕刻之治，雕、枯、旺、弱四病都有一定法则可寻。鉴于此，《神峰通考·损、益、生、长四药说类》云："何以谓之损？损其有余也。何以谓之益？益者，益其不及也。何以谓之生？六阳生处，真为生也。何以谓之长？春蚕作茧，木气方敷；夏热成炉，炎光始著。"意谓四病为盛坚者雕之，屈曲者伸之。旺相者杀之，弱否者泰之。四药为调整太过、不及。损者，损其太过；益者，益其不足；能生者真生；能长者真长。如《黄帝内经》有"六气之复"说。六气，即风、热、火、湿、燥、寒六气。复，即报复，恢复。"六气之复"，即在六气偏胜情况下，而产生的复会。如，风木太过，木克土，土生金，金复克木，故子复母气，燥气来复。由于六气有胜有复，所以六气才能始终维持在一个正常有序的状态之下，而有利于自然生命的正常生长。六气之复，实际上是自然界气候变化的一种稳态调节现象。

### 6. 五行制化

五行制化是五行相生次第中，任何相邻三者生克关系的总结。对此，《类经图翼》云："母之败也，子必救之。如水之太过，火受伤矣，火之子土，出而制焉；火之太过，金受伤矣，金之子水，出而制焉；金之太过，木受伤矣，木之子火，出而制焉；木之太过，土受伤矣，土之子金，出而制焉；土之太过，水受伤矣，水之子木，出而制焉。盖造化之机，不可无生，亦不可无制。"《星平会海》云："得用以制其克者，其凶可免。得恩以化其克者，反凶为吉。虽定于生克而吉凶之变，实迁于制化矣。""又有制而不不能制者，其制也。有化而不能化者，反化其化也。例如，火命用土以制水，而有木以克土，则土不能以制水矣。用水以化火，又以金以傥水，是水岂能为木之所化乎。有生中不生，克中不克者，有不生却生，不克却克者。生中不生，如水能生木，或木被金伤之重者，木即无气，不受水生，或水被土伤之甚者。水即无气，不能生木，故水木虽若相生，而何相生之有，是谓生中不生，不可遽谓其生也……克中不克，如土能克水，水得金生之力者。水生乘旺，土不能克。或土被木克之甚者，土即受伤无力克水，故水土虽若相克，而相克之有，是谓克中不克，不可遽谓其克也。不生却生，如金逢火制，本不能生水者也，或土来入垣，反火生土，而土生金，则金却能生水矣。非生却生者乎。又土不能以生水，而土旺实能生金，却能生水矣。非不生却生者乎。又土不能以生水，而土旺实能生金，则土能生金，亦能生水，是亦不生却生者也。不克却克，如土逢木制，本不能以克水者也。或火来入垣，反为木生火，而火旺实能克金，则金不能以生水，而水亦受火之克，是亦不克却克者也。有克而敢克……有生犹未生，克能胜生，而致于克者。自克原无克，生能挡克，而亦致于克者……生生者不生生，而不生生者能生生；克克者不克克，而不克者能克克。"

184

# 数术学中的干支精微理论

　　干支甲子是古人纪事年、月、日、时的工具。干者，幹也；支者，枝也。《淮南子·主术训》云："枝不得大于干。"古人最早用"干"纪日，用"支"纪月。从阴阳属性上看：日为阳，月为阴；阳为天，阴为地，所以"干"又称为"天干"，"支"又称为"地支"。天干有十：甲、乙、丙、丁、戊、己、庚、辛、壬、癸。地支有十二：子、丑、寅、卯、辰、巳、午、未、申、酉、戌、亥。干支的次第先后，并不是随便排列的，亦非止于数字符号，根据《说文》《史记·律书》和《汉书·律历志》的解释，它是内含生机，寓有生物的生、长、化、收、藏、再生长之义，决非数字的胪列，而就用到医学上，就与季节、方位、脏腑功能、治疗方法等密切地结合起来了。

　　干支的应用有二：①干支配阴阳：天干地支各有其阴阳属性，顺着其次序，单数属阳，双数属阴，即奇数为阳，偶数为阴。天干中：甲、丙、戊、庚、壬为阳，乙、丁、己、辛、癸为阴。地支中：子、寅、辰、午、申、戌为阳；丑、卯、巳、未、酉、亥为阴。②干支配五行：天干配五行有两种方法。一种是用以配属方位的，即东方甲乙木，南方丙丁火，中央戊己土，西方庚辛金，北方壬癸水。另一种是用以运气配属的，即把十天干的阴阳干重新组合，而具有另外的属性，这在五运的变化上，叫"天干化五运"，即甲己化为土，乙庚化为金，丙辛化为水，丁壬化为木，戊癸化为火。地支配属五行亦有两种配属方法。一种是用以配属方位的，寅卯东方木，巳午南方火，申酉西方金，亥子北方水，辰、未、戌、丑中央土。另一种是用于运气配属的，即丑未为土，卯酉为金，辰戌为水，巳亥为木，子、午、寅、申为火，地支配属三阴三阳，则子午少阴君火，寅申少阳相火，丑未太阴湿土，卯酉阳明燥金,辰戌太阳寒水,巳亥厥阴风木。

十天干与十二地支相配合,就叫甲子,是以天干一干甲、地支一支子命名的,故《素问·六微旨大论》云:"天气始于甲,地气始于子,子甲相合,名曰岁立,谨候其时,气可与期。"天干往复轮周六次,地支往复轮周五次而构成六十年一个周期。前三十年包括七百二十节气,是为一纪,后三十年亦有七百二十节气,凡一千四百四十节气,共计六十年。由此可见,干支甲子反映了天文、历法、气象、物候的运动变化规律,体现了天人相应的深刻内涵和人体生命的自然信息。

### 1. 天元阴阳

《三令通会》云:"甲乙其位木,行春之令,甲乃阳内而阴尚包之,草木始甲而出也。乙者,阳过中,然未得正,方尚乙屈也,又乙轧也。万物皆解孛甲,自抽轧而出之。丙丁其位火,行夏之令。丙乃阳上而阴下,阴内而阳外,阳丙其强,适能与阴气其丁,又丙,炳也,万物皆炳然著见而强大。戊己其位土,行周四季,戊阳土,己阴土,又戊茂也,己起也,万物含秀者,抑屈而起也。庚辛其位金,行秋之令,庚乃阴干阳,更而续者也。辛乃阳在下,阴在上,阴干阳极于此,庚更故也。壬癸其位水,行为之令。壬之言任也,壬乃阳生之位,壬而为胎,万物怀妊于壬。癸者,揆也,天令至此,万物闭藏,怀妊于其下,揆然萌芽。此天之道也。"故《难易寻源》云:"甲,介也、孚也、坼也,为松柏木。乙,芽也、仁也、屈也,为花草木。丙,明也、炳也、热血也,为太阳火。丁,心也、强也、心灵也,为灯光火。戊,茂也、高原也、厚也,为泰山土。己,己也,起也、卑湿也,为田园土。庚,庚也、横也、续也,为斧斤金。辛,新也、经济也、为珠宝金。壬,任也、妊也,为大海水。癸,揆也、度也,为雨露水……东方甲乙木,西方庚辛金,南方丙丁火,北方壬癸水,中央戊己土。"故天干又称天元,它是以十干为循环的符号,这种符号代表的是时空体系。

### 2. 地元阴阳

《诹吉述正》云:"子者,北方至阴,寒水之位,而一阳始生,壬而为胎,子之为之,此十一月之辰也。至丑,阴尚执而纽之,又丑阴之也,助也,谓十二月终始之际。以结纽为名焉。寅,正月也,阳已在上,阴已在下,人始见之时,故律管飞灰以候之,可以述事之始也。卯,茂也,言二月阳气盛而孳茂。辰者，阳已过半，三月之时，物尽震而长，又辰震也。巳者，四月正阳而无阴也，自子至巳，阳之位，阳于是尽，又巳起也，物毕尽而起。午者，阳尚未屈，而阴始生而为主，又午长也，大也，物至五月皆丰满长大也。未，六月木已种而成矣，又未昧也，物成而有味，与辛同意。申者，七月之辰，申阳所为而已，阴至申，则上下通而人始见白露叶落，乃其候也。酉者，日入之时，乃阳正中，八月也，又酉緧也，万物皆緧緧收敛。九月戌，阳未即也，然不能事浅藏于戌，戌乃乾位，戌为天门故也，双戌灭也，万物者皆衰灭。十月亥，纯阴也，又亥劾也，言阴气劾杀万物。此地之道也。"而《难易寻源》云："子，孳也，子也。丑，纽也，助也。寅，演也，律也。卯，盛也，蕃也。辰，库也，奋也。巳，起也，焚也。午，明也，壮也。未，昧也，墓也。申，伸也，治也。酉，緧也，就也。戌，灭也，衰也。亥，劾也，畜也……东方寅卯木，西方申酉金，南方巳午火，北方亥子水，辰戌丑未土。"故地支又称地元，它是以十二支为循环的符号。这种符号，也代表了时空体系。

干支相合的应用，主要是通过天干和地支相配以纪时。天干十数与地支十二数相配，天干往复排演六次，地支往复排演五次，便构成六十轮甲子一周。就我国历纪干支仪表上以干支为周天刻度之读数，反映了地球绕日运转的时间和空间的标志，以干支作为纪年、月、日的岁时表号和实测是完全一致的。只要掌握六十周环周法，便可用以纪年、月、日、时。

月的干支推算，月干和月支有所不同，月支是固定不变，沿用汉太初历正月建寅，而月干是用年干推演出来的，即年上循月。因十二地支配十二生肖，寅属虎，故其法称"五虎建元"。具体推算可用"五虎遁诀"："甲己之年丙作首，乙庚之岁戊作头，丙辛之年从庚算，丁壬壬寅正月求，戊癸甲寅建正月，十干年月顺行流。"

干支纪日法，据历史学家从甲骨文的研究，在春秋以后，至少在周幽王元年（公元前1776年）十月辛卯日起至今，从来没有错乱或间断过，共两千六百多年的记载。推算方法较为复杂，可从《万年历》查出相应干支日。

时干支的推算，纪时的地支固定不变，它是将每日太阳周日视运动长度分成十二等分求得。以每日太阳相对垂直标杆上投影最短时为午正之时，该时历两小时。午正与子正中分为卯正和酉正之时，如是即可分出每日十二辰。以此可根据该日的日天干起时。因十二辰与十二生肖相配，子属鼠，十二辰起于子时，故称"五子建元"。运用有"五鼠遁诀"："甲己还加甲，乙庚丙作初，丙辛推戊子，丁壬庚子居，戊癸推壬子，时之定不移。"

二十八宿是古天文学上的星座位次，太阳在地球一年间移行的大圈，谓之"黄道"，即地球轨道面与天球相交而成的大圈。"黄道"取比较固定的恒星以标志天体的部位，于是有了二十八宿的名称。即自东南方起向北向西，而南而东，复会于东南方。以角、亢、氐、房、心、尾、箕为东方七宿；斗、牛、女、虚、危、室、壁为北方七宿；奎、娄、胃、昴、毕、觜、参为西方七宿；井、鬼、柳、星、张、翼、轸为南方七宿。古文献《太始天元册》有"太虚寥廓，肇基化元，万物资始。五运终天，布气真灵，总统坤元，九星悬朗，七曜周旋，曰阴曰阳，曰柔曰刚，幽显既位，寒暑弛张，生生化化，品物咸章"及"丹天之气，经于牛、女戊分；黅天之气，经于心、尾己分；苍天之气，经于危、室、柳、鬼；素天之气，经于亢、氐、昴、毕；玄天之气，经于张、翼、娄、胃。所谓戊己分者，奎、壁、角、轸，则天地之门户也。夫候之所始，道之所生，不可不通也"的记载；《素问·天元纪大论》有"甲己之岁，土运统之；乙庚之岁，金运统之；丙辛之岁，水运统之；丁壬之岁，木运统之；戊癸之岁，火运统之"的表述。由此可知，天干五合是指天干之间相合而生五行关系。

# 从图数精微理论谈天癸形成的机制

"法于阴阳，和于术数"，是《黄帝内经》的核心理论，而"形与神俱"是中医学所追求的终极目的。今天要谈天癸形成原理，则必须从学师陈维辉公图数精微理论谈起。

## 一、图数精微理论简介

《周易》，乃传道之书，道理彰显于文字，文字肇于图书。故图者，数之聚，象之设，而理之寓也。汉代孔安国《论语注》尝云："河图者，伏羲氏王天下，龙马出河，遂则其文以画八卦。洛书者，禹治水时，神龟负文而列于背，有数至九，禹遂因而第云成《九类》。"而孔安国所述，乃古代关于河络的传说，但也说明了河络学说的产生具悠久的历史了。

什么叫作图数？图，《说文》有"计画，难也"的记载，徐锴称"图画，必先规画也"。《康熙字典》谓"图象也"。这就是说，图就是象，也是画。画，《释名》有"画，挂也，以五色挂物象也"的表述。《正韵》称"卦，画也"故画就是卦象，也是规画。因此，八卦也是八画。这可以见到以下根据，《礼含文嘉》云："地应以河图洛书，乃则象而作易。"《魏志·高贵乡公纪》云："包牺因燧皇之图，而制八卦。"《易·系辞》云："河出图，洛出书，圣人则之。"《尚书·序》云："八卦之说，谓之八索。"对此，《汉书·五行志》有伏羲"受河图，则而匣之，八卦是也"的记载。这就是说，燧人时代就有图象，人们已懂得了用规矩来画象。高昌绢画中伏羲、女娲手里拿着规矩表示画象。这就是包牺根据河图洛书来判定了八卦、八画、八索，因为有了规矩才能够成为方圆。说明了人们当时已经知道用规矩来画方圆，从而产生出画河图、洛书之象，并且从图象而得到了八卦、八画、八索。伏羲、包牺，即伏羲。

数，《汉书》有"自伏羲画八卦，由数起"的记载；《管子》有"疱牺制九数"的表述。《左传喜公十五年》云："龟，象也；筮，数也。物生而后有象，象而后有滋，滋而后有数。"《国语·郑语》云："故先王以土与金、木、水、火，杂以成百物……平八索以成人，建九纪以立纯德，合十数以训百体，出千品，具万方，计亿事，材兆物，收经入，行姟极。"注云："八索、八体以应八卦……数极于姟也。"姟者，数也。《风俗通》云："十千曰万，十万曰亿，十亿曰兆，十兆曰经，十经曰姟。"故数极于姟。《易系辞》云："三五以变，错综其数，通其变，遂成天下之父。极其数，遂定天下之象，非天下之至变，其孰能与于此。"由此可知，在原始社会的伏羲时代，就已经出现了河图和洛书。河图和洛书把原始游牧民族长期对天象的观测，用原始数字形式记载了下来，为中国古老的数术学提供了"数"的依据。伏羲画出八卦，是用了规矩来制定了九数。表证了任何事物都会产生出图象、象征，由于有了象征就会有滋展，最终产生了数术。数术从图起，从八卦、八索而产生十、百、千、万、亿、兆、经、姟之数，以至于无穷。所以学师陈维辉公认为：三五之道产生出三五之数，无穷之数，形成了天下一切事物的图象、象征的类型体系。从有穷至于无穷，就是从图到数，从数到图的自然辨证过程。这就是所探讨的图数精微。

## 1. 先天卦位

先天，此处系指伏羲所作之《易》。宋代罗泌在《路史·论三易》中称"伏羲氏之先天，神农易之为中天""黄帝易之为后天"。邵康节称《易》之先天、后天，其源于此。故《周易尚氏学》有"先天方位，乾南坤北，离东坎西，一阴一阳，相偶相对，乃天地自然之法象"之论。由此可知，先天八卦讲对待，言易之体，体现了天地间自然之象，反映了阴阳学说的精义，诚如《周易·说卦》所云："天地定位，山泽通气，雷风相薄，水火不相射，八卦相错，数往者顺，知来者逆，是故易逆数也。雷以动之，风以散之，雨以润也，日以烜之，艮以止之，兑以说之，乾以君之，坤以藏之。"

由此可见，先天八卦讲对待，以阴阳的对立统一立论，但对待亦有流行，显示事物发展的螺旋周期规律。从图1先天八卦配数中可见，从上起向左数为一、二、三、四，从右向下数为五、六、七、八。此即《易·说卦》"八卦相错，数往者顺，知来者逆，是故《易》逆数也"。

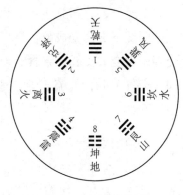

图 1　先天八卦位图

### 2.后天卦位

《周易·说卦》云："帝出乎震，齐乎巽，相见乎离，致役乎坤，说言乎兑，战乎乾，劳乎坎，成言乎艮。万物出乎震，震东方也。齐乎巽，巽东南也。齐也者，言万物之絜齐也。离也者，明也。万物皆相见，南方之卦也，圣人南面而听天下，向明而治，盖取诸此也。坤也者，地也。万物皆致养焉，故曰致役乎坤。兑，正秋也，万物之所说也，故曰说言乎兑。战乎乾，乾西北之卦也，言阴阳相薄也。坎者，水也，正北方之卦也，劳卦也。万物之所归也，故曰劳乎坎。艮，东北之卦也，万物之所成终，而所成始也。故曰成言乎艮。"从图2可知，后天八卦讲流行，言易之用，体现了五行学说的精义。它反映了四时八节的推移，及万物所呈现的生长化收藏的变化规律。

由此可见，《后天图》的时空模式，基本是以《易·说卦》的时空观念绘制形成的。如果说先天卦位只谈空间，后天卦位才是时空体系的方程式，并且它包括了三五至道。先天卦位谈天地，后天卦位谈天地人（生物），并且包括了时间、节气、空间、方位、五行等，这就把图数向前推了一步，所以后世学者一般都采用后天卦位方程式。

综上所述，先天八卦乃"对待之体""易之本也"。后天八卦为

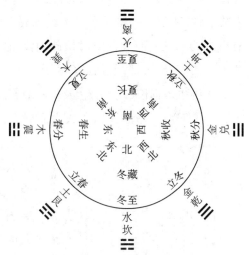

图 2　后天八卦位图

"流行之用"，重在功用。后天八卦是由先天八卦相交后变换位置而成。天地中交，坤以中爻上交于乾而成离；乾以中爻下交于坤而成坎，故离南坎北换去了先天乾坤的位置。坎离逆交，离以上爻下交于坎变成兑，坎以下爻上交

于离变成震，故震兑代替了离坎原来的位置。四隅的卦各以两爻相互交，巽上两阳爻下交艮变成乾，艮以下两阴爻上交于巽变成坤。震兑则各以上下两爻互交而变成艮巽。皆含有对待交，阳下交，阴上交，阴阳互换的规律。亦即"天气下降，气流于地，地气上升，气腾于天"之意。显示了阴阳相交，生生不息。

### 3. 河图之数

《易·系辞》云："天一、地二、天三、地四、天五、地六、天七、地八、天九、地十。天数五，地数五，五位相得而各有合，天数二十有五，地数三十，凡天地之数五十有五。"又云："河出图，洛出书，圣人则之。"《易原》云："其书言七八之象，九六之变，皆以十五为宿，盖于图乎得之也。"《地理知本金锁秘》云："原河图之数，其数五十有五，洛书之数，四十有五，合计共为一百，此天地之全数也""图则生数居内，成数居外""而阴阳相包之理，三极互根之道。"《难易寻源》云："天一生水，地六成之。地二生火，天七成之。天三生木，地八成之。地四生金，天九成之。天五生土，地十成之。"《周易函书约存》云："大衍，圆方之原，大衍勾股之原""河图加减之原，洛书乘除之原。"明代张景岳在《类经图翼》中云："天圆径一而围三，三各一奇，故曰参天。三三而九，阳数从此而流行。地方径一而围四，四为二偶，故曰两地，二四合六，阴数从此而凝定。三二相合，是为五数，故图书之数，皆以五居中也。河图以天一生水，一得五而六，故地以六成之而居北；地二生火，二得五而七，故天以七成之而居南；天三生木，三得五而八，故地以八成之而居东；地四生金，四得五而九，故天以九成之而居西；天以五生土，五得五为十，故地以十成之而居中。生数为主而居内，成数为配而居外，此则河图之定数也。"

综上所述，天数为奇数，地数为偶数。生数在内，成数在外。河图一、三、七、九为二十；二、四、六、八为二十。加上十、五之数，正好是五十五数。河图之数由图而起（图3）。所以，河图是古

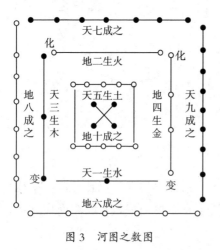

图3　河图之数图

代算盘的起源，河图是加减之原。如果把5作为算盘上盘一粒，加上下盘一粒，就会明白为什么天一生水，地六成之，河图为圆方之原，就是勾股之原。解方圆必然引申到三角。因为，径七，圆周二十二，方二十八，圆方相加为五十。如果勾三，股四，弦五，其平方和各数相加也为五十。这就是从图到数，从数又到五行，一切都是有条不乱地形成整体观。大衍之数五十，就是以五为衍母，五乘十为五十。二五之精，妙合而凝。把二五为十，把十分成一、九，二、八，三、七，四、六，五、五都是十。

本文介绍河图之数，主要表述的是"天一生水"为天数，天癸为阴数属肾属水。

### 4. 洛书之数

《难易寻源》云："洛出书，圣人则之。载九履一，左三右七，二四为肩，六八为足，五居其中，阴居四维。阳居四正。虚其中十，众妙之门，是为九宫。顺则相生，逆则相克。一变生水，六化成之。二化生火，七变成之。三变生木，八化成之。四化成金，九变成之。五变虚位，为演母也。变通配四时，阴阳之义配日月，变通莫大乎四时，悬象著明莫大乎日月。日往则月来，月往则日来，日月相推，而明生焉。一年四季，周而复始，历象则由此推出。太阳七色。一白坎，二黑坤，三碧震，四绿巽，五中黄，六白乾，七赤兑，八白艮，九紫离，九宫八卦代表太阳七色。"《地理知本金锁秘》云："原河图之数，其数五十有五。洛书之数，四十有五，合计为一百此天地之全数也。"故胡煦之《周易函书约存》有"洛书乘除之原"之论述；吴光耀之《河图洛书大义》有"河图洛书，本阴阳一气所生，八卦、九宫、十干、十二支、五声、十二律，一切盈虚消息之理。河图为之阳，洛书为之阴，证诸其物之象、之类、之气、之德、之理，然后及数"的论述。《后汉书·张衡传》有"且律、历、卦、候、九宫、风角数有徵效，世莫肯学"的记载。由此可知，洛书为四十五数，历象五行从此产生，并且古人已知太阳有七色了。

八卦标志在远古时，将大地分成八个方位，这八个方位正好可安放在井字格中（图4）。井字格中共有九个区域，这样便产生了中央的概念，中央加上周围的八个方位，便形成了九州、九野、九宫的划分。井在远古一个重要的作用是进行天文观测，井的圆筒相当于窥管和望远镜，此即"坐井观天"之语源。洛书是乘除之原。从井形九州格中可知，四直线相乘为五之倍

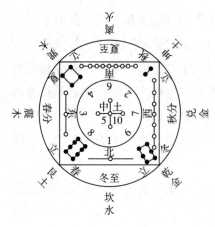

图4 洛书之数图

数。四角乘中数为十的倍数；纵横斜相加十五。河图加洛书共为一百整数。

本文表述了肾属水属坎卦位，肾气盛，天癸位肾水坎卦位。同时说明了洛书之兑数为七，艮数为八。

### 5.乾坤六子卦

《周易，说卦》云："乾，天也，故称乎父。坤，地也，故称乎母。震一索而得男，故谓之长男，巽一索而得女，故谓之长女。坎再索而得男，故谓之中男。离再索而得女，故谓之中女。艮三索而得男，故谓之少男。兑三索而得女，故谓之少女。"对此，程大昌《易原》有"索者求也，以阳求阴，以阴求阳。凡往而有求，则为索也……此之谓爻变也"的论述。由此可见，长放在下位，中放在中位，少放在上位，三爻都以阴阳来区别，从下往上来索求变化，于是人类产生了国家与家庭的起源。同时可知，艮为少男，兑为少女。

## 二、从图数原理谈天癸形成的机制

《素问·上古天真论》云："法于阴阳，和于术数""形与神俱""女子七岁，肾气盛""二七而天癸至""丈夫八岁肾气实""二八肾气盛，天癸至"。黄帝谓"天癸"乃"天数然也"。"天数"：张介宾注云"谓天赋之限数"。对天癸一词，王冰注云："癸谓壬癸，北方水干名也"所以癸，就是坎卦，为壬癸水，天就是先天和后天的天了。肾气：是禀赋于父母之精气结合而成，具有促进生长发育的作用。王冰又云："男女有阴阳之质不同，天癸则精血之形亦异，阴精海满而去血……阳动应合而泄精，二者通合，故能有子。"对此，马莳注云"天癸者，阴精也。盖肾属水，癸亦属水，由先天之

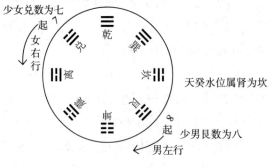

图3 天癸数卦图

气蓄极而生，故谓阴精为天癸也"。任脉：为奇经八脉之一，在女子与"胞"（正宫）及任养有关。太冲脉：冲脉与肾脉合而盛大，故曰"太冲"。盖因"乾坤六子卦"中，兑为少女，艮为少男，采用先天卦"河图"的象，加上后天卦"洛书"的数，于是，少女兑数为七，少男艮数为八。对此，清代唐宗海在《医易详解·六子》篇有"男起八数，女起七数，注家皆无确解，不知天癸未至时，皆少男少女也。实应艮兑二卦，故男女皆以此二卦起数。兑在'河图'配七数，故女子之数起于七……艮在'河图'配八数，故少男起于八"的论述。于是兑卦少女起于兑卦，根据女右旋的规律，右行数起，数到二七（14），到坎卦天癸水位；艮卦少男根据男左旋规律，左行数起，数到二八（16），到了坎卦天癸水位（图3）。此时男女则天癸至，达到了正常的生育年龄。

# 从太极模式解读十二经脉运行轨迹

　　子午流注学说，系指在天人相应的思想指导下，运用干支推算气血在人体内运行所出现的病理现象的一门独特的学科，它的理论与现代时辰生物学相似，故亦属运气学说的范畴，其理论源于《黄帝内经》，历代研习者甚多。

　　在国外，子午流注有"中国钟"之誉，故日益被中外广大学者所关注。今天，研究它的现实意义，就在于它能为辨证论治、疾病预防、病势转归、预见死期提供依据。

　　子午流注，以子午言时间，以流注喻气血。子午为干支阴阳的总称，表示时间演变过程中阴阳消长的情况；流注用以表示人体气血运行，有如流水灌注之意。流注以子午定名，用以表示人体阴阳盛衰、营卫运行、经脉流注、穴位开阖，悉与自然界同样具有节律变化。《灵枢·卫气行》有"岁有十二月，日有十二辰，子午为经，卯酉为纬"的记载。以一日言之，日中为午，阳气盛，重阳必阴，午时一刻一阴生。夜半子时，阴至极，阴极则阳，子时一刻一阳生。从子至午六时，为阳进阴退阶段；自午及子六时，为阴进阳退过程。以一岁言之亦然。阴历十一月为子月，至冬至为一阳生之期；阴历五月为午月，至夏至为一阴生之候。故一日十二时辰之子、午、卯、酉，一岁二十四节气之二至、二分，为日、岁阴阳气交之枢机。古有"十二壁卦图"，形象地表述了阴阳相对进退的规律，其阴阳盛衰规律，都以子午为基础，源于太阳光照节律。现代生物学把这种周期性活动称为"生物钟"，又分别以"年钟""月钟""日钟""时钟"来说明。

　　经络气血运行，随着自然界阴阳消长周期而盛衰。人与"天地相参""日月相应"，自然界周期节律变化，直接或间接地影响着人体，只有经脉正常流注，才有机体正常的生命活动。若流注终止，则神机化灭，生命终止。受阴阳应象，脏气法时，经脉流注规律的影响，人体营卫运行、经脉流注的时间节律的变化，确立了各脏腑的固有功能，有着显著的昼夜节律，这就是人体的内源节律。而本文要探讨的是从数术学原理及太极模式解读十二经脉的运行轨迹，即十二经脉的衔接机制。

经络学说是中医学理论的重要组成部分，它和阴阳五行、脏腑、营卫气血等中医理论组成了中医学完整的理论体系，在中医学的生理、病理、诊断、治疗等方面，占有重要的地位。

《灵枢·本脏》云："经脉者，所以行气血而营阴阳，濡筋骨，利关节者也。"说明经络学说是人体内存在的一个运行"气血阴阳"的网络系统。《灵枢·经水》云："经脉十二者，外合于十二经水，而内属于五脏六腑……夫经水者，受水而行之；五脏者，合神气魂魄而藏之；六腑者，受谷而行之，受气而扬之；经脉者，受血而营之。合而以治，奈何？"由此可见，经络遍布全身，并紧密地联系着身体各个部分，气血在经络系统中周流不息，从而使整个机体很好地进行各种复杂的生命活动。对此，《灵枢·经脉》有"经脉者，所以能决死生，处百病，调虚实，不可不通"的论述；《灵枢·卫气》有"能别阴阳十二经者"，则"知病之所生"的记载，从而说明了经络学说在中医学中的重要作用。经络的记载首见于《黄帝内经》，且以《灵枢》为详，如《经脉》《经别》《经筋》《脉度》《根结》《痈疽》等篇，《素问》亦有《脉解》《皮部论》《经络论》《骨空论》《调经论》《太阴阳明论》《阳明脉解》等篇。《难经》对经络学说亦有所阐发，尤以对奇经八脉和原气的论述甚详。其后历代医家结合临床实践，对经络学说亦多有论述，对经络学说的完整和发展，均做出了重要的贡献。然而，历代文献对经脉运行轨迹之由因，甚少论述，此亦余经年思索的课题，今以之太极思维模式解读之。

## 一、从经脉运行起于肺经谈经脉衔接之由因

《灵枢·痈疽》云："上焦出气，以温分肉，而养骨节，通腠理；中焦出气如露，上注溪谷，而渗孙脉，津液和调，变化而赤为血。血和则孙脉先满溢，乃注于络脉，皆盈，乃注于经脉。"此言水谷之精微，化生为气血后，首先由内络系统之孙络先满溢，再注入络脉，二者皆盈，才注于经脉。提示了内治法特别是内服药物达胃后，有效成分通过内络系统之孙络，首先是胃之

孙络的吸收，随气血在经脉中运行，而内达脏腑，外达四肢百骸，起到治疗作用。同理，药物外治法亦是通过外络系统之孙络，将药物之有效成分，由经络系统而内达脏腑及病所。由此可见，经络系统在中医临床中的重要作用。

《灵枢·决气》云："中焦受气取汁，变化而赤，是谓血""壅遏营气，令无所避，是谓脉"。此言营血源自中焦脾胃，经脉壅蔽，营气行于脉中，昼夜环转，无所违避，是谓脉。由此可知，气血的生成及与脏腑经络的重要关系。首先，气血的生成，一是由先天获得，即禀受于父母，即肾元（肾阴、肾阳），二是后天获得，即呼吸之气和水谷之精微。气血是维持人体活动的根本，故《难经·八难》云："气者，人之根本也。"《难经·二十二难》云："血主濡之。"营气与卫气均来源于后天之气，营气行脉中，卫气行脉外。关于营气的运行，《灵枢》中有"营气篇"之专论："营气之道，内谷为宝。谷入于胃，乃传之肺，流溢于中，布散于外。精专者，行于经隧，常营无已，终而复始，是谓天地之纪。故气从太阴出，注手阳明，上行注足阳明，下行至跗上，注大指间与太阴合，上行抵髀，从脾注心中，循手少阴，出腋，下臂，注小指，合手太阳。上行乘腋，出𬱟内，注目内眦，上颠下项，合足太阳。循脊下尻，下行注小指之端，循足心，注足少阴。上行注肾，从肾注心，外散于胸中，循心主脉，出腋，下臂，出两筋之间，入掌中，出中指之端，还注小指次指之端，合手少阳。上行注膻中，散于三焦，从三焦注胆，出胁，注足少阳。下行至跗上，复从跗注大指间，合足厥阴。上行至肝，从肝上注肺，上循喉咙，入颃颡之窍，究于畜门。其支别者，上额循颠下项中，循脊，入骶，是督脉也，络阴器，上过毛中，入脐中，上循腹里，入缺盆。下注肺中，复出太阴。此营气之所行也，逆顺之常也。"此即经脉循行及其衔接轨迹。明代马莳在《黄帝内经灵枢注证发微》中注云："此营气者，阴性精专，必随宗气以运行于经隧之中，始于手太阴肺经，终于足厥阴肝经，终而复始，是谓天地之纪，亘古而不宜者也。"对此，《灵枢·本脏》云："经脉者，所以行血气而营阴阳，濡筋骨，利关节者也。"《灵枢·经水》云："五脏六腑十二经水者，外有源泉，而内有所禀，此皆内外相贯，如环无端，人经亦然。"故《难经·二十三难》有"经脉者，行血气，通阴阳，以荣于身者"的论述。明代张景岳有"经脉者，脏腑之枝叶；脏腑者，经脉之根本"以及"经脉营行表里，故出入脏腑，以次相传"的论述。明代王肯堂在《证治准绳》中则云："夫经脉者，乃天真（精津气血）流行出入脏腑之道路也。所以水谷之精悍为荣卫，行于脉之内外而统大其用，是故行六气运五行，调和五脏，洒陈六腑，法四时升降浮沉之气，以生长化收藏。其正经之别脉络在内者，分守脏腑部位，各司其属，与之出纳气血，凡是荣卫之妙用者，皆天真也。"明代高武在《针灸聚英》中有"经脉之流行不息，所以运行气血，流通阴阳，以荣养于身者也"的表述。清代高士宗在《黄帝内经素问直解》中有"人身经脉流行，气机环转，上下内外，无有已时"之论。由此可见，经络是内联脏腑，外络肢节，沟通内外，贯穿上下，运行气血的径路。

《素问·玉机真脏论》云："五脏者，皆禀气于胃，胃者五脏之本也。脏气者，不能自致于手太阴，必因于胃气，乃至于手太阴也。"对此《针灸甲乙经》有"人常禀气于胃，脉以胃气为本"之论。行于脉中营气为血，故《灵枢·营卫生会》云："此所受气者，泌糟粕，蒸津液，化其精微，上注于肺脉，乃化而为血，以奉生身，莫贵于此。故独得行于经隧，命曰营气""人受气于谷，谷入于胃以传于肺，五脏六腑，皆以受气，其清者为营，浊者为卫，营在脉中，卫在脉外，营周不休，五十而复大会，阴阳相贯，如环无端"。此论约言经气源于胃中水谷之气以及经脉运行起于肺经之由。即十二经脉三百六十五络之血气，始于足少阴肾，生于足阳明胃，主于手少阴心，朝于手太阴肺。且有"行六气运五行""五十而复大会"的时辰节律。

《灵枢·本输》云："肺合大肠，大肠者，传道之腑。心合小肠，小肠者，受盛之腑。肝合胆，胆者，中精之腑。脾合胃，胃者，五谷之腑。肾合膀胱，膀胱者津液之腑也。少阳属肾，肾上连肺，故将两脏。三焦者，中渎之腑也，水道出焉，属膀胱，是孤之腑也。是六腑之所与合者。"此约言六腑之所合者在五脏。对此，马莳在《黄帝内经灵枢注证发微》中注云："肺与大肠为表里，故肺合大肠经，然大肠经者，为传道之腑，凡小肠已化之物，从此传道而下也。肝与胆为表里，故肝合胆经，然胆者为中精之腑，盖他腑之所受者，皆至浊之物，而唯胆则受五脏之精汁也。脾与胃为表里，故脾与胃合，然胃者为五谷之腑，盖五谷入胃，而胃则纳受之也。肾与膀胱为表里，故肾与膀胱合，然膀胱者为津液之腑，盖饮入于胃，游溢精气，上归于肺，而通调水道，下输膀胱，故膀胱为津液之腑也。手少阳三焦者，属于右肾，而肾又上连于肺，本经《经脉》谓肾脉从肾上贯肝膈入肺中，正肾之上连于肺也。故左肾合膀胱，右肾合三焦，而将此两脏，必皆以肾为主耳。然此三焦者，为中渎之腑，乃水道之所由出也。故《素问·灵兰秘典论》曰：'三焦者，决渎之官，水道出焉。'正以下焦如渎，而此有以聚之决之，故曰决渎之官，又曰中渎之腑也。彼膀胱合于左肾，即此三焦合于右肾，然三焦虽与膀胱为类，其实膀胱与肾为表里，而三焦不与肾为表里，乃与手厥阴心包络经为表里，非腑之孤者而何？由前观之，凡六腑之所与合者盖如此。"由此可见，肺合大肠，故手太阴肺为第一经，手阳明大肠经为第二经。此即十二经脉运行，经脉相接之理也。

对于心包络合三焦，互为表里之论，清代张志聪在《黄帝内经灵枢集注》中云："手厥阴包络之相火，出于右肾，归于心下之包络而为一脏，三焦为之腑""三焦乃少阳之气，发于肾脏""手厥阴包络之气，地二之阴火也，发源于肾脏，而归于包络"。由此可知，三焦分属胸腹，是水谷出入的道路，其经脉布膻中，散络于心包，总司人气化活动，三焦主少阳相火，与心包络同气相求，故二者相合，互为表里。

## 二、从《素问·阴阳离合论》谈经脉名称所寓有的太极模式

《素问·阴阳离合论》云："帝曰：愿闻三阴三阳之离合也。岐伯曰：圣人南面而立，前曰广明，后曰太冲，太冲之地，名曰少阴，少阴之上，名曰太阳，太阳根起于至阴，结于命门，名曰阴中之阳。中身而上，名曰广明，广明之下，名曰太阴，太阴之前，名曰阳明，阳明根起于厉兑，名曰阴中之阳。厥阴之表，名曰少阳，少阳根起于窍阴，名曰阴中之少阳。是故三阳之离合也，太阳为开，阳明为阖，少阳为枢。三经者，不得相失也，搏而勿浮，命曰一阳""外者为阳，内者为阴，然则中为阴，其冲在下，名曰太阴，太阴根起于隐白，名曰阴中之阴。太阴之后，名曰少阴，少阴根起于涌泉，名曰阴中之少阴。少阴之前，名曰厥阴，厥阴根起于大敦，阴中绝阳，名曰阴之绝阴。是故三阴之离合也，太阴为开，厥阴为阖，少阴为枢。三经者，不得相失也，搏而勿沉，名曰一阴。阴阳霾霾，积传为一周，气里形表而为相成也。"阴阳是事物的两种属性，古人在长期的生活和生产实践中认识到自然界事物的变化都具有对立统一的两个方面，此即《素问·阴阳应象大论》所云："阴阳者，天地之道也，万物之纲纪，变化之父母，生杀之本始，神明之府也，治病必求于本。"对此《素问·阴阳离合论》云："阴阳者，数之可十，推之可百，数之可千，推之可万，万之大，不可胜数，然其要一也。"人身经

脉也是如此，分而言之谓之离，三阴经有太阴、厥阴、少阴，三阳经有太阳、阳明、少阳之分；并而言之谓之合，表里同归于一气，阴阳太少之间必须相互协调。通过三阴三阳之"开""阖""枢"，可见经脉运行"其要一也"。"其要一"即道，太极也。

通过上段《素问》经文可知三阴三阳的离合概况。人面向南而立，前方南面为阳，故曰广明，阳盛的意思，属阳的部位；后方北面为阴，故名太冲，属阴的部分。张景岳注云："冲脉并少阴而行，故太冲之地为少阴。"行丁太冲部位的经脉，叫少阴。在少阴经上面的经脉，名叫太阳，少阴与太阳为表里，少阴为里，太阳为表，阴气在下，阳气在上，故云"少阴之上，名曰太阳"。太阳经的下端起于足小趾外侧的至阴穴，其上端结于命门，即睛明穴。《灵枢·根结》云："命门者，目也。"因太阳为少阴之表，故称为阴中之阳。再以人身上下而言，上半身属阳，称为广明，广明之下称为太阴，太阴前面的经脉，名为阳明，阳明经的下端起于足部厉兑穴，因阳明是太阴之表，故称为阴中之阳。厥阴为里，少阳为表，故厥阴经之表为少阳经，少阳经下端起于窍阴穴，因少阳居厥阴之表，故称为阴中之少阳。因此，三阳经的离合，分开来说，太阳主表为开，阳明主里为阖，少阳介于表里之间为枢，搏而勿浮。搏，聚；浮，漂散，不固定。阳脉多浮，此勿浮是指不过于浮。搏而勿浮，就是结合而不散的意思。故三者之间，不是各自为政，而是紧密联系着的，所以合起来称为一阳。

在外的为阳，在内的为阴，所以在里的经脉称为阴经。前文已述，行于太冲部位的经脉名曰少阴，行于少阴经前面的称为太阴，太阴经起于足大趾之端的隐白穴，称为阴中之阴。太阴的后面，称为少阴，少阴经起于足心的涌泉穴，称为阴中之少阴。少阴的前面，称为厥阴，厥阴经起于大趾之端的大敦穴，由于两阴相合而无阳，厥阴又位于最里，所以称之为阴之绝阴。故三阴经之离合，分开讲，太阴为三阴之表为开，厥阴为三阴之里为阖，少阴位于太、厥表里之间为枢。但三者之间，不能各自为政，而是紧密联系着的，合起来称为一阴，故称"三经者，不能相失也，搏而勿沉，名曰一阴"。

"名曰一阳""名曰一阴"，乃一分为二也。"太阳为开，阳明为阖，少阳为枢"，"太阴为开，厥阴为阖，少阴为枢"，乃三分阴阳也。此即《易经》之"一阴一阳之谓道"，《道德经》之"道生一，一生二，二生三，三生万物"，即太极论的道论。

## 三、从《易经》太极论的道论解读十二经脉运行轨迹

太极，系道家所创，初以其名统阴阳之道，含变化相生于内，实是指产生宇宙万物及构成事物的诸要素和诸属性的总根源，即"一阴一阳之谓道"。这是《易经》的核心，反映了太极的物质基础，即事物对立统一的两个方面，包含了一阴一阳变化运动的法则，即《易经》所说的"易者，象也"。《周易正义》注云："夫易者，变化之总名，改换之殊称。"即事物量变质变规律。《易经》所阐述的太极内涵，以《系词·传上》中的"易有太极，是生两仪，两仪生四象，四象生八卦"为代表，强调指出阴阳变化相生而成宇宙的大道理，于是在《易经》中就有了"盈天地之间者唯万物"的具有唯物主义因素的命题，而《素问》中就有了阴阳"不可胜数，然其要一也"的太极思维模式。

太极的整体性和太虚的混沌性是"道"的内涵。对此，唐代孔颖达在《周易正义》中指出，太极是天地未分之前，混而为一的元气。这一混沌不分的元气，内蓄阴阳之枢，含而不显，变化无穷。而老子认为，太极即"元"，"元"即是道，故有"天下万物生于有，有生于无"之论。"无"并非一无所有，而是指存在的某种物质无声无味，"有物混成，先天地生"，处于"寂兮寥兮"之态，"周行而不殆，可以为天下母"，故为"道"。"有生于无"，有形之物体产生于无形之本体，即"有"是"无"异位而同体。由此可见，太极模式，是从无到有，从有到无，万物一切都在生长变化之中。人类生存在地球上，以地球为本始，而地球亦不过是太阳系中的一颗行星，太阳系又不过是银河系中的一个系，银河系又不过是宇宙之沧海一粟。这一太极模式，显示了宇宙的无穷无尽，在个体的产生消亡中，大道永恒，生生不息。

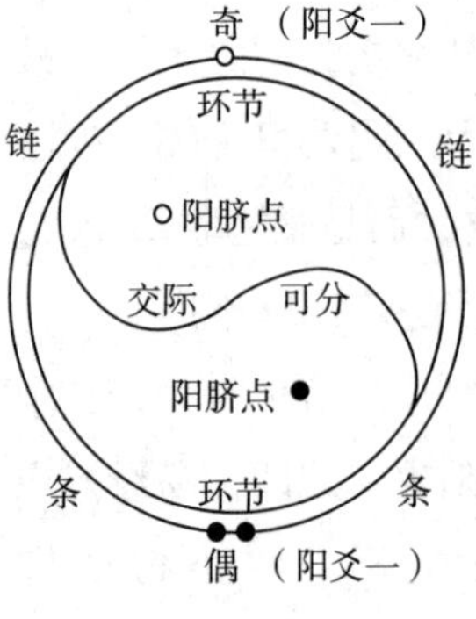

太极图是个圆圈连环，它是封闭的，又是开放的（图1）。列宁之《黑格尔＜逻辑学＞一书摘要》云："科学是一种自身封闭的圆圈。这个圆圈的末端通过中介而同这个圆圈的开端即简单的根据连接在一起。同时这个圆圈是圆圈的圆圈""这一链条的各个环节便是各门科学。"列宁在《谈谈辩证法问题》书中又云："人的认识不是直线，而是无限

图 1　太极模式图

地近似于一串圆圈，近似于螺旋的曲线。"故而，对中外圣贤的思维模式，余称之为"太极思维"，它反映的是太极观念。太极是圆圈或连环，分为两个链条。阴阳中间各有两个脐点，脐点也是分化发展中旋转的运动中心。阴阳交际处可分又不可分，分化后又变成了两极分化，两极分化又取得自身阴阳平衡，但这个平衡是一个过性的，又形成两个太极，或三个太极，或万个太极。对此，《类经图翼》有"物各一太极，包两仪于子粒"的记载；《地理知本金锁秘》有"阴阳二气，相为终始，互为胚胎，而未尝离也"的表述。

太极是连环，但连环是可以解开的。《庄子·天下》云："连环可解也。"那么圆圈连环如何解开？《类经图翼》云："阳数奇而属天，阴数偶而属地。"《地理知本金锁秘》云："盖阳——、·者，天之根""阴— —、··者，地之根。"这就是说，连环从阴（··）环节可以打开，阳爻，阴爻。其实合起来为三，总为一。当从阴（··）环节打开以后，变成了螺旋。两根链条是否定之否定，走向上升的认识。有上升，就有下降。这样形成"8"字形的双环，就变成了质点自旋向上或向下，这样就有了自由度的选择。时空中每一点都有它的自由度（图2）。

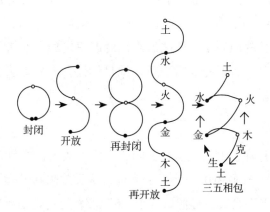

图2 太极连环图

螺旋距离弹簧一样，分长程力和短程力（图3）。同时，从图2中不难发现，把太极环从阴环节点（··）打开，形成了一个"S"形螺旋。不管向上还是向下自旋，都有一定自由度。上下两个S形螺旋，就形成了一个8字形的图形。这时8字形具有以下特点。

其一，阳的部分从外而内，阴的部分从内向外，阳在外时为前进，阴在内时为后退，这是太极模型。

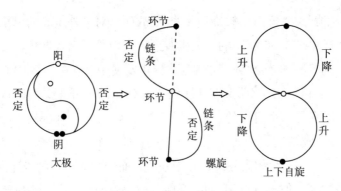

图3　太极连环展开图

其二，首先把太极开放成S形，二次把两个"S"形封闭成8字形，三次把"8"字形开放成螺旋，这就是开放—封闭—开放的三生万物。这时，三五相包，寓意五行于其中，螺旋外为五行相生，内为五行相克，土位居中。这就是三五相包原理。

明代卢之颐在《学古诊则》中云："夫脉者，水谷之精气，分流经隧，灌溉脏腑，斜行四体，贯穿百骸。资始于肾间动气，资生于胃中水谷者，之为脉也。"此论源自《灵枢·本输》"肾合膀胱""肾上连肺，故将两脏"以及《灵枢·经脉》"肾足少阴之脉""从肾上贯肝膈，入肺中"。水谷入胃，赖胃之腐熟，脾之运化，且脾阳源于肾阳之温煦，此即卢之颐"资始于肾间动气"即命门之火。人于胎中，经脉运行之血，源自母体，呈太虚状态。人始生，经脉运行呈太极状态。

### 1. 手太阴肺经

人体开阖、升降、出入之枢在少阴、少阳，故太极的打开先从肾元阴之脐点打开（图4），气血由中焦上行于上焦，从手太阴肺经起运行，如图2之太极模型展开，上下自旋，形成了一个"S"形螺旋，且上下自旋，有一定的自由度。"太阴为开"，右旋上升，经气上行，乃第一条经脉（图4）。《灵枢·经脉》云："手太阴之脉，起于中焦，下络大肠，还循胃口，上膈属肺。""起于中焦""上膈属肺"，是谓血液不断地得到补充，即胃肠消化吸收之水谷精微，通过脾的运化、升清、散精作用，上输给心肺。在肺部吐故纳新，贯注心脉变化而赤为血。此即肺朝百脉，助心行血的功能。"下络大肠，还循胃口"，提示肺经与手足阳明经的经脉衔接关系。其理源自《素问·阴阳离合论》，其云："中身而上，名曰广明，广明之下，名曰太阴，太阴之前，名曰阳明。"

所以阳明为太阴之表。

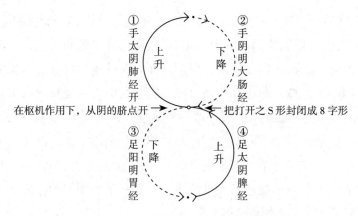

图4　经脉气血运行示意图一

### 2. 手阳明大肠经

"肺合大肠，大肠者，传道之腑""大肠手阳明之脉""络肺下膈属大肠"，由此可知，肺经与大肠经互为表里，且"阳明为合"，故左旋下降，由上焦而达中焦，乃第二条经脉。同时，由于经脉"下膈属大肠"，因气血濡养，大肠之"导糟粕""主津"功能则正常。

### 3. 足阳明胃经

手足阳明经为大肠经和胃经，胃经承接大肠经。"阳明为阖""胃足阳明之脉""下膈属胃络脾"。经脉复旋下降，此乃第三条经脉。此经脉运行"属胃络脾"，所以胃络受纳水谷精微功能有序。

### 4. 足太阴脾经

"脾和胃""脾足太阴之脉""入腹属脾络胃"。鉴于"太阴为阳明之里"，故足太阴脾为第四经脉。"太阴为开"，故足太阴脾经旋而上升。于是上下两个"S"形螺旋，就形成了一个"8"字形螺旋，由开放走向再封闭的新的太极图式。脾为气血生化之源，气血运行由手太阴肺到足太阴脾完成了肺主气朝百脉、心主血鼓舞血运的功能。而经脉的续运，还需脾统血的功能，即脾运化水谷之精微，经气化而成心血，由手少阴心经再启动而使经脉运行有序，这也孕育着太极的再次打开。

### 5. 手少阴心经

"太阴之后，名曰少阴"，故手少阴经为第五条经脉。《素问·阴阳离合论》云："太阳为开，阳明为阖，少阳为枢""太阴为开，厥阴为阖，少阴为枢"。故开阖、升降、出入之枢在少阴、少阳。而太极的重新打开，有赖手少阴心之枢转，因心主血脉，即心有推动血液运行的功能。中焦脾胃将水谷之精微上输上焦心肺，肺吐故纳新，贯注心脉而为血，即《医学入门》所云："人心动，则血行于诸经""是心主血也"。心主枢，是因心生血，即"心手少阴之脉，起于心中，出属心系，下膈络小肠"，且"少阴之上，名曰太阳"。太阳为少阴之表，心经与小肠经具表里关系，于是在手少阴心的作用下，再次将"8"字形开放成S形之螺旋（图5）。

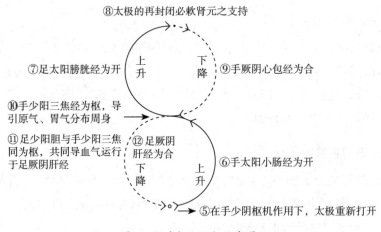

图5　经脉气血运行示意图二

### 6. 手太阳小肠经

"心合小肠"，太阳为少阴之表，"太阳为开"，在少阴心之枢转下，右旋上升，经脉之气上行，故手太阳小肠经为第六之经脉。

### 7. 足太阳膀胱经

太阳经脉，由手传足，手足之经脉相衔接，故足太阳膀胱经为第七经脉。"太阳为开"，故而继续右旋上升。

### 8. 足少阴肾经

"肾合膀胱"，少阴为太阳之里，故足少阴肾经为第八条经脉。两肾总号命门，又称元阳，为肾间动气，乃造化之枢纽，阴阳之根蒂，即先天之太极。元阳闭藏即是少阴，元阳活动即是少阳。体之枢在少阴，用之枢在少阳，元阳是全身动力的根源。故《难经》称元阳为"五脏六腑之本，十二经脉之根，呼吸之门，三焦之原"。故在手少阴心经气血运行将太极重新打开后，手太阳小肠经、足太阳膀胱经形成新的太极开放的"S"形，而将"S"形重新封闭成新的封闭的8字形，其动力依赖肾元之支持。

### 9. 手厥阴心包经

"少阴之前，名曰厥阴"，故手厥阴心包经为第九经脉。"厥阴为阖"，故手厥阴心包经，在足少阴肾之枢转下，左旋下降，完成太极重新打开后封闭的第一过程。

### 10. 手少阳三焦经

由于手厥阴心包络之脉"历络三焦"，与三焦经为表里，从而交于手少阳三焦经。少阳为枢，在足为胆，在手为三焦。三焦分属胸腹，是水谷出入之道路，其经脉布膻中，散络于心包，总司人的气化活动。三焦主少阳相火，导引命门原气和水谷精气分布全身。上焦心肺一血一气，主宗气之敷布；下焦肝肾一泄一藏，主元气之蒸腾；中焦脾胃一升一降，主中气之转输，故为第十经脉。《中藏经》云："三焦者，人之三元之气也""三焦通，则内外左右上下皆通也，其于周身灌体，和内调外，营左养右，导上宣下，莫大于此"。故经脉运行至第十经，"导上宣下"，有赖于此经脉之枢转。

### 11. 足少阳胆经

与三焦经同属少阳，故足少阳胆经为第十一经脉。人体之开阖、升降、出入之枢，不动在少阴，动在少阳。《素问·六节藏象论》云："凡十一脏，取决于胆。"故经脉运行至此，必须在少阳之枢——三焦与胆的共同作用下，才可完成太极封闭的第二过程。

### 12. 足厥阴肝经

"肝与胆合""厥阴之表，名曰少阳"，故足厥阴肝经为第十二条经脉。由手厥阴心包经之半程下降，至足厥阴肝经之全程下降，全由少阳之枢三焦与胆导先天、后天之气灌注，再次将"S"形封闭形成"8"字形成新的太极。

肝经经脉"上出额与督脉会于颠"，此时气血满盈，而注入奇经八脉。"其支者，复从肝别贯膈，上注于肺"，如此经络相贯循行，如环无端。诚如清代高士宗所云："人身经脉流行，气机环转，上下内外，无有已时。"此时，即可窥见十二经脉运行之全部轨迹。清代张志聪在《黄帝内经灵枢集注》中云："谓荣血之循行，从手太阴出注手阳明，始于肺而终于肝，从肝复上注于肺，环转之无端也。"由此可见，在经脉运行过程中，从第一个太极的开放到再封闭，是通过四条经脉完成的。当新的太极再打开，必须在补充气血后，方可完成。首先由手少阴心之枢机作用及其主血脉运行功能，将阴的脐点打开，从而有手足太阳经之开的上升运动，使经脉循行至足少阴肾经。通过肾阴主精血、肾阳主温煦功能，鼓舞血行，至手厥阴心包经为阖而下降，完成太极半程而封闭。至此则气血流注手少阳三焦经、足少阳胆经，在此枢的作用下，经脉之气血流注于足厥阴肝经，完成太极全程封闭。同时，可了解到十二经脉运行过程中，脏腑气血所起的作用。

宋代窦材尝云："学医不知经络，开口动手便错。盖经络不明，无以识病证之根源，究阴阳之传变。"诚为其阐发《黄帝内经》旨意经验之谈，亦即余经年学研《黄帝内经》，运用数术学原理，用以解释五运六气及经络学说之因。

# 浅述《灵枢》"卫气行"轨迹及其临床意义

　　《灵枢》有黄帝"卫气之行，出入之合，何如"之问，故尔有"卫气行"之专篇。对此，伯高对云："岁有十二月，日有十二辰，子午为经，卯酉为纬，天周二十八宿而一面七星，四七二十八星，房昴为纬，虚张为经。是故房至毕为阳，昴至心为阴，阳主昼，阴主夜。故卫气之行，一日一夜五十周于身，昼日行于阳二十五周，夜行于阴二十五周，周于五脏。"此段经文表述了岁有十二月，周天三百六十五度又四四分之度（即 365.25 度），一昼一夜，日随天道环转，绕地一周而过一度，岁有三百六十五度有寄而一周天。日有十二辰，夜半子时，日中午时，日出卯时，日入酉时。子位北方，午位南方，卯位东方，酉位西方。子午为经，卯酉为纬，天周二十八宿，而一面七星，四七二十八星，即角、亢、氐、房、心、尾、箕为东方七宿；斗、牛、女、虚、危、室、壁为北方七宿；奎、娄、胃、昴、毕、觜、参为西方七宿；井、鬼、柳、星、张、翼、轸为南方七宿。分位于周天三百六十五度，房位于卯，昴位于酉，虚位于子，张位于午，房昴为纬，虚张为经。房度在卯，毕度在酉，房至毕故为阳，日随天道，自东而西，漏下二十五刻，日正中而行，至张度又二十五刻，而行至毕度，此昼日行于阳也。昴度在酉，心度在卯，昴至心为阴者，日随天道，自西而东，绕地环转，漏下二十五刻，夜正中而行于虚度又二十五刻，行至心度，此夜行于阴也。此乃中医五运六气形成的天文历法背景，亦是古天文学、物候学及时辰治疗学的核心内容之一。对卫气之行，该段话语可称为"引言"。盖因古人在气象学、物候学、医学中，不断发现由天体的运行与地理的方位所造成的各种气象、物候及其与人体的生理和病理的变化，都有阴阳的节律周期。故尔《素问·天元纪大论》有"太虚寥廓，肇基化元，万物资始，五运统天"的立论；《素问》引用《太始天元册》之文："丹天之气，经于牛、女戊分，黅天之气，经于心、尾己分，苍天之气，经于危、室、柳、鬼，素天之气，经于亢、氐、昴、毕，玄天之气，经于张、翼、娄、胃。"于是有了《素问·五运行大论》十二月、十二辰之"子午为经，卯酉为纬"，及二十八星宿"房昴为纬，虚张为经"的论述。

综上所述，上段文字已讲到了"阳主昼，阴主夜""卫气之行，一日一夜五十周于身，昼日行于阳二十五周，夜行于阴二十五周，周于五脏"的天文历法背景，表述了"天度者，以制日月之行也；气数者，所以纪化生之用也"宇宙间的自然规律，及"人与天地相参也，与日月相应也"的自然法则。而本文首先要介绍的是人体卫气运行的轨迹，阐述的是天人相应的整体观的学术思想。其内容是"法于阴阳，和于术数"的核心理论。

## 一、从卫气行，谈其运行轨迹及时向性

在《灵枢·卫气行》篇中，伯高在阐述卫气行的天文历法背景后，直奔主题介绍了卫气"昼行于阳""夜行于阴"的运行轨迹："阳主昼，阴主夜，故卫气之行，一日一夜五十周于身，昼日行于阳二十五周，夜行于阴二十五周，周于五脏。是故平旦阴尽，阳气出于目，目张则气上行于头，循项下足太阳，循背下至小指之端。其散者，别于目锐眦，下手太阳，下至手小指之端外侧。其散者，别于目锐眦，下足少阳，注小指次指之间。以上循手少阳之分，下至小指次指之间。别者以上至耳前，合于颔脉，注足阳明，以下行至跗上，入五指之间。其散者，从耳下下手阳明，入大指之间，入掌中。其至于足也，入足心，出内踝下，行阴分，复合于目，故为一周""阳尽于阴，阴受气矣。其始入于阴，常从足少阴注于肾，肾注于心，心注于肺，肺注于肝，肝注于脾，脾复注于肾为周""亦如阳行之二十五周，而复合于目"。该段文字，首先阐明了何以"卫气行自平旦之时，起于足太阳经"？盖因阳气者，卫气也。"头为诸阳之会"，平旦之时，目开，卫气出于目之睛明穴，正以目开则卫气循足太阳经上行头，循下足太阳，循经至足小趾端至阴穴处；其在头之散者，别行于目之锐眦近听宫穴，下手太阳小肠经，而至手小指外侧之少泽穴处；其在头而又散者，别行于目之锐眦足少阳经之瞳子髎穴，下

至足少阳之经，而注于足四趾之足窍阴穴处；又从而上循手少阳经之分侧以下，至手小指次指之关冲穴；其别而散者，以上至耳前，合于颔脉，上近足阳明经之承泣穴，注足阳明经，而下行经冲阳穴，达足厉兑穴；其头之散者，从耳下下行于手阳明之迎香穴处，循行至商阳穴处，此乃卫气昼行于阳经一周之轨迹也。如此计二十五度，此即"昼日行于阳二十五周"之谓也。至夜则行于阴，亦二十五度。其首先至于足少阴肾经，入足心涌泉穴，出内踝下行阴分，自足少阴肾经，而行手少阴心经、手太阴肺经、足厥阴肝经、足太阴脾经，其夜行阴经，计二十五度。此即"夜行阴二十五周，周于五脏"之谓也。至明日平旦阴经已尽，而阳经又受气，则复因目开而会于目，又自足太阳经之睛明穴始。此即"一日一夜五十周于身，昼日行于阳，二十五周，夜行于阴二十五周，周于五脏""复合于目，故为一周"之谓。卫气行示意图见图1。

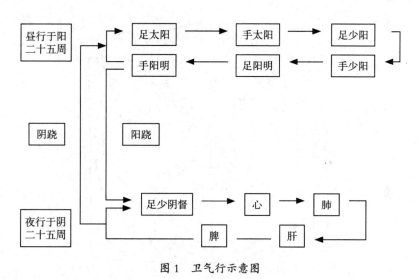

图1　卫气行示意图

## 二、从卫气行，谈"常从足少阴注于肾"的意义

《灵枢·卫气行》篇论述了卫气运行的轨迹及其周期，即表述了"阳主昼，阴主夜""卫气之行，一日一夜周于身，昼日行于阳二十五周，夜行于阴二十五周，周于五脏"。尚有"常从足少阴注于肾"之记。其一，说明了卫气运行从阳入阴，首先从足少阴经入肾，而"周于五脏"；其二，卫气行于阳一周的时候，即昼日由阳入阴一周之间，都要交会足少阴一次，不是总在循行

于阳经之间。盖因阴阳互根，阴阳之根同于肾，肾中阳气称为元阳，阴精称为元阴，二者合称肾元。元阳是全身动力的根源，当然也是"卫气行"之动力。故《难经》称元阳为"五脏六腑之本，十二经脉之根，呼吸之门，三焦之源"。《素问·灵兰秘典论》云："肾者作强之官，伎巧出焉。"《灵枢·本神》云："肾藏精。"故尔，更重要的是每交会一次足少阴肾，都会得到肾精的支持与滋养，故有"常从足少阴注入肾"之论。否则阳气就会不断地耗散，而无力运行，此即"阳根于阴"之谓也，诚如明代张景岳所云："阳得阴助而生化无穷""阴得阳升而泉源不竭"。且因肾为水火之宅，内寓元阴元阳。虽说心主血，肝藏血，脾统血，肺主气，且气为血帅，血为气母，然在五行中，鉴于心之君火与肾中相火是同气相求、肺阴与肾精是金水相资、肾阳与脾阳是火旺土健、肾阴与肝阴是水足肝柔的关系，故有"夜行于阴二十五周，周于五脏"之功效。脏腑经脉系统图见图2。

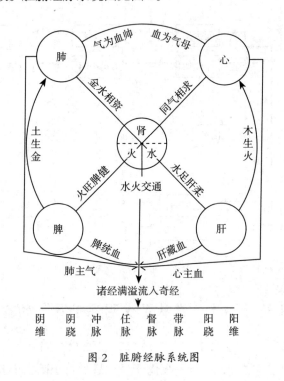

图 2　脏腑经脉系统图

## 三、从卫气行，谈"阳气出于目""复合于目"的内涵

从《灵枢·卫气行》篇可知，从"阳气出于目"，再到"复合于目"，不

仅是人身卫气"一日一夜五十周于身，昼日行于阳二十五周，夜行阴二十五周，周于五脏"过程的"节点"，而且昼日行于阳一周，是"阳气出于目"，历经足太阳、手太阳、足少阳、手少阳、足阳明、手阳明、足少阴的运行轨迹；而夜行阴一周，是历经足少阴肾、而心、而肺、而肝、而脾，"复合于目"的运行轨迹。简而论之，平旦，卫气之行由足太阳经目内眦的睛明穴始行，所以人醒了，目开了；历经五十周运行之后，复至平旦，卫气由阴入阳而肾复运行至足太阳膀胱经，则卫气又从睛明穴处运行于阳了。

此运行轨迹，前面已探讨了卫气"常从足少阴注于肾"的意义，下面要阐述的是睛明及足太阳经在"卫气行"中的意义。睛明，诸阳上行而达于目，睛者五脏六腑之精华皆注入此，故名。《灵枢·根结》云："太阳根于至阴，结于命门。"命门者，睛明穴也。根者，经气相合而始生；结者，经气相搏而结。《灵枢·卫气》云："足太阳之本，在跟上五寸中（跗阳），标在两络命门，命门者，目（睛明）也。"根者，本也，部位多在下，结者，标者，部位多在上，皆经气生发及归结之处。故睛明具有激发经气运行，调和脏腑功能的作用。

《灵枢·经别》云："足太阳之正，别入于腘中，其一道下尻五寸，别入于肛，属膀胱，散之肾，循膂当心入散；直者，从膂上出于项，复属于太阳。此为一经也。足少阴之正，至腘中，别走太阳而合，上至肾，当十四椎，出属带脉；直者，系舌本，复出于项，合于太阳。此为一合。成以诸阴之别，皆为正也。"经别，乃别行之正经。张志聪注云："正者，谓经脉之外，别有正经，非支络也。""足太阳之正""足少阴之正"：意谓足太阳膀胱经与足少阴肾经为一合也。"皆为正"：意谓有阳经必有阴络。"成以诸阴之别，皆为正也"：以肾与膀胱二经为例，即二者皆为正经之合。上述经文表述了足太阳经别，从足太阳经脉分出，进入腘窝部委中穴处分出，其中一条支脉于骶骨下五寸处别行进入肛门，上行归属膀胱，散布联络肾脏，沿脊柱两旁的肌肉，到心脏部散布于心脏内；直行的一条支脉，从脊柱两旁的肌肉处继续上行，进入项部，仍注入足太阳本经。足少阴经别，从足少阴经脉的腘窝部分出，与足太阳的经别相合并行，上至肾，在十四椎处分出，归属带脉；直行的一条继续上行，系舌根，再浅出项部，脉气仍注入足太阳经的经别。综上所述，通过足太阳与足少阴之经别，可知卫气循诸阳经转一周，都要交足少阴肾经一次之机制了。

## 四、从卫气行，谈跷脉在"五十周于身"过程中的作用

《灵枢·寒热病》云："阴跷、阳跷，阴阳相交，阳入阴，阴入阳，交于目锐眦。"《难经·二十八难》云："阳跷脉者，起于足中，循外踝上行，入风池""阴跷脉者，亦起于跟中，循内踝上行，至咽喉，交贯冲脉"。意谓跷脉左右成对，二跷脉均起于足踝下。阴跷脉由内踝下肾经之照海穴分出，沿内踝后直上下肢内侧，经前阴，沿腹、胸进入缺盆，出行于人迎穴之前，经鼻旁，达目内眦，与足太阳、阳跷脉会合。阳跷脉从外踝下足太阳经之申脉出，沿外踝后上行，经腹，沿胸部后外侧，经肩、颈外侧，上夹口角，达目内眦，与足太阳经、阴跷脉会合。由此可见，平旦从足太阳经之目内眦睛明穴开始，卫气至此，人寤而眼睛睁开，卫气行于阳开始，由足太阳而手太阳、而足少阳、而手阳明、而足阳明，是谓卫气一周。此时尚须经阳跷脉交会足少阴肾经一次。鉴于"阴跷、阳跷，阴阳相交，阳入阴，阴入阳，交于目锐眦"运行规律，交于足少阴肾经后，然后通过阴跷复交会于目内眦之睛明处，而达足太阳经，以此运行轨迹行于昼二十五周。昼行阳二十五周，乃由阳跷脉交会注于足少阴肾经，继而"肾注于心，心注于肺，肺注入肝，肝注于脾，脾复注入肾为周""亦如阳行之二十五周而复合于目"。此运行轨迹是在二十五周后"复注入肾"，通过阴跷脉交会于目锐眦之睛明处，而达足太阳经，故谓"复合于目"。由此可见，卫气日夜行五十周，是在跷脉"阴阳相交，阳入阴，阴出阳，交于目锐眦"的作用下完成的，故而《灵枢·脉度》篇，黄帝有"跷脉安起安止"之问，岐伯有"气并相还，则为濡目，气不荣，则目不合"之对。

## 五、论卫气行在中医临床中的意义

从卫气行的轨迹可见，卫气之所以能运行不息，是在脏腑经络功能正常的情况下完成的。故任何一脏尤其肾元的虚损，或任何一经尤其是足太阳、足少阴脉的异常，均可导致疾病的发生。举凡几种常见疾病的发生，谈一下卫气健运的临床意义。

1. 从"常见足少阴注入肾"之机制，谈益元法的临床应用

《灵枢·卫气行》篇在表述卫气昼行阳，夜行阴的过程中，除昼日行于

阳二十五周后，其后则"阴受气"而"始入于阴，常从足少阴注入肾"。并依次注入他脏，然后"复注入肾为周"。而且每周都要交会于足少阴肾经一次，即卫气交会肾经一次，方可得肾精的支持而续行于阴。故有"常从足少阴注入肾"之记。若肾脏亏虚，必然会因肾元不足，五脏俱虚，而形成虚损诸候。

鉴于肾为"先天之本""水火之宅"，故而形成了肾与心同气相求，肺与肾金水相资，肾与肝则水足肝柔，肾与脾之火旺土健的人体脏腑关系的网络系统，故尔肾元亏虚，是《灵枢·天年》"肾气焦，四脏经络空虚"的主要因素。对此，《中藏经》有"肾气绝，则不尽其天命而死也"的记述；《集验良方》有"寿命修短，全系精、气、神之盈亏"的记载。此即明代张介宾"五脏之伤，穷必归肾"之谓。由此可见，治疗虚损类疾病的关键是益元法的应用。此即"益元"系列方剂产生的理论根据。如《金匮要略》之肾气丸，乃为肾元亏虚证而设之方，堪称益元方之祖剂。方以干地黄滋补肾阴，辅以萸肉、山药滋补肝脾；并以少量桂枝（或肉桂）、附子温补肾中之阳，意在以微微生长之少火而生肾气。此即张介宾"善补阳者，必于阴中求阳，则阳得阴助而生化无穷；善补阴者，必于阳中求阴，则阴得阳升而泉源不竭"之谓也。

其他如《灵枢·脉度》有"跷脉者，少阴之别""合于太阳阳跷而上行，气并相还，则为濡目，气不荣，则目不合"之记。此即体弱之人、老年人，由于肾元亏虚，精血不足，气血虚衰，营卫运行失常，导致"气不荣"而不寐。此即左归饮、左归丸，甚至大、小定风珠，三甲复脉汤诸养肝肾、补精血之剂，或针灸、按摩涌泉、太溪、肾俞等验穴，以其"气并相还，则为濡目"之功，而达守心安神之效。亦即《素问·生气通天论》"阳强不能密，阴气乃绝，阴平阳秘，精神乃治"之谓。于是形成了"卫气行阴则寐，卫气出于阳则寤"的正常生理功能，而无"不寐""不寤"之候。

2. 从"阳气出于目""复合于目"之机制，谈阳和法的临床应用

《素问·生气通天论》云："阴阳之要，阳密乃固""因而和之，是谓圣度"。又云："阳强不能密，阴气乃绝，阴平阳秘，精神乃治；阴阳离决，精气乃绝。"上述经文表述了阴阳之气，在内固密，在外固护的功能态，是人身健康的关键。而卫气的运行，所以能"昼日行于阳二十五周，夜行于阴二十五周，周于五脏"，及"阳气出于目""复合于目"，其关键因素是"阴阳

之要，阳密乃固"。卫气平旦从足太阳经之目内眦睛明穴始行于阳二十五周，继而夜行于阴二十五周后，"复合于目"，又交于足太阳经之目内眦之睛明穴。故周日之平旦，乃"阴平阳秘"之时，也就是说只有在"阴平阳秘"的功能态下，卫气方可实施"昼日行阳""夜行于阴"之"五十周于身"的运行，从而引申出《素问·脉要精微论》"诊法何如"之问对："诊法常以平旦，阴气未动，阳气未散，饮食未进，经脉未盛，络脉调匀，气血未乱，故乃可诊有过之脉。"由此可见，"平旦脉"是一种"阴气未乱，阳气未散""经脉未盛，络脉调匀，气血未乱"的"阴平阳秘"的功能状态。所以人身只有具备"平旦脉"的功能状态，即"营卫调和"的功能状态，才会有"阳气出于目""复合于目"的卫气行功能。

卫气行有自己的会合轨迹，而营气行亦有自己的会合轨迹。《灵枢·营气》云："营气之道，内谷为宝，谷入于胃，乃传之肺，流溢于中，布散于外，精专者行于经隧，常营无已，终而复始。"表述的是营气始于手太阴，复还会于手太阴，即每一昼夜五十周大会一次。《灵枢·营卫生会》云："人受气于谷，谷入于胃以传于肺，五脏六腑皆以受气，其清者为营，浊者为卫，营在脉中，卫在脉外，营周不休，五十而复大会，阴阳相贯，如环无端""夜半而大会。"表述了营卫在运行过程中，虽然有"阴阳异位"的运行轨迹，但二者是相互贯通而不断地交会。即营卫二气每日夜半则大会于手太阴。张介宾在其著《类经》中，有"虽卫主气而在外，然亦何尝无血""营主血而在内，然亦何尝无气"之问？继而有"营中未必无卫，卫中未必无营，但行于内者便谓之营，行于外者便谓之卫，此人身阴阳交感之道，分之则二，合之则一而已"之解。表述了虽然营气的运行轨迹，主要在脉内，卫气的运行轨迹主要在脉外。虽然营卫分行，尚不断地交会，非止于每日夜半大会于手太阴。

"人受气于谷，谷入于胃以传于肺，五脏六腑皆以受气，其清者为营，浊者为卫。"同理，药之入于胃，五脏六腑亦皆以受气。桂枝汤由桂枝甘草汤、芍药甘草汤，合生姜、大枣组成。举凡桂枝甘草汤，方中桂枝味辛，甘草味甘，二药合用，乃辛甘化阳之伍，故有化气行卫之功；芍药甘草汤，方中芍药味酸，甘草味甘，二药合用，乃酸甘化阴之伍，故有生血行营之功；大枣、生姜具酸甘辛之味，故而亦具和营卫之效。柯琴在《伤寒论附翼》中，谓桂枝汤"为仲景群方之魁，乃滋阴和阳，调和营卫，解肌发汗之总方也"。尤怡在《金匮心典》中引徐氏说，称"桂枝汤，外证得之，为解肌和营卫，内证得之，为化气和阴阳"，故而桂枝汤虽为太阳表虚证而立方，实安内攘外之良剂。张璐在《张氏医通》十六卷"祖方"中记云："阴霾四塞，非平旦之气无此开启阳和，桂枝汤原名阳旦，开启阳邪之药也。"此即桂枝汤"入于胃"，行"和营卫"而愈病之理也。举凡揉运睛明，对拿肾经原穴太溪，膀胱经经穴昆仑，亦"和营卫""达阳和"愈病之理也。

3. 从"经别—合"之机制，谈益脏通腑法的临床应用

从《灵枢·卫气行》篇中可知：卫气循阳经行一周，都要交足少阴经一次，且"复合于目"，交于足太阳；而"阳尽于阴""周于五脏"，然后"复注入肾为周""亦如阳行之二十五周而复合于目"。即行于夜，仍然由肾交于足太阳经。通过《灵枢·经别》篇可知，因经脉有足少阴与足太阳经之合，故有此脏腑相联之机制，此亦上述卫气之行经脉交接之机制了。于是有了脏腑同治之治疗法则。如对拿揉运太溪、昆仑，或针刺太溪透昆仑，有益脏通腑之功，以成调和营卫、化气通脉之效。盖因太溪乃是足少阴肾经之原穴。《灵枢·九针十二原》云："五脏有疾，当取十二原。"原，即本源，原气之意。原穴是人体原气作用集中的地方，也是脏腑原气经过和留止的部位。原穴与三焦有着密切的关系，三焦为原气的别使，可导原气于脐下肾间的动气，而输布于全身，具和内调外，宣上导下，主司着人体的气化功能，促进五脏六腑生理功能的作用。《素问·刺法论》云："肾者，作强之官，伎巧出焉，刺肾之原。"由此可知，对肾经原穴太溪施术，俾肾"作强"之功有司，卫气由阴入阳之行有序。昆仑乃足太阳脉所行为经之穴，具敷布太阳经气，通达人身之卫气，以成疏经通络、舒筋缓节之功。鉴于肾与膀胱相表里，经别之合，故临床上对拿揉运太溪、昆仑，共奏培补肾元、敷布阳气之功，俾卫气行有司。此即《灵枢·脉度》"阴脉荣其脏，阳脉荣其腑，如环之无端""终而复始，其流溢之气，内灌五脏，外濡腠理"之谓也。作为成人推拿之收法，乃柳氏推拿传承医经学派之技艺也。故为强身祛疾必用之方及成人推拿收功之法。

4. 从跷脉阴阳相交之机制，谈交泰阴阳法的临床应用

《灵枢·脉度》云："跷脉者，少阴之别起于然骨之上""合于太阳阳跷而上，气并相还，则为濡目，气不荣，则目不合"。意谓阴跷脉乃足少阴肾经之别经，起于然谷下之照海穴处，上行至目内眦睛明穴，合于足太阳膀胱经之阳跷而上行，二跷之脉气相并而周旋之而泽于目。又云："跷脉有阴阳""男

子数其阳，女子数其阴，当数者为经，不当数者为络也"。对此，马莳注云：
"男子以阳跷为经，阴跷为络；女子以阴跷为经，阳跷为络。"表述了男子以
阳跷为经，而以阴跷为络视之；而女子则以阴跷为经，而以阳跷为络别之。
此即"跷脉有阴阳何脉当其数"之解。张志聪注云："阴跷之脉，从足上行，
应地气之上升，故女子数其阴；阴跷属目内眦，合阳跷而上行，是阳跷受阴
跷之气，复从发际而下行至足，应天气之下降，故男子属其阳。"

综上所述，足少阴太阳与跷脉的关系甚密，阴跷阳跷主通阴阳，血气从下
而上交于目，目者，生命之门也。《灵枢·根结》篇称睛明穴为命门。若阳跷
之气盛，则目瞋而不得闭，阴跷之气盛，则目瞑而不得开。故《难经·二十九
难》有"阳跷为病，阴缓而阳急""阴跷为病，阳缓而阴急"之论。盖因跷脉
有濡眼、司眼睑开合和下肢运动的功能。故阴跷、阳跷二脉异常，致肢体失
捷，乃至阳跷为病不寐，阴跷为病不寤之候。或阴阳气不相顺接，气机逆乱而
成厥逆，及癫、狂、痫、郁诸候。故交泰阴跷阳跷二脉，俾二脉"合于目"之
功有司，则为上述疾病临证之治疗大法。于是临证有对申脉，照海施术之法。
"阳跷脉者，起于足中"，即申脉穴处，乃足太阳经与阳跷脉之交会穴，故又名
阳跷，具通达阳气之功，以升为主；"阴跷脉者，亦起于跟中"，即照海穴处，
乃足少阴肾经与阳跷脉之交会穴，故又名阴跷，具顾护阴气，以降为要。故对
二穴施术，或针之，或灸之，或推拿之，以成阴阳交泰，营卫得和，升降有
序，开合有司，而诸候得解。尚可辅以对昆仑、太溪施术，此对穴之用，取太
溪辅照海顾护阴气，昆仑辅申脉通达阳气。其理，诚如《素问·生气通天论》
所云："阴者，藏精而起亟也；阳者，卫外而为固也。"亦即《素问·阴阳应象
大论》"阴在内，阳之守也；阳在外，阴之使也"之谓也。

# 从十二璧卦的阴阳变化规律
# 谈时序节律与人体健康

　　十二璧卦：璧卦的璧字，《白虎通》有"璧者，外圆象天，内方象地"的记载；《诗·卫风》有"如圭如璧"的表述。圭是观测日影长短，用来测算时节。璧表示日月同璧，天、地、日、月运行的规律。璧又通用于辟，辟就是君，所以，璧卦又称天子卦。

　　《素问·天元纪大论》云："夫五运阴阳者，天地之通也，万物之纲纪，变化之父母，生杀之本始，神明之府也，可不通乎？"说明五运阴阳是宇宙万物万事发展和消亡的规律。金代刘完素在《素问玄机原病式·序》中记云："观夫医者，唯以别阴阳虚实最为枢要，识病之法，以其病气归于五运六气之变化，明可见矣。"可见，运气学说在医学中的重要性。《伤寒论·伤寒例第三》篇记云："夫欲候知四时正气为病，及时行疫气之法，皆当按斗历占之。""斗历"：即十二璧卦。该篇又云："是故冬至之后，一阳爻升，一阴爻降也；夏至之后，一阳气下，一阴气上也。"由此可知，十二璧卦是按阴阳相对进退的原则，选出十二个卦来代表十二月、十二时辰，以反映四时八节、十二月十二时等阴消阳长的规律，所以又称十二消息卦，消息的含义是阳长为息，阴长为消。公元前 173 年西汉汝阴候的天文古盘与仪器，公元前 433 年曾侯乙漆箱上廿八宿，它们均反映了璧卦的梗概。

　　《易通卦验》云："冬至，晷长一丈三尺，当至不至，则旱，多温病。未当至而至，则多病暴，逆心痛，应在夏至""立春，晷长丈一寸六分""春分，晷长七尺三寸六分""立夏，晷长四尺三寸六分""夏至，晷长一尺四寸八分""立秋，晷长四尺三寸六分""秋分，晷长七尺三寸六分""立冬，晷长一张一寸二分"。孙毂按："此律以晷影候病，厄通于《内经》五运六气矣。"此按开宗明义道出了十二璧卦与五运六气及中医学的关系。《地理知本金锁秘》云："历以十二月为一周。自复而临而泰而壮而夬而乾，六阳月也。自姤而循而否而观而剥而坤，六阴月也。"十二璧卦图见图1。

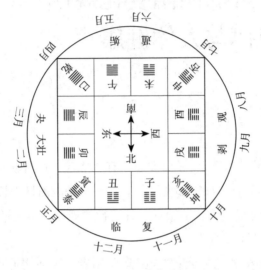

图1　十二璧卦图

由此可见，"璧"卦代表了玉璧，是日月五星运行的内涵。邵康节云："乾遇巽时观月窟，地逢雷处见天根。"坤为地，震为雷，地雷为复卦，又称天根。乾为天，巽为风，天风为姤卦，又称月窟。从图中可知，十二璧卦是：十一月子，一阳初动于脚下，第一爻逐渐上升，是为复卦；五月午，一阴初动于脚下，第一爻逐渐上升，是为姤卦。一年各月从寅开始而右转，三阳开泰；从亥开始，始于营室而左转。这就是地右转，天左转的道理。二至、二分、四立的日晷影长以分计，分别列于内方。其后，璧卦应用到天文、地理、医学、人事等诸方面去，均有很大的作用。对比，《素问·六节藏象论》有"天度者，所以制日月之形也；气数者，所以纪化生之用也"的论述。"天度"，是计算日月行程的迟速；"气数"，是标志万物化生之用的。

阴阳将宇宙万物按其不同属性分为两大类，但不是一分为二相互孤立的，而是阴中有阳，阳中有阴，阴阳相互联系、相互消长、相互转化的。自然界的春夏秋冬四季、温热寒凉四气以及生长化收藏五种生化规律，都是阴阳相互消长转化的结果。如在医疗中，《素问》中有"善用针者，从阴引阳，从阳引阴""审其阴阳，以别柔刚""脉有阴阳，知阳者知阴；知阴者知阳"，宋代朱肱有"阳根于阴，阴本于阳，无阴则阳无以生，无阳则阴无以长"，明代张景岳有"善补阳者，必于阴中求阳，则阳得阴助而生化无穷；善补阴者，必于阳中求阴，则阴得阳升而泉源不竭"之论。从十二璧卦所揭示的阴阳消长规律看，亥时（周年中亥月，周日中亥时）气温最低（除去天地差转），六爻皆阴，卦象得纯坤；经子、卯两枢机之转枢，使阳气渐旺，阴气渐衰而得纯乾；又经午、酉两枢机之转枢，阴气又渐旺盛，阳气又渐衰降，故而再得纯坤。如此日复一日，月复一月，年复一年，周而复始地进行着阳升阴降、阴升阳降的阴阳消长转化运动。人是大自然界的产物，与自然界的阴阳变化有着同步节律。如一生的生、长、壮、老、已，一日的平旦气始升、日中气盛、日入气衰、夜半气入等，说明了人的一生或周日生命活动以及各脏腑的功能活动均有阳升阴降、阴升阳降的阴阳消长转化规律。人只有与自然界阴阳变化相顺应，才能阴平阳秘，形与神俱，身体健康。

以上是天子卦的阴阳变化规律，并概述了时序节律。再谈一下阴阳平衡论的问题。

"一阴一阳之谓道"，意味着"法则"，是方法论。阴阳学说是几千年来，我国劳动人民用以解释自然、社会等某些事物和现象的说理工具，它在天文、地理、律历、医学、哲学等各方面所起的巨大作用，早已得到历史的认可。但在近三十年的时间里，中医界某些学者将《黄帝内经》中解释人体生理的"阴平阳秘"规律，误解成阴阳平衡，并提出"阴阳平衡论"，有的教材还以图式来解释"阴阳平衡论"——阴阳两条不同色线，低于水平线的为虚，高于水平线的为实，齐于水平线的为阴阳平衡。这就不难误导人们对阴阳学说的认识，认为人体阴阳在质量上是平衡对等的。"阴阳平衡论"，虽也认为阴阳有消长、转化的规律，但却认为消长转化后，阴阳仍处于对等平衡状态，这就是所谓阴阳的"动态平衡"。即：阴阳平衡论认为，阴阳是在平衡（质量对等）的基础上，进行着消长转化，消长转化是暂时的，平衡是永恒的。同时还认为：若阴阳平衡被打破，人体就发病，如阴或阳高出平衡水准为"盛"、低于平衡水准为"虚"。因此，其在治疗上强调平衡阴阳，认为阴阳只有多少对等，高低平衡，人体才能健康。对于阴阳的诸如此类的解释，是对阴阳学说的误解，实际上，纵观《黄帝内经》全文，及后之历代医籍从未有

"阴阳平衡"一说，且阴阳的平衡也并不是常态，而是暂时的，一过性的，是消长变化中的特殊状态。而阴阳的非平衡有序稳态，才是持久的、普遍的。

本文试从数术学的角度出发，以十二璧卦（天子卦）中所揭示出的阴阳的非平衡有序稳态规律为据，试述"阴阳平衡论"的不科学性及不合理性。

## （一）天子卦中阴阳非平衡有序规律

### 1.周年中阴阳的有序变化

周年有十二月，月有两节气，故年有二十四节气。十二璧卦虽只有十二种阴阳变化的状态，但在两种状态之间，却存在着无数变化中的过渡状态，每两节即有一节处于状态过渡之中。故璧卦的十二种卦象与十二月、十二节及十二辰相互对应，以说明一年中各个时期的阴阳有序变化。

《地理知本金锁秘》云："历以十二月为一周，自复而临而泰而壮而夬而乾，六阳月也；自姤而遁而否而观而剥而坤，六阴月也。"也就是说，年有十二月，自十一月（子月，卦象为复卦，五阴爻，一阳爻），到四月（巳月，卦象为纯乾，六爻皆为阳爻），为六阳月，阳者，阳气升旺之意也。自五月（午月，卦象为姤卦，五阳爻，一阴爻），至十月（亥月，卦象为纯坤，六爻皆为阴爻），为六阴月，阴者，阴气渐旺之意也。六阳月的阴阳消长转化在卦象上的变化为：十一月，在支为子，在卦为复（☷☳），节气为冬至；十二月，在支为丑，在卦为临（☷☱），节气为大寒；正月，在支为寅，在卦为泰（☷☰），节气为立春；二月，在支为卯，在卦为大壮（☳☰），节气为春分；三月，在支为辰，在卦为夬（☱☰），节气为清明；四月，在支为巳，在卦为乾（☰☰），节气为立夏。由此可见，子月（十一月，冬至）阳气始生，卦象表现为一阳爻生于足下，成复卦；至丑月（十二月，大寒）阳气再生，卦象足下再添一阳爻成临卦；至寅月（正月，立春），卦象则阴爻阳爻各三，三阴在上，三阳在下，而成泰卦，此时卦爻阴阳平衡，周年中出现了第一次阴阳平衡态，但这绝非阴阳消长转化的终止，而是变化中的特殊状态，是暂时的，此时阴阳交泰，生机始旺。三阳开泰而阳气再盛，卦象足下再添一阳爻，成大壮卦，此时为卯月（二月，春分），注意，从正时寅至正卯是一致，阴阳平衡时间，所以说是一过性的阴阳平衡；至辰月（三月，清明），阳气隆盛，六爻中五爻为阳，而成夬卦，至巳月（四月，立夏），天上阳气最盛，六爻皆阳，而成纯乾卦。此六阳月的阴消阳长规律及时序变化。六阴月阴阳消长的卦象变化规律为：五月，在支为午，在卦为姤（☰），节气为夏至；六月，在支为未，在卦为遁（☰），节气为大暑；七月，在支为申，在卦为否（☰），节气为立秋；八月，在支为酉，在卦为观（☰），节气为秋分，同样道理，从正时申至正时酉又是一段阴阳平衡时间，阴阳平衡也是一过性的。九月，在支为戌，在卦为剥（☰），节气为霜降；十月，在支为亥，在卦为纯坤（☷），节气为立冬，此是六阴月的阴长阳消规律和时序变化。由此可见，午月（五月，夏至），因阳极生阴而始有一阴爻，生于手上，成姤卦；未月（六月，大暑），阴气再生，两阴爻生于手上，成遁卦；申月（七月立秋），阴阳爻各三，周年中第二次阴阳平衡态出现了。所不同的是，与第一次相反，此时三阳在上，三阴在下，而成否卦。此时，虽阴阳平衡，但因三阳在上，三阴在下，阳本轻清上扬，阴本重浊下沉，故阴阳离决而气机痞，生机愈趋低下。此种状态亦非常态，或阴阳变化的终止，而亦是一种特殊状态，这种状态一闪即逝，代之而来的，是阴气继续上升，阳气继续下降，又得观卦，此为酉月（八月，秋分之际），至戌月（九月，霜降），阴气更盛，卦象再添一阴成剥卦；亥月（十月，立冬）阴气盛极，六爻皆阴而成坤卦。阴极转阳，故至子月之冬至时，阳气始生，一阳爻复生于足下而再成复卦，新的一年新的循环又开始了。这正如刘完素在《素问玄机原病式》中所云："冬，阳在内而阴在外，地上寒而地下暖，夏则反此者，乃真理也。假令冬至为地阴极，而生阳上升，夏至则阳在上，而阴在地中也。……如冬至子正一阳升而得其复，至于巳则阴绝而六阳备，是故得纯乾，夏至午正则一阴生而得姤，至于亥则阳复也。"可见一年中，阴阳的变化是有序的。冬至时的十一月份，天气虽寒冷，但地下阳气始生，至春分后，卦象开始向大壮卦过渡，阳气由三阴三阳的平地状态始出地表，故而枯木发芽，蛰虫复苏而出地，大地开始出现生机。至四月立夏时，则地表阳气最盛，万物地上部分的茎叶茂盛之极，郁郁葱葱；至五月份夏至时，地表虽气温炎热，但阴气已始于地下，万物茎叶始收，地下根系开始逐渐发达，籽粒开始形成，茎杆开始壮盛，随着阴气的逐渐增加，而植物的根茎、种子及质重有形的部分逐渐增加，至九月霜降后，地上阴气浓重而天气转寒，地面植物逐渐枯萎，根茎籽粒成熟，秋收之际来临，此时地上寒而地下尚存阳气，故小生物始蛰入地下，多年生植物亦将生机藏于根茎，以得地下阳气的温煦而来年再生。如此年复一年，月复一月，阳升阴降，阴升阳降，故方有四季之春、夏、秋、冬，四气之寒、热、温、凉，万物方有生、长、化、收、藏，人方有生、长、壮、老、已。

据上可知，周年中阴阳的消长转化是无时不有，有序可循的。一年的总有序性为：阳六月，阳升阴降，卦象由复（☷☳）而成纯乾（☰☰），阴六月，阴升阳降，卦象由姤（☰☴）而成纯坤（☷☷）。其中子、午、卯、酉（二至二分）为阴阳变化之枢；寅、巳、申、亥（四立）为阴阳变化的特殊状态。子为纯阴转阳之枢；酉为第二次平衡态下阴升阳降之枢。周年阴阳的消长转化是在四枢的作用下，由阴极而转阳，由阳极而转阴，由阴阳平衡的交泰状态而转入阳气渐盛至纯阳状态，由阴阳平衡但痞而不接的状态转入阳衰阴盛至纯阴之状态。可见，阴阳的变化是有序的，但消长转化是根本规律，而阴阳平衡则是不断变化中的特殊现象，特殊性寓于普遍性之中。

### 2.周日中阴阳的有序变化

年有四季，日有四时，四季四时各相对应，故《灵枢》有"一日分四时，朝则为春，日中为夏，日入为秋，夜半为冬"的记载。四季四时各以十二分之，则四季分为十二月，四时分为十二时，每月每时恰对十二璧卦中的一个卦象而成十二种阴阳变化之状态，亦为阴阳变化的有序周期。其含义有二：一为阴阳消长转化的年有序变化；二为阴阳消长转化的日有序变化，两者是同步的。

一日中，夜半为子（23时~1时），子后为丑（1时~3时），丑后为寅（3时~5时），寅后为卯（5时~7时），卯后为辰（7时~9时），辰后为巳（9时~11时），日中为午（11时~13时），午后为未（13时~15时），未后为申（15时~17时），申后为酉（17时~19时），酉后为戌（19时~21时），戌后为亥（21时~23时），分别对应卦象为：子时复卦（☷☳），丑时临卦（☷☱），寅时为泰卦（☷☰），卯时为大壮卦（☳☰），辰时为夬卦（☱☰），巳时为纯乾（☰☰），午后为姤卦（☰☴），未时为遁卦（☰☶），申时为否卦（☰☷），酉时为观卦（☴☷），戌时为剥卦（☶☷），亥时为纯坤卦（☷☷）。

从卦象可知，夜半子时，一阳爻始生于足下，而成复卦；丑时，阳气再生，而得两阳爻生于足下之临卦；寅时，三爻生于足下而成泰卦。此为周日中阴阳出现的第一次平衡现象之象，这种平衡现象与年有序变化中的平衡现象一样，是一过性的，而非为永恒的持续状态；卯时，阳气渐盛，而四阳爻生于足下成大壮卦；辰时则阳气充盛，五阳爻生而成夬卦；至巳时，六阴尽而六阳爻具备成纯乾卦，此时本应为一日中气温最高之时，但因"天道速，地到迟"之理，而最热之时，却在其后的第三个时辰——未时，因同样道理，一年中最热的季节不是巳月（四月），而是未月（七月）。阳极生阴，至日中，阳气虽隆盛于上，但一阴已悄然始于下，成姤卦，至未时，阴气加而两爻生于手上，而成遁卦；申时则阴爻阳爻各三，但三阴爻在下，三阳爻在上，而成否卦，否者，痞塞不通之意也，此乃因阴本重浊却在下，阳本轻清反在上，阴阳离而不接，生机痞而不通，故为否。此为周日中第二次阴阳平衡态，同其他状态一样，此状态仍非阴阳变化的持续和终止，而是变化过程之一，平衡持续瞬间即被打破。阴气继增，至酉时，四阴爻生而成观卦；戌时则阴气盛而五阴爻生成剥卦；至亥时，六阴具备而成纯坤卦。此时，本应为周日中气温最低之时，但因天地运行迟速的差异而使其推后三时，而最冷之时为丑时。同理周年中，亥月（十月）亦非一年中最寒之月，而最寒之月为寅月（正月）。

一日中，黑夜为阴，白昼为阳。夜半子时，阴夜沉沉，但阳已始于地平线以下，一阳、两阳，待三阳备而成泰时，阳气齐于地平，继而三阳开泰而夜尽昼来，一轮红日将跃出地平线，动植物皆从睡眠状态中醒来，卯时则日出阳升，辰时，阴气渐消，雾霭消散，至巳时，阳气隆盛，阴霾消尽，周日中气温最高之时即在此时（除去天地运转之差），此时动物活跃，植物在阳光的照射下生长最快。阳极生阴，热极生寒。继之，午时虽阳光当头，但一阴气已始于下，经未至中，阴气交于地平，地上虽有三阳，但因阴在下阳在上，阴阳不能接续而阳光柔和无炽。阴气继进，阳气继退，则阳气至地平以下，阴气上升地平以上，夜幕降临，至亥时阴气最盛，夜深人静，万籁俱寂，一日中气温最低之时在此时（除去天地迟钝之差）。阴极转阳，寒极生热，待子时，又开始了阳升阴降之循环的初始状态。

由此可见，周日中阴阳的消长转化亦与周年中阴阳消长转化有着同样的规律可循；从子至巳时为阴降阳升，从午至亥时为阴升阳降，这是不以人的意志为转移的客观规律，且一日中子、午、卯、酉四时仍为阴阳转化之枢，寅、巳、申、亥仍为阴阳消长转化的特殊状态。子仍为纯阴转阳之枢，午仍为纯阳转阴之枢，卯仍为第一次平衡状态下的阳盛阴衰之枢，酉仍为第二次平衡状态下的阴盛阳衰之枢。且在四种特殊状态中，寅申仍为阴阳平衡之时，寅时为泰卦（䷊），申时为否卦（䷋），两次平衡状态与其他状态一样，亦是暂时的、瞬间的，代之而来的是阴阳的继续消长转化。故在周日中，阴阳的消长转化亦是循阳升阴降、阴升阳降的规律不断进行的，故方能有昼有夜，有四时（日中、日入、日出、夜半）、四气（寒、热、温、凉）。若周日中，阴阳持续处于平衡状态，则有夜无昼，有昼无夜，有热无寒，有寒无热；生物也就无法在这个星球上生存。所以，阴阳的非平衡有序稳态是自然界阴阳消长转化的正常规律，是普遍存在的，而阴阳的平衡则是特殊的、暂时的。

### （二）人体阴阳与自然阴阳的关联

通过对十二辟卦中周年及周日阴阳变化的非平衡有序稳态的分析得出：在自然界里，阴阳处在不断地变化消长之中，正因为有了阴阳的不断变化，自然界才出现了春、夏、秋、冬四季，日出、日中、日入、夜半四时，寒、热、温、凉四气，以及生物的生、长、化、收、藏等自然现象。一年中，二分（春分、秋分）、二至（冬至、夏至）为阴阳转化之枢机；周日中，夜半、日中、日出、日入四时亦为阴阳转化之枢机；均为地支中的子、午、卯、酉四个时辰，在四枢的枢转下，周年及周日的阴阳消长的有序性为：阳始生于子，旺于卯，盛于巳；阴始生于午，旺于酉，盛于亥。从子至亥，循环往复，以至无穷。可见阴阳的消长转化，并非是在平衡的基础进行消长转化从而达到新的平衡，而是不断重复着"阳升阴降，阴升阳降"的有序变化。多少对等、高低平衡的状态，是有序变化的特殊状态，是暂时的、一过性的，而非平衡的有序稳态才是其固有状态。人体与自然界的变化有着内在的联系和同步反应，人体的阴阳变化也应顺应四时四气阴阳的变化。《素问·阴阳离合论》云："阳予之正，阴为之主；故生因春，长因夏，收因秋，藏因冬。失常则天地四塞。阴阳之变，其在人者，亦数之可数。"意思是说阳是施布温暖正气的，阴是主持万物生长功能的，所以万物的发生是因为春气的温暖，万物的滋长是因为夏气的炎热，万物的收成是因为秋气的清肃，万物的闭藏是因为冬气的寒冽，这是四时气候变化万物生、长、收、藏的规律。若失常则天地不和，阴阳阻隔而不通。人体内阴阳的变化，也可以根据自然界的现象推知，即是人与自然界阴阳变化的关系，此即天人相应整体观的规律。

#### 1.生命全过程阴阳变化的规律

《素问·阴阳应象大论》云："天有四时五行，以生长收藏。"《素问·生气通天论》云："五脏十二节，皆通乎天气。"说明了人与自然之气是相通的，自然界有春、夏、秋、冬的季节推移以及木、火、土、金、水五行的生克变化，因之而产生了生物生、长、化、收、藏的生长变化过程。人是自然的产物，与所有生物一样，同样具有生、长、化、收、藏，即生、长、壮、老、已的生命过程。这个过程的始终与自然界的变化是息息相关的。

《黄帝内经》之"人始生，先成精，精成而脑髓生"。说明了人的形成，是以父母的生殖之精纯物质为基础的，随着肉体的娩出，生命活动便开始了。纵观人生全过程，按照其生理活动功能的不同，可将其分为五个阶段，即生、长、壮、老、已。

第一阶段，系由男女先天之精合而成形，至经母体的濡养成熟后娩出的过程，此谓之生。第二阶段，为出生后至男子四八之年、女子四七年，此谓之长，此时可分为两期，儿童期和青春期。第三阶段，为男子五八至八八之年、女子五七至七七之年，此谓之壮。第四阶段，为男子八八、女子七七之年后，此谓之老。第五阶段，生命过程终止。

从卦象看，第一阶段为坤卦（䷁），为无自动生机的纯阴之体；第二阶段，为复卦（䷗），至纯乾卦（䷀），其中可分两期。第一期从复（䷗）至临（䷒）为儿童期，卦象阴爻多，阳爻少，说明人体此时生机尚低，故对外界变化的适应能力亦低，所以人在七八岁以前，易患外感、麻疹、大头瘟等瘟疫时病；第二期卦象从泰（䷊）至乾（䷀）。泰卦卦爻三阴在上，三阳在下，阴性重浊向下，阳性轻清向上，三阴三阳交泰，三阳开泰而人体生机渐旺，故此时女子"肾气盛，齿更发长""天癸至，任脉通，太冲脉盛，月事以时下，故有子""真牙生而长极""筋骨坚，发长极，身体盛壮"；男子则"肾气实，发长齿更""肾气盛，天癸至，精气溢泻，阴阳和，故能有子""筋骨劲强，真牙生而长极""筋骨隆盛，肌肉壮满"，人体自第一阶段发育到此时，男子即四八之年，女子即四七之年，此时人体盛壮之极，生机在一生中为最盛阶段，故此时人的精力充沛，形体健壮，极少患病，此为青年期。

人体出生后，经从婴儿、儿童至青年成长的过程，使人的脏腑功能、气血津液等精微物质及形、气、神均达到了逐步完善、充沛旺盛的状态，继而进入第三阶段，即壮年阶段，卦象从姤（䷫）至否（䷋），此阶段人体的生机从最旺盛的顶峰开始下落，外形亦逐渐衰老，但早期即从姤（䷫）至遁（䷠）时，卦象阳爻仍多于阴爻。人体仍具有较强的功能，且精力尚充沛，思想坚定而具有分析能力，为年富力强的壮年期。随着壮年的延伸，则女子出现"阳明脉衰，面始焦，发始堕"至"任脉虚，太冲脉衰少，天癸竭"的五七至七七之年的衰减过程。此阶段为青年至老年的过渡时期。从卦象看，其始于生机最盛的乾卦，随着年龄的增长而生机渐降，阴升阳降，一阴爻始于手上，而成姤卦，阴爻再加成遁卦，可见阳气渐衰于上而使人"齿槁""发堕""面焦"，虽然如此，但卦象仍阴爻少而阳爻多，说明人体仍有较旺盛的生机。至否卦，则人体阴阳不接，三阴痞于下，三阳浮于上，女子则"形坏而无子"，男子则"形体皆极"。此时，由于阴痞阳浮而人体气机亦痞而不通，故人常出现眩晕、失眠、心悸、汗出、胸闷、胸痛、烦躁易怒等综合征，亦即人们常说的"更年期"，此时为"高血压""冠心病"等退行性疾患的好发期。

第四阶段，则是老年期。人体功能进一步衰退，在否卦的基础上，阳气再减，而成观卦（▦）、剥卦（▦），可见此时人体的功能是何等的衰微，故老年人易患各种疾病，并因功能低下且渐衰，而患病难医，更有甚者，一场外感即可使生命终止。

第五阶段，即死亡。人体阳气尽而神机化灭即为死亡。卦象为纯坤卦（▦）。从纯坤开始又终止在纯坤之卦，此乃人生阴阳消长转化的全部过程。"人生自古谁无死"，死亡对于人类或其他生物，是生、长、化、收、藏或生、长、壮、老、已的最终结局和必然结果。死，亦意味着另一种新生命的开始。

通过上述可以看到，人与自然界有着同样的阴阳消长转化规律。其规律与自然其他生物的规律是完全一致的。若按阴阳平衡论的观点，人体阴阳是永远平衡的，或只是在平衡的基础上进行消长转化，否则就不可能有人类的生、长、壮、老、已过程，也不可能有人类的生命活动。

对于人类的整个生命活动的阴阳消长情况，我是这样理解的：同自然界阴阳消长转化一样，人类生命活动的全过程也有四个阴阳之枢——子、午、卯、酉。子为纯阴转阳之枢，即为胎儿脱离母体而自身生机始发之机。卯为阳盛阴衰之枢，即在生长过程中，人体从"稚阴稚阳"阶段发育到阴阳平衡态而转入壮年之机。午为纯阳转阴之枢，人体生机始衰。酉为阴盛阳衰之枢，即从壮年转入老年之机。这四个转枢，是人生生、长、壮、老的四个关键时期，最终阳气消尽，神机灭亡，人生终止，这种阴阳的消长转化一样，无绝对的"平衡"可言，而是不断地重复着"阳长阴消，阴长阳消"的阴阳消长转化过程，不可以一句"动态平衡"可涵盖的。

### 2. 周日中阴阳消长转化规律

《灵枢·顺气一日分为四时》云："以一日分为四时，朝则为春，日中为夏，日入为秋，夜半为冬。朝则人气始生，病气衰，故旦慧；日中人气长，长则胜邪，故安；夕则人气始衰，邪始生，故加；夜半人气入脏，邪气独居其身，故甚也。"说明人的生命活动周日中亦有消长之别，而非为阴阳平衡状态。

一日之中，朝则为卯，日中为午，日入为酉，半夜为子。在四季分别为立春、立夏、立秋、立冬，卦象分别为大壮卦（䷁）、姤卦（䷫）、观卦（䷓）、复卦（䷗），此为阴阳转化的四个枢机。卯时阳气从阴阳平衡态转盛，故人体阳气亦盛，即"人气始生"，机体抗病力增强，故晨起觉爽慧；到午时，自然界阳气始盛于巳时，至午前达最高峰，因阳极转阴，故午时有一阴爻生之姤卦，为纯阳转阴之枢，故至午时，人体阳气亦最盛极，抗病力最强，故能胜邪而觉安逸；至酉时，自然界阳气落入地平线以下，故有两阳爻在上四阴爻在下之观卦，为阳衰阴盛之枢，此时人体抗病能力低下，而邪气始生，故觉病加；至夜半，阳气尽于亥时，阴气始盛于亥时，至子前阴气最盛极，阴盛而转阳，故夜半子时有五阴爻一阳爻之复卦，此为纯阴转阳之枢，此时人体亦阴气极盛而阳气衰微，邪气独居其身，故觉病甚。

可见周日中人体阴阳的消长转化亦是循十二辟卦阴阳消长规律而行，于自然界周日中阴阳的消长转化有着同步的节律。即：自子时一阳始生得复卦开始，经卯、午、酉的枢转，至亥时六阴备而得纯坤（䷁）为止，周而复始得进行阳升阴降、阴升阳降的消长转化运动。阳升阴降的结果是夜尽昼来，人体阳气自阴而出，逐渐旺盛；阴升阳降的结果是昼尽夜来，人体阳气自外而入脏，在外之阳气逐渐衰减，人类出现了寐寤、动静等生理现象，对疾病的反应产生了旦慧、昼安、夕加、夜甚的变化规律。因此人体周日中阴阳的消长转化亦同自然界阴阳消长规律一样，为一非平衡的有序稳态。

### 3. 周日中脏腑阴阳的有序变化

人体阴阳变化的总规律是一种非平衡有序稳态，那么具体到人体各个脏腑器官，其变化规律是否如此呢？

《素问·脏气法时论》云："肝病者，平旦慧，下晡甚，夜半静""心病者，日中慧，夜半甚，平旦静""脾病者，日昳慧，日出甚，下晡静""肺病者，下晡慧，日中甚，夜半静""肾病者，夜半慧，四季甚，下晡静"。这就说明了五脏之气的强、弱、虚、实与外在阴阳的消长及五行的生、克、制、化有着密切关系。

十二时辰，与五行的方位配属为：寅卯东方木，巳午南方火，申酉西方金，壬癸北方水。丑、辰、未、戌四维土。平旦（卯）东方日出阳气生为木旺之时，下晡（酉）日将西落，金辉映照，为金旺之时；夜半（子）阳气衰而阴盛，为水旺之时；日昳（未）日在西南；四维之一，土旺之时；日中（午）太阳在正南，阳光炽热，为火旺之时。

肝者属木，故肝病者，平旦木旺时慧（木旺其时）；下晡（酉）日将西落，金辉映照，为金旺之时；夜半（子）阳气衰而阴盛，为水旺之时；日昳（未）在西南，四维之一，土旺之时；日中（午）太阳在正南，阳光炽烈，为火旺之时。

肝者属木，故肝病者，平旦木旺时慧（木旺其时），下晡金旺时甚（金克木），夜半水旺时静（水生木）；心者属火，故心病者，日中火旺时慧（火旺其时），夜半水旺时甚（水克火），平旦木旺时静（木生火）；脾者属土，故脾病者，日昳土旺时慧（土旺其时），日出木旺时甚（木克土），下晡金旺时静（金克土，使火不致乘土）；肺者属金，故肺病者，下晡金旺时慧（金旺其时），日中火旺时甚（火克金），夜半水旺时静（水克火，使火不致乘土）；肾者属水，故肾病者，夜半水旺时慧（水旺其时），四季土旺时甚（土克水），下晡金旺时静（金生水）。这就充分说明人体各脏腑的功能活动与外在阴阳的消长转化是息息相关的，并不是一个封闭的平衡系统，而是每时每刻都在同自然界的阴阳变化进行着信息的传递。亦是以一种非平衡有序稳态的变化在不停地运动着。

《黄帝内经》云："太虚寥廓，肇基化元""太极分阴阳"，可见阴阳将宇宙万物按其不同属性分为两大类，但不是一分为二相互孤立的，而是阴中有阳、阳中有阴，阴阳相互联系、相互消长、相互转化的。自然界的春、夏、秋、冬四季，温、热、寒、凉四气以及生、长、化、收、藏五种生化规律，都是阴阳相互消长转化的结果。从十二璧卦所揭示的阴阳消长规律看，亥时（周年中亥月，周日中亥时）气温最低（除去天地差转），六爻皆阴，卦象得纯坤，经子、卯两枢机之转枢，使阳气渐旺，阴气渐衰而得纯乾，又经午、酉两枢机之转枢，阴气又渐旺盛，阳气又渐衰降，故而再得纯坤。如此年复一年，月复一月，日复一日，周而复始地进行着阳升阴降、阴升阳降的阴阳消长转化运动。

人是大自然界的产物，与自然界的阴阳变化有着同步节律。如一生的生、长、壮、老、已，一日的平旦气始生、日中气盛、日入气衰，夜半气入等，说明了人的一生或周日生命活动以及各脏腑的功能活动均有阳升阴降、阴升阳降的阴阳消长转化规律。人只有与自然界阴阳变化相顺应，才能阴平阳秘，但阴平阳秘不是指阴阳平衡，而是言阴阳的协调。"阴平"就是说内在的阴气平和，"阳秘"就是说在外的阳气秘固，即阴阳合德，和平秘会。这样才能精力充沛，身体强壮，才能顺应四时阴阳的变化。若阴阳不能平秘，则人就不能顺应四时寒热更变，则为病态。《伤寒例》云："春夏养阳，秋冬养阴，顺天地之刚柔。"就是指人体不能应四时之变而罹患疾病的治则治法，此乃"平秘阴阳""阴阳以平为期"的真正内涵。若按"阴阳平衡论"的观点，当春季阳长阴降之时，应抑阳扶阴，反之秋冬之季，阴升阳降，则应扶阳抑阴，以便达到"阴阳平衡"。这就从根本上违背了中医学的"天人相应"观和顺应四时的"春夏养阳，秋冬养阴"的养生保健观，破坏了自然发展的规律，势必造成弊端。此正如《素问·四气调神大论》所云："逆春气，则少阳不生，肝气内变；逆夏气，则太阳不长，心气内洞；逆秋气，则太阴不收，肺气焦满；逆冬气，则少阴不藏，肾气独沉。"故人体阴阳和自然界阴阳一样，是永远循着阳升阴降、阴升阳降的规律，在四枢的作用下，从盛到衰、从衰到盛的变化着，而永远不会停留在一个固定的水平上，虽然变化过程中有两次阴阳平衡的现象出现，但那不是变化的终止，而是变化中的特殊现象，这种状态一闪即逝，代之而来的是阴阳的继续消长转化。

故"阴阳平衡论"作为一个学说，是不严密的，它从根本上违背了"天人相应"的整体观思想，是对"阴平阳秘""平秘阴阳""阴阳以平为期"的误解。若自然界永远处于阴阳平衡状态，则有春无秋，有夏无冬，有温无凉，有热无寒，生物则有生无收，有长无藏，那就不成其为世界。人体阴阳若永远处于平衡状态，则有生无壮，有长无老，有动无静，有静无动，那就不是一个正常的人。只有阴阳的相互消长、相互转化有序地进行，自然界和人类才能保持其正常的、固有的运动状态。

总之，阴阳的非平衡有序稳态产生了四时、四季、四气乃至万象，它包罗了天文、地理、人事。一切事物发展的起点，都充满了阴阳相合——阴平阳秘，但他们又总是走向反面——阴阳离决，它们会从新生而走向衰老死亡，然后再次走向反面，即阴平阳秘，而产生新的事物。这个正反过程，就是阴阳的运动过程——阳升阴降，阴升阳降的过程。

　　因此，阴阳永远处于消长转化之中，非平衡的有序稳态是其本质的、固有的、普遍存在的、不可改变的运动状态，而平衡则是运动过程中的特殊状态，是暂时的。这就是十二璧卦中阴阳变化的根本规律。

# 五运六气与数术学之渊薮

## 一、五运六气学说在《内经》中的地位

善言天者，必应于人；善言古者，必验于今；善言气者，必彰于物；善言应者，同天地之化；善言化者，通神明之理。

——《素问·气交变大论》

《黄帝内经》是一部伟大的医学巨著，是中医学四大经典著作之一，是我们祖先长期与疾病做斗争的经验结晶。其成书经历了东汉以前七八个世纪的时间，是由古代医家集体创作的。

运气学说源于阴阳五行学说，所以在《黄帝内经》的早期作品中，也已涉及运气的内容。就《素问》而言，《上古天真论》就有"法于阴阳，和于术数"及"法则天地，象似日月，辨列星辰，逆从阴阳，分别四时"的养生大论。《四气调神大论》主要讲春、夏、秋、冬四时气序变化规律和人应如何顺时养生，"春夏养阳，秋冬养阴"一论，就是在该篇中讲到的。第 3~7 篇，亦是谈阴阳与运气关系的。《生气通天论》中"自古通天者，生之本，本于阴阳"，就是运气学说源于阴阳学说的见证。《阴阳应象大论》"治不法天之纪，不用地之理，则灾害至矣"，则充分说明了"不知运气而为医，欲其无害则鲜矣"。

《黄帝内经》中论及运气学说的篇数约占三分之二，且《素问》的后期著作，主要论述五运六气。至东汉时期，五运六气学说已发展成为一个较完整的理论体系，且有运气七篇大论。这时的医家据"天地大化，运行之节，临御之纪，阴阳之政，寒暑之令"，推断、预见疾病的发生和发展，掌握了治疗

的主动权，使中医学在理论上和临床治疗上有了一个大的飞跃。

《黄帝内经》还引用了不少古代医学著作，《黄帝内经》前期的作品引用古医书17种（《五色》《脉变》《揆度》《奇恒》《九针》《针经》《热论》《刺法》《下经》《本病》《阴阳》《阴阳十二官相使》《上经》《金匮》《脉经》《从容》《刑法》），后期作品引用古医书4种（《太始天元册》《脉法》《大要》《脉要》）。从引用古医书的条文看，《上经》《太始天元册》《大要》等书，多谈及运气，这说明在《黄帝内经》的整个成书时代中，还有一些著作是关于运气学说的。

运气学说在《黄帝内经》中占有很重要的位置，说明这一学说源远流长，若避而不谈或贬低运气学说去谈《内经》的重要性，则是不恰当的。

## 二、"法于阴阳，和于术数"是《内经》的核心理论

其知道者，法于阴阳，和于术数……故能形与神俱，而尽终其天年。

——《素问·上古天真论》

"上古之人，其知道者，法于阴阳，和于术数，食饮有节，起居有常，不妄作劳，故能形与神俱，而尽终其天年，度百岁乃去。今时之人不然也，以酒为浆，以妄为常，醉以入房，以欲竭其精，以耗散其真，不知持满，不时御神，务快其心，逆于生乐，起居无节，故半百而衰也。"此乃《素问》首篇"上古天真论"之首论。却病延年是医学研究的目的，而此论是《黄帝内经》通篇阐述之主题，而核心内容是"其知道者，法于阴阳，和于术数""形与神俱"。于是，就产生了一个"道——阴阳——术数"的象、数、理（道）的核心理论，及医道、医术、医学（狭义医学）的《黄帝内经》中医学结构问题。"其知道者，法于阴阳，和于术数""形与神俱"及"夫道者，上知天文，下知地理，中知人事"的中医学结构，寓有"人类——环境系统""形神系统"这一系统论思想内容。这种基于"天人相应""形神合一"的太极思维的整体论观点，构建了《黄帝内经》的中医学术思想，余概之为"天人相应的整体观、形神统一的生命观、太极思维的辩证观"。《黄帝内经》的核心理论，源于中国数术学的三大基本理论，即"太极论的道论"，由道而产生的"三五论的数论"，由数而产生的"形神论的象论"。故而，源于中国数术学理论体系的《黄帝内经》中医学，即中国象数医学，是由象、数、理（道）三个层次组成。于是，探讨《黄帝内经》中医学的结构，首先要从"道论"说起，继而通晓中国数术学的基本理论和精微理论，方能妙识玄通，登堂入室，以掌

握《黄帝内经》中医学的基本内容。此即唐代王冰"将升岱岳，非径奚为；欲诣扶桑，无舟莫适"之谓也。由此可见，"法于阴阳""和于术数"，是《黄帝内经》中医学的核心理论，而"形与神俱"是医学所追求的终极目的。

# 从运气学说谈《伤寒论》原理

200—210 年，东汉末年，张仲景继承了《黄帝内经》的基本理论，结合自己的临床经验，而著述了《伤寒杂病论》。由于他开创了辨证施治的法则，所以他对中医学的发展做了卓越的贡献，而被后世称为"医圣"。在谈到《伤寒杂病论》的原理时，余之学师陈维辉先生认为：《伤寒论》的六经传变规律起源于五运六气学说。今就学师维辉先生的传授做以表述。

《素问·天元纪大论》云："夫五运阴阳者，天地之道也，万物之纲纪，变化之父母，生杀之本始，神明之府也，可不通乎？"清代吴瑭在《医医病书》中云："五运六气之理，天地运自然道。"说明了五运阴阳的自然规律，是宇宙万物万事发展和消亡的根本原则。

金代刘完素在《素问玄机原病式·序》中云："观夫医者，唯以别阴阳虚实，最为枢要，识病之法，以其病气归于五运六气之变化，明可见矣。"由此可知，运气学说是中医学核心理论的重要部分。

宋代郭雍在《仲景伤寒补亡论·伤寒名例十问》中云："气候有应至而不至，或有未应至而至者，或有至而太过者，皆成病气，亦时行之一也。"这和《素问·六微旨大论》中运气学说的论述是完全一致的。因此，《伤寒论》的六经命名，完全从运气而得名。所以，清代陈修园在《伤寒论浅说》中指出了："六气之标本中气不明，不可以读伤寒论。"从而说明了伤寒论的基本原理来源于运气学说。张仲景的《伤寒杂病论》成书以后，由于连年的兵火战乱而散失，可能有不少重要的基本论述也遗失了。

## 一、伤寒六经传变与经络的关系

宋代，著名的伤寒论专家朱肱尚云："治伤寒，先须识经络，不识经络，如触途冥行。"所以，张仲景在《金匮要略·脏腑经络先后篇》中重点提出病因时云："一者经络受邪入脏腑，为内所因也。"意谓经络受邪，传入脏腑，此乃正气不足、邪气乘虚而入所致，故言"为内所因"。这就充分地说明了伤寒论的六经传变，它实际上就是十二经传变的简称。可见仲景非常重视经络学说。因为，它同源于运气学说，只是古书失传罢了。

后世医家对运气经络学说均有所阐明，如刘完素、朱丹溪、李东垣、张洁古、朱肱等。明代李时珍的《本草纲目》中就有"五运六淫用药式"。

既然，阴阳五运是中医学的核心问题。那么我们就以五运阴阳机制来研究《伤寒论》的原理。

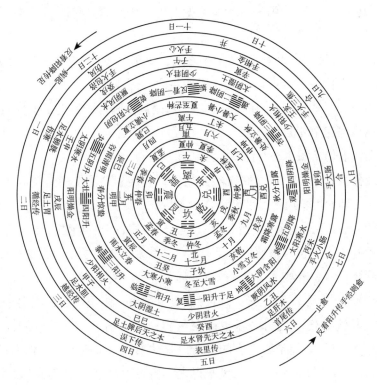

图 1　伤寒六经传变

《伤寒论·卷二·伤寒例第三》云："夫欲候知四时正气为病，及时行疫气之法，皆当按斗历占之。""斗历"：即十二璧卦所反映的时令节气规律。该篇又云："是故冬至之后，一阳爻升，一阴爻降也；夏至之后，一阳气下，一阴气上也。"我们从图1来看，它是十二璧卦图。由此可见，璧卦反映气候节令阴阳消长的规律，即阴消则阳长，阳消则阴长。

璧卦的璧字，《白虎通》云："璧者，外圆象天，内方象地。"《诗·卫风》云："如圭如璧。"圭是观测日影长短，用来测知时令节气。璧是表示天地运动时阴阳消长的规律。璧通用于辟，古代辟就是君，所以璧卦又称天子卦。它能反映出四时、八节、十二月、二十八宿的阴阳消长规律。

《易通卦验》云："冬至，晷长一丈三尺，当至不至，则旱，多温病；未当至而至，则多病暴逆心痛""夏至，晷长一尺四寸八分，当至不至，国有大殃，旱，阴阳并伤，草木夏落，有大寒；未当至而至，病眉肿"。这就说明了十二璧卦能够反映出五运阴阳及其发病的规律。

从图1可知，冬至，一阳初动于下，一阴消失，地雷为复卦，称为天根。夏至一阴生于下，一阳消失，天风为姤卦，称为月窟。它说明了历法上阴阳消息规律。

《素问·五运行大论》云："子午之上，少阴主之。丑未之上，太阴主之。寅申之上，少阳主之。卯酉之上，阳明主之。辰戌之上，太阳主之，巳亥之上，厥阴主之。"把它们放在璧卦上。子水是足少阴肾，午火是手少阴心，它们相冲就是相互循环的动力。

现在我们仍从图1来看伤寒六经传变。

六经传变是从太阳寒水膀胱经开始的，但疾病的潜伏期是从厥阴风木心包络经的受邪而生。风木受邪就会伤风感冒。

《素问·皮部论》云："心主之阴，名曰害肩，上下同法。视其部中有浮络者，皆心主之络也，络盛则入客于经""是故百病之始生也，必先于皮毛，邪中之则腠理开，开则入客于络脉，留而不去，传入于经，留而不去，传入于腑"。"害肩"：张介宾注云："肩，任也，载也。阳主乎运，阴主乎载。阴盛之极，其气必伤，是阴之盛也，在厥阴；阴之伤也，亦在厥阴，故曰害肩。"心主（心包）经是属于表的。所以张仲景在《金匮要略·伤寒例第二》篇中记云："凡伤寒之病，皆从风寒得之。始表中风寒，入里则不消矣。"这说明了外感疾病从表证伤风转入伤寒。

伤风开始之后，疾病转变到太阳寒水。寒水受伤则称伤寒。所以，伤寒是从太阳开始的。太阳寒水的膀胱经属于夬卦。夬卦已经包含一阴，阴阳开始发生了消长。

《素问·阴阳应象大论》云："善诊者，察色按脉，先别阴阳。"《伤寒论》第七条云："病有发热恶寒者，发于阳也。无热恶寒者，发于阴也。"张景岳强调掌握阴阳的重要性，故云："凡诊病施治，必先审明阴阳，乃为医道之纲领""医道虽繁。可一言以蔽之，曰阴阳而已。"

所以，对于疾病的辨证施治方法首先在于审别阴阳，这也是伤寒传经的阴阳消长原则。病情发展总是以阳气的存亡来观察预后的吉凶。故而"扶阳抑阴"是《伤寒论》在诊治中的要领。

《伤寒论·辨脉第一》篇云："凡阴病见阳脉者生。阳病见阴脉者死。"此即阳病见阴，病必危殆；阴病见阳，虽困无害。故尔扶阳抑阴是《伤寒论》的重要法则。

病证是从表入里，则阳转阴。所以，六阳转入五阳，一阴见于足下。夬卦一阴见时为伤寒的开始。太阳寒水受伤为伤寒。足太阳膀胱经称为太阳病。这时阳气还盛，故病尚轻。

《素问·灵兰秘典论》云："膀胱者，州都之官，津液藏焉，气化则能出矣。"郭雍在《仲景伤寒补亡论·六经统论》中云："足太阳膀胱，起于目内眦，上头，连于风府。分为四道，下项，并正别脉上下六道，以行于背，与身为经，太阳之经，为诸阳主气。或中寒邪，必发热而恶寒，缘头项腰脊，足太阳经所过处。今头项痛，腰脊强，身体疼，其尺寸脉俱浮者，故知太阳经受病。此其大略也。"汗是津液所化，津液受到病变，就会产生汗与不汗的现象。这里我们可以了解到伤寒起于膀胱经，简称太阳病。这就说明了《伤寒论》所说的六经是指经络中足经六经。

六经传变的规律，可以从图1来分析。

### 1. 循经传

《素问·热论》云："伤寒一日，巨阳受之，故头项痛，腰脊强；二日阳明受之，阳明主肉，其脉挟鼻，络于目，故身热，目疼而鼻干，不得卧也；三日少阳受之，少阳主胆，其脉循胁络于耳，故胸胁痛而耳聋。三阳经络皆受其病，而未入于脏者，故可汗而已。四日太阴受之，太阴脉布胃中，络于嗌，故腹满而嗌干；五日少阴受之，少阴脉贯肾，络于肺，系舌本，故口燥舌干而渴；六日厥阴受之，厥阴脉循阴器而络于肝，故烦满而囊缩""七日巨阳病衰，头痛少愈；八日阳明病衰身热少愈；九日少阳病衰，耳聋微闻；十日太阴病衰，腹减如故，则思饮食；十一日少阴病衰，渴止不满，舌干已而嚏；十二日厥阴病衰，囊纵，少腹微下，大气皆去，病日已矣"。"少愈"：意稍愈。"不满"：不再烦满。此段经文表述的是循经传。循经传是说明阳气渐少，五阳转化成六阴，病由表及里，病势渐重。传到了六日以后足经传完。七日传入手经，阳气逐渐恢复，传到了十二日以后，就病好了。如果十二日以上还没有好，那就危险了，变为其他的坏病了。

郭雍在《仲景伤寒补亡论·六经统论》中云："足阳明胃之经。从鼻起，侠于鼻，络于目，下咽。分为四道，并正别脉六道，上下行腹，纲维于身。盖诸阳在表，阳明主肌肉，络于鼻，故病人身热，目疼，鼻干，不得卧，其脉尺寸俱长者，故知阳明经受病""足少阳胆之经，起目外眦，络于耳，分为四道，下缺盆，循于胁，并正别脉六道上下，主经营百节，流气三部，故病人胸胁痛而耳聋，或口苦咽干，或往来寒热而呕，其脉尺寸俱弦者，知少阳经受病也""足太阴脾之经。为三阴之首，其脉布于脾胃，络于咽喉，故病人腹满而嗌干，其脉尺寸俱沉细者，知太阴经受病也""足少阴肾之经，其脉起于中小指之下，斜取足心，别行者入跟中，上至股内后廉，贯肾络膀胱，直行，从肾上贯肝膈，入肺中，系舌本，伤寒热气入于脏，流入于少阴之经。少阴主肾，肾恶燥，故渴而引饮，又经发汗吐下以后，脏腑空虚，津液枯竭，肾有余热亦渴，故病人口燥舌干而渴，其脉尺寸俱沉者，少阴受病也""足厥阴肝之经""其脉循阴器而络于舌本，脉弗营则筋急，筋急则引舌与卵，故唇青舌卷而囊缩。凡病人烦满而囊缩，其脉尺寸俱微缓者，知厥阴经受病也"。由此可见，伤寒论的六经传变是足经的传变。

### 2. 越经传

越经传是不按循经的次序相传，它隔一经相传。如太阳病不传阳明经，它越过阳明经传到少阳经。这种病大多数是由于病邪旺盛，正气不足而产生的。

### 3. 误下传

误下传是不按循经的次序相传，它隔了二经相传。如太阳病误下传到了太阴经。它反映了病邪由表入里，正气易于衰退。

### 4. 表里传

表里传是按经络表里的关系相传。如《素问·血气形志》中所云："足太阳与少阴为表里，少阳与厥阴为表里；阳明与太阴为表里，是为足阴阳也；手太阳与少阴为表里，少阳与心主为表里，阳明与太阴为表里，是为手之阴阳也。"所以，太阳病由表入里，传入足少阴肾经。

### 5. 首尾传

首尾传是由太阳病直传厥阴经。病如不愈，则变化会更进一步。

### 6. 直中

直中是起病不见三阳，而直接就见三阴症状，由于病人体亏，阳气不足，正气已衰，外邪直中而成为虚寒证。

### 7. 里传表

里传表是病邪由里传出表，由三阴转成三阳，正气渐渐恢复，正胜邪，病情逐渐好转。

### 8. 合病

合病是两经或三经同时受邪，或半表半里，即有太阳表证，又有阳明里证。

### 9. 并病

并病是一经症状未消，又传了一经。如太阳病转阳明时同时存在两经证候。

以上九种转化规律，可以从图 1 中得到证明。

## 二、经络的命名起源于五运阴阳

金代李东垣在《此事难知·日用》中云："复、临、泰、壮、夬、乾、姤、遁、否、观、剥、坤二六""气终于丑始于寅，血谛辛阴从下去""血气包含六子中，昼夜行流五十度……知之非难行之难，造次颠沛宜常"。此乃金元四大家的李东垣也用璧卦来解释气血循环的理论。参考图 2。他的口诀前二句是璧卦。其中"坤二六"就是坤六断（☷）之坤卦。

气从手太阴肺（寅为肺）开始循环，最后终止足太阴脾（丑位脾）。血同样从手太阴肺（辛为肺）开始循环，也同样终止于足太阴脾丑，再从寅肺

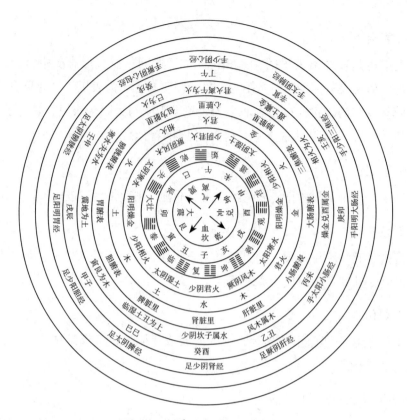

图 2　经络命名起源于五运阴阳

开始昼夜循环五十度，此即脾为生血之源之理。诚如《素问·经脉别论》所云："饮于入胃，游溢精气，上输于脾，脾气散精，上归于肺。"《灵枢·决气》云："中焦受气，取汁变化而赤，是谓血。"《难经·脏腑配象》篇云："血为荣，气为卫，相随上下，谓之荣卫，通行经络，营周于外。"《难经·荣卫三焦》中云："荣气之行，常与卫气相随""荣行脉中，卫行脉外，荣周不息，五十而复大会。"《灵枢·营为生会》云："故五十度，而复大会于手太阴矣。"元代滑伯仁在《十四经发挥》中云："故经脉者，行气血，通阴阳，以荣于身者也。"由此可知，脾脏有统摄血液的功能，它处于人身的中焦部位，它通过了肺脏，把荣卫气血在全身循环五十度，气血都是以肺脏为起止，周流不息。血在脉内，气行脉外。肺主行气而脾统血。气血通过了经脉而循环。

　　李东垣在《此事难知·气血之体》中云："血随气行""从乎天也，自艮而之巽""从乎地也，自乾而之坤，是以乾坤之用备矣。言天者道者，从外而之内也。言地道者，从内而之外也。从外之内者，伤寒也。从内之外者，杂病也。"

可谓要言肯綮。这就是说，气血通过经脉来循环，它也同样受五运阴阳所制约。艮就是寅春，巽就是厥阴。冬伤于寒，春必病温。这样，伤寒循环传到了厥阴，气血失调，产生了伤寒证。如果从乾坤代表璧卦来看，一切的杂病都可以包括在内。无论伤寒和杂病都要掌握经脉的变化规律。所以《灵枢·卫气》云："能别阴阳十二经者，知病之所生，候虚实之所在者，能得病之高下。"《灵枢·经脉》篇又强调指出："经脉者，所以决死生，处百病，调虚实，不可不通。"综上所述，由于经络受五运阴阳法则所制约，它们的命名都是按这个法则而定的。

厥阴风木有亥和巳，亥的位置上有乾（天）坤（地）两卦。亥属水，甲木长生在亥，它象征着天上下降雨水，滋润着大地上的树木。肝属木，所以，肝在亥上取名为足厥阴风木。巳的位置上有乾（天）巽（风木）两卦，巳属于火，它象征着猛风吹野火而燃烧山林。心包属于相火，所以心包在巳上取名手厥阴心包。

少阴君火有午和子。午的位置上有离（火）卦。午和离都属于火。它象征着熊熊的热火在燃烧。心属君火。所以，心在上午取名为手少阴君火。子的位置上有坎（水）卦。子和坎都属象在于水。它们象征着浩荡的洪水在奔流，肾属于水。所以，肾在子上取名为足少阴肾水。

太阴湿土有丑和未。丑的位置上有临（地泽）卦。丑属于土。它们象征着大地上成群的沼泽使土潮湿，脾属于土。所以脾在丑上取名为足太阴湿土。未的位置上有遁（天山）卦。未属土，它们象征着隐藏在山土中金石。肺属于金，所以，肺在未上取名为手太阴肺金。

少阳相火有申与寅。申的位置上有坤（地）否（天地）两卦。申属于金。否是受克制到了极点。它象征着猛烈的大火在冶炼金属。三焦属相火，所以，三焦在申上取名为手少阳相火。寅的位置上有艮（山）泰（地天）两卦，寅属于木。艮多为坚硬多节的树木，它象征着山野间生长一片片的楠木、楠竹。胆属于春木，所以，胆在寅上取名为足少阳胆木。

阳明燥金有酉和卯。酉的位置上有兑（泽）观（风地）两卦。兑属西方金。酉属于金，它象征着一堆堆使人眼花缭乱的金属。大肠属金。所以，肠在酉上取名为手阳明燥金。卯的位置上有震（雷）大壮（雷天）两卦。《周易·说卦》说："震，动也。"《公羊传》说："震者何，地动也。"卯属于木。它象征着猛烈的地震在震撼着土地。胃属于土。所以，胃在卯上取名为足阳明胃土。

太阳寒水有辰和戌。辰的位置上有夬（泽天）卦，《周易·夬卦》说："象曰夬，决也。"《左传·襄公三十一年》说："不如小决使道。"决就是决水。辰属土而为癸水之墓。它象征着冲破了长堤的洪流。膀胱又属于水，所以膀胱在辰上取名为足太阳寒水。戌的位置上剥卦（山地）。《周易·剥卦》说："山附于地。"戌为火之墓。它象征着地上残余的火。小肠属火。所以，小肠在戌上取名为手太阳小肠火。

综上所述，五运阴阳学说影响到经络的命名。

## 三、伤寒传足不传手的规律

伤寒传足不传手，它是古代对疾病扶阳抑阴的一种法则。

火之方是夏至；秋之分是秋分，这是手经的方位。水之方是冬至；春之分是春分，这是足经的方位。见图1。表述了璧卦的阴阳消长的规律。

郭雍在《仲景伤寒补亡论·六经统论》中云："伤寒独传足阴阳六经。何也？孙真人云：人有五脏。心肺二脏经络，所起在手十指。肝肾与脾经络，所起在足十指。夫风毒之气，皆起于地，地之寒暑风湿，皆作蒸气，足常履之。所以中人必中于足。"这是以风毒感足的理论来说明寒伤传足不传手。但这还是不能透彻地说清楚。

张仲景在《伤寒论·伤寒例第三》中云："冬至之后，一阳爻升，一阴爻降也；夏至之后，一阳气下，一阴气上也。斯则冬夏二至，阴阳会也，春秋二分，阴阳离也，阴阳变易，人变病焉。"从天子卦的阴阳消长规律来看，即《素问·至真要大论》"气至之谓至，气分之谓分，至则气同，分则气异。所谓天地之正纪也"之谓。天地阴阳之气，既交错而不下，人所以变病。此即《黄帝内经》"阴阳相错而变由生也"之谓。

刘元素在《素问玄机原病式·六气为病》中云："冬，阳在内而阴在外，地上寒而地中暖，夏则反此者，乃真理也。假令冬至为地阴极，而生阳上升，夏至则阳在上，而阴在地中者，当地上热地中寒可也""如冬至子正一阳升，而得其复，至于已则阴绝，而六阳备，是故得其纯乾；夏至午正则一阴生，而得姤，至于亥则阳复也。然子后面南，午后面北，视卦之爻，则子后阳升午后阴降，明矣"。他把璧卦阳升阴降的原理用来分析热证战栗的病机。他突出地用物理学的方法，把冬夏地面土壤中热梯度的温差变化来说明阴阳变化，这是难能可贵的，可惜他没有把这个升原理用在伤寒论上。

现在我们认为伤寒传足不传手是以璧卦的阴阳消长来分析的。见图1的卦爻。

冬至子时一阳生于足下，五阴而一阳，这就是复卦，代表了阴消阳长。夏至午时一阴生于手上（举手），五阳而一阴，这就是姤卦，代表了阳消阴长。

从而说明了以子午线为准，东半球人们看卦爻，卦爻是正面方向。所以，人们看到一阳爻在足下逐渐上升。西半球人们看卦爻，卦爻是反面方向。所以，人们看到一阴爻在手上逐渐下降。这就是阳升阴降的原理。根据阴阳法则，任何事物都有阴阳，绝阴不长，孤阳不生，物极必反。因而，阴极必阳，阳极必阴，所以，乾卦纯阳，实际上纯阳包阴、坤卦纯阴，实际上纯阴包阳。

由此可见，阳气在下称为足经，阴气在上称为手经。坤卦包阳为足经，乾卦包阴为手经。

现在，我们看图 1，伤寒传足不传手的规律。这以阴降阳升，阴消阳长为原则。伤寒一日为夬卦，一阴下降，传足太阳；二日为大壮卦，二阴下降，传足阳明；三日为泰卦，三阴下降，传足少阳；四日为临卦，四阴下降，传足太阴；五日为复卦，五阴下降，传足少阴；六日为坤卦，六阴下降，传足厥阴。阴盛阳衰，病势严重。

根据前面所提方法反看。七日为剥卦，一阳上升，传手太阳；八日为观卦，二阳上升，传手阳明；九日否卦，三阳上升，传手少阳；十日遁卦，四阳上升，传手太阴；十一日姤卦，五阳上升，传手厥阴；十二日乾卦，六阳上升。阳盛阴衰，病将痊愈。

足经阳气不足，怕伤阳，所以，伤寒都是由足经阳气不足所致。手经阳气有余，而阴气渐少，不怕伤阳，所以，伤寒传足则病，传手则愈。李东垣在《此事难知》中云："伤寒言足经，不言手经图，手经皆有余，足经皆不足。"因此，扶阳抑阴是治病的根本大法。

## 四、伤寒中解时辰规律

《伤寒论》云："病有发热恶寒者，发于阳也，无热恶寒者，发于阴也。发于阳者，七日愈，发于阴者，六日愈，以阳数七，阴数六故也。"故此系三阳三阴大纲领，寒热虚实之原本，不可不明也。

为什么说，阳数七，阴数六呢？当根据河图数来分析。河图数中有天一生水，地六成之之论。因为，天一生水，水为坎，复的卦，地六成之。地气属阴，所以在泉以六为成数，成数也就是成就、终止的数。这就是地气在泉，水的阴数是六。复卦一阳上升。

河图数中又有地二生火，天七成之之记。因为，地生二火，火为离姤的卦，天七成之。天气属阳，所以司天以七为成数。这就是天气司天，火的阳数为七。姤卦一阴下降。

三阴三阳都是以子午为准则，虚实寒热的根本在于阳升阴降。六七日从足经传入手经。要么病好转，要么就要病死。故郭雍之《张仲景伤寒补亡论》有"六七日传经皆遍，阴阳俱受病已，故重者死也"之论。

伤寒的六经都有解病的时辰。太阳病解病是从巳到未时；阳明病解病是从申到戌时；少阳病解病是从寅到辰时；太阴病解病是从亥到丑时；少阴病解病是从子到寅时；厥阴病解病是从丑时到卯时。见图3。

太阳司天在午的位置是夏至。午又在巳未之中。所以太阳病解病的时辰是从巳到未时。

太阴在泉在子的位置是冬至。子又在亥丑之间。所以太阴病解病的时辰是从亥到丑时。

少阳在卯的位置是春分。卯在寅辰之间。所以少阴病解病的时辰是从寅到辰时。

阳明在酉的位置是秋分。酉在申戌之中。所以阳明病解病的时辰是从申到戌时。

少阴在丑的位置是季冬的大寒。丑在子寅之间。所以少阴病解病的时辰是从子到寅时。

厥阴在寅的位置是孟春的雨水。寅在丑卯之中。所以厥阴病解病的时辰是从丑到卯时。

《伤寒论》中又云："假令夜半得病，明日日中愈。日中得病，夜半愈。何以言之，日中得病夜半愈者，以阳得阴则解也。夜中得病明日中中愈者，以阴得阳则解也。"这就是说，既然知道解病的时辰，就可以知道得病的时辰。因为，阴阳偏胜就会得病，阴阳相得就会解病，阴阳绝结就会死亡。夜晚阴气胜，它得到白天的阳气就会缓解，反之亦然。

夜半为子时，日中为午时。子时得病，午时可解；午时得病，子时可解。过不了解时则死，过了解时则解。日出为卯时，日入为酉时，卯酉互为中解时辰。鸡鸣为丑时，日昳为未时，丑未互为中解时辰。平旦为寅时，日晡为申时，寅申互为中解时辰。此为地支相冲的时辰。见图 3。

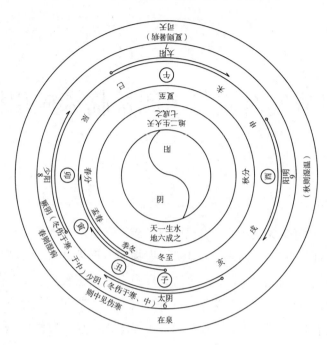

图 3  伤寒中解时辰

重病痼疾多发病于二至二分，多死于二至二分。尤其年月日时均逢子、午、卯、酉之时。如 1978 年，戊午年，上半年少阴君火司天，下半年阳明燥金在泉，气温剧增，戊午年中戊午月之戊午日的午时，病危的人就很难度过。但具体病情还要根据五运阴阳和生克制化来分析。还要以脏腑病情来预计。像这种三午相逢的机会不多，只是说明气候节气变化对人身机体有影响。

王叔和述仲景之言云："中而即病者、名曰伤寒，不即病者，寒毒藏于肌肤，至春变为温病，至夏变为暑病。"总的来说，都叫作伤寒，伤寒就是冬伤于寒，太阳寒水受伤，太阳病就开始了。冬就是季冬大寒，春就是孟春雨水。以大寒丑月和雨水寅月的冬春之交为伤寒的开始。从图 3 来看，伤寒为什么独取戊寅，这是有一定含义的。

综上所述，伤寒论的基本原理，就是五运阴阳。伤寒论是在《黄帝内经》的基础上通过实践发展起来的。因为我们只有很好地研究五运阴阳原理，才能真正认识到《黄帝内经》和《伤寒论》的基本原理。

# 二十四节气对应二十四椎临床应用概述

《素问·六节藏象论》云："五日谓之候，三候谓之气，六气谓之时，四时谓之岁，而各从其主治焉。""候"，指物候，即万物随时令变化的情况。"气"，指节气。"时"，即季节。意谓五日为一候，三候为一个节气，六个节气为一时，即一季，"四时"为一年。于是《素问》有了"六六九九之会"的命题和"六节藏象论"的专篇。并称"不知年之所加，气之盛衰，虚实之所起，不可以为工矣"。

## 一、何谓六六之节九九制会

"节"，指度数。古人以甲子纪天度，一个甲子六十日为一节，一年三百六十日为六节。《黄帝内经》名之曰"六六之节"。"藏象"，指属于体内的脏器，其功能活动表现于外的征象。本篇重点探讨"六六之节""九九制会"，及脏腑的功能与四时的关系，故以"六节藏象论"名篇。

何为"九九制会"？《素问·六节藏象论》首记云："天以六六之节，以成一岁，人以九九制会，计人亦有三百六十五节，以为天地久矣。"意谓天体的运行以六十甲子日为一年，人与地以九窍、九州为准度，与之配合，而人体血气交会出入有三百六十五腧穴。其道理是什么呢？故论中有"不知其所谓也"之问。继而有"六六之节、九九制会者，所以正天之度，气之数也"之对。此即《黄帝内经》"法于阴阳，和于术数"之谓也。"天度者，以制日月之行也；气数者，所以纪化生之用也"：表述了六六之节和九九制会，是用以确定天度和气数的。"度"，指周天三百六十五度，"天度"，是计算日月行程迟数的。"数"，指一年二十四节气的常数，"气数"，是标志着人与万物一年中变化生长节律的。天在上为阳,地在下为阴,日行于白昼为阳,月行于夜晚为阴,日月运行在天体上有一定的部位,它的环周亦有一定的道路。每昼夜日行周天一度,月行十三度有余,所以月有大小,而三百六十五日为一年。《黄帝内经》以立春日为岁首,以太阳两次连续过立春点的时间为一年,长度为 365.25 个平太阳日,与季节变化的节律相符合,所以《黄帝内经》所谓的"岁",是回归年。

## 二、《黄帝内经》历法与二十四节气

《灵枢·卫气行》云:"天周二十八宿,而一面七星,四七二十八星,房昴为纬,虚张为经。"《素问·八正神明论》云:"星辰者,所以制日月之行也。"而《素问·六节藏象论》云:"天度者,所以制日月之行也。"说明了《黄帝内经》时代已经形成了以二十八星宿为坐标系,以观测日月的运行,而制定历法。于是形成了以"六六之节,九九制会""天之度,气之数"为内容的《黄帝内经》时代历法。其一,计时法按一平太阳日分为一百刻或十二时辰;其二,回归年长度为 365.25 个平太阳日;其三,一回归年分为四时,一时分六个节气,气一节三候,一候约五日,等等。

综上所述,我国古代根据初昏时北斗星斗柄所指的二十八星宿的方位,将一回归年 365.25 日分为十二月,月初为节气,月中为中气,共二十四气,于是形成了斗建历月法,从而印证了成书于战国时期的《黄帝内经》中的历法,已经能将周天分为 360 度,进而观测太阳在二十八宿坐标系上的视运动,规定了以每视太阳运行一度为一气,六气为一时(季),一时含三个月,从而使二十四气及历月划分的准确度大为提高。由于这一历法具有天文学、气候学、物候学上的意义,故被《黄帝内经》采用,现将二十四节气附表以说明(表 1)。

表 1 《黄帝内经》历法与二十四节气

| 节气 | | 黄经(度) | 公历 | | 节气 | | 黄经(度) | 公历 | |
|---|---|---|---|---|---|---|---|---|---|
| | | | 月 | 日 | | | | 月 | 日 |
| 立春 | 正月节 | 315° | 2 | 4 或 5 | 立秋 | 七月节 | 135° | 8 | 7 或 8 |
| 雨水 | 正月中 | 330° | | 19 或 20 | 处暑 | 七月中 | 150° | | 23 或 24 |
| 惊蛰 | 二月节 | 345° | 3 | 5 或 6 | 白露 | 八月节 | 165° | 9 | 7 或 8 |
| 春分 | 二月中 | 0° | | 20 或 21 | 秋分 | 八月中 | 180° | | 23 或 24 |

| 节气 | | 黄经（度）月 | 公历 | | 节气 月 | 黄经（度）日 | 公历 | |
|---|---|---|---|---|---|---|---|---|
| 清明 | 三月节 | 15° | 4 | 5或6 | 寒露　九月节 | 195° | 10 | 8或9 |
| 谷雨 | 三月中 | 30° | | 20或21 | 霜降　九月中 | 210° | | 23或24 |
| 立夏 | 四月节 | 45° | 5 | 5或6 | 立冬　十月节 | 225° | 11 | 7或8 |
| 小满 | 四月中 | 60° | | 20或21 | 小雪　十月中 | 240° | | 22或23 |
| 芒种 | 五月节 | 75° | 6 | 6或7 | 大雪　十一月节 | 255° | 12 | 7或8 |
| 夏至 | 五月中 | 90° | | 21或22 | 冬至　十一月中 | 270° | | 22或23 |
| 小暑 | 六月节 | 105° | 7 | 7或8 | 小寒　十二月节 | 285° | 1 | 5或6 |
| 大暑 | 六月中 | 120° | | 23或24 | 大寒　十二月中 | 300° | | 20或21 |

## 三、天子卦与二十四节气

天子卦，又称十二璧卦。《白虎通》有"璧者，外圆象天，内方象地"的记载；《诗经》有"如圭如璧"的表述。圭是观测日影的长短，用来测时节。璧表示日月同璧，天、地、日、月的运行规律。璧通辟，辟谓君，所以十二璧卦又称天子卦。十二璧卦是按阴阳相对进退的原则，选出十二个卦来代表十二月，以反映四时八节、十二月等阴阳消长的规律，所以又称十二消息卦。消息的含义是阳长为息，阴长为消。公元前 173 年西汉汝阳侯的天文占盘与仪器，公元前 433 年曾候云漆箱上廿八宿，它们反映了璧卦的梗概。《易通卦验》云："冬至，晷长一丈三尺，当至不至，则旱多温病；末当至而至，则多病暴逆，心痛，应至夏至。"孙毂按："此律以晷影候病厄，通于《黄帝内经》五运六气矣。"《地理知本金锁秘》云："历以十二月为一周，自复而临而泰而壮而夬而乾，六阳月也；自姤而遁而否而观而剥而坤，六阴月也。"今将十二璧卦图（图 1）附以说明。

由此可见，"璧"卦代表了玉璧，是日月五星运行的内涵。邵康节云："乾遇巽时观月窟，地逢雷处见天根。"坤为地，震为雷，地雷为复卦，又称天根。乾为天，巽为风，天风为姤卦，又称月窟。从上图中可知，十二璧卦是：十一月子，一阳移动于脚下，第一爻逐渐上升，是为复卦，五月午一阴移动于脚下，第一爻逐渐上升，是为姤卦。一年各月从寅开始而右转，三阳开泰。日缠从亥开始，始于营室而左转，这就是地右转、天左转的道理。二至、二分、四立的日晷长以分计，分别列于内方。于是璧卦应用到天文、地理、医学、人事等诸方面去，均有很大的作用，故尔，《素问·六节藏象论》记云：

"天度者，所以制日月之行也；气数者，所以纪化生之用也。"前面已说明，"天度"，是计算日月运行的迟速；"气数"，是标志万物的化生之用。

阴阳将宇宙万物按其不同的属性分为两大类，但不是一分为二、相互孤立的，而是阴中有阳，阳中有阴，阴阳相互联系、相互消长、相互转化的。自然界的春夏秋冬四季、寒热温凉四气，以及生长化收藏五种生化规律，都

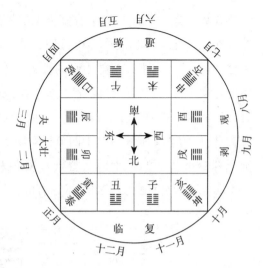

图1 十二璧卦图

是阴阳相互消长转化的结果。从十二璧卦所揭示的自然规律来看，"亥"，标示为周年中的亥月，或周日中的亥时，气温最低，六爻皆阴，卦象得纯坤；经子、卯两枢机之转枢，使阳气渐旺，阴气渐衰，至六爻皆阳，而得纯乾。又经午、酉两枢机之转枢，阴气又渐旺，而阳气又渐衰降，故而又再得纯坤。如此，日复一日，月复一月，年复一年，周而复始地进行着阳升阴降，阴升阳降的阴阳消长转化运动。人是大自然的产物，与自然界的阴阳变化有着同步节律。如人一生的生、长、壮、老、已，一日的平旦气升，日中气盛，日入气衰，夜来气入，说明了人的一生或周日的生命活动及脏腑的功能活动，均有着阳升阴降、阴升阳降的阴阳消长转化的规律。人只有与自然界阴阳变化规律相顺应，才能保持"阴平阳秘""形与神俱"的健康状态。诚如司马谈《论六家要旨》所云："夫阴阳四时、八位、十二度、二十四节各有教令，顺之者昌，逆之者不死则亡""春生夏长，秋收冬藏，此天道之大经也，弗顺则无以为天下纲纪，故曰'四时之大顺，不可失也。'"此即《灵枢·岁露论》"人与天地相参也，与日月相应也"之谓也。

## 四、二十四节气对应二十四椎及其临床应用

脊椎骨，椎骨的通称，其骨为全身骨骼的主干所在。脊柱，分为颈、胸、腰、骶、尾五个部分，为躯干的中轴，参与胸腔、腹腔和骨盆的形成，具有使四肢有所依附，支持头颅，传导重力，吸收震荡，缓冲暴力，平衡机体，

维持姿势，参入造血，容纳脊髓，保护神经，保护胸腔、腹腔及盆腔内的脏器等功能。在机体运动中，可行屈、伸、侧弯、旋转和回旋等活动。而中医学之"脊骨"，实指人背部中间的骨头。盖因其骨为全身骨骼的主干所在，如屋之有梁，古人名曰"脊梁骨"。如《医宗金鉴·正骨心法·背骨》记云："背者，自后身大椎骨以下，腰以上之通称也。其骨一名脊骨，一名膂骨，俗呼脊梁骨。"而本文所称的二十四节气对应的二十四椎，实包括颈椎、胸椎、腰椎三部分可活动的二十四个脊椎。按周天三百六十五日对应二十四节气及二十四椎，施行针灸法或按摩术，有健身祛病之用。见图2。

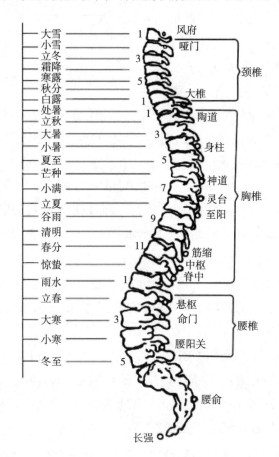

图2　二十四节气与二十四椎对应图

《难经》云："督脉者，起于下极之俞，并于脊里，入属于脑。"《灵枢·骨空论》云："督脉者""合少阴上股内后廉，贯脊，属肾""与太阳起于目内眦，上额交颠上，入脑络，还出别下项，循肩膊内，夹脊抵腰中，入循膂，络肾""贯脐中央，上贯心，入喉，上颐，环唇，上系两目之下中央"。由此可见，督之为脉，实则一脉含五支经脉。

其正支单行于脊，始于本经之长强，源于任脉之会阴，具督、任二经之功效。任，有担任、任受之意，其脉多与手足三阴及阴维脉交会，总任一身之阴经，故有"阴脉之海"之称。《古本难经阐注》云："盖督脉者，都也，能统诸阳脉行于背，为阳脉之都纲也。"故督，有总管、统率之意。行于背部正中，其脉多次与手足三阳经及阳维脉交会，能总督一身之阳经，故有"阳脉之海"之谓。故其脉始长强源会阴，导肾元之气，经愈合之尾骶骨至第五腰椎关节处，此即一阳生之位，即十一月中一阳生之复卦位。过其节，第四、五腰椎棘突凹陷处有腰阳关一穴，又名阳关，或谓脊阳关、背阳关，乃全身强壮之力出入之处，故第五腰椎之脊点及上、下位，属复卦位，为冬至对应椎。对三点可行针灸法或按摩法，具益元荣督、强筋健骨、舒筋通络、缓急止痛之功。适用于腰及腰骶痛，下肢痿痹，妇女月经不调、阴挺，男子遗精、阳痿，小儿五软之候。或从尾椎长强穴经骶椎腰俞，推至腰阳关，名七节骨。行推法，名推七节骨，有益元温肾、荣督通脉、固脱止遗、涩肠止泻之功。可用于脱肛、遗尿、泄泻及小儿脑瘫五软之候。

第四腰椎对应小寒，仍为阴消阳长之位，至第三腰椎对应十二月中大寒位，此时二阳生，得临卦位，三与二腰椎间，乃命门一穴。本穴位于两肾中间，肾藏精，为生命之根，先天之本。有壮阳益肾之功，故为治肾虚诸证之要穴，喻此穴为关乎生命之门，故名命门。

第二腰椎对应正月节立春位，此时生机始旺，万物萌动之始也，其应在少阳。阴阳互根，阴阳之根同于肾。肾中元阳，又称命门之火，且为少阳相火之源，故少阳之根出于肾，《灵枢·本输》有"少阳属肾"之说。元阳闭藏即是少阴，元阳活动即是少阳。一静一动，一体一用，体之枢在少阴，用之枢在少阳。故第二腰椎之立春位，对其节施术，有启动枢机转枢督脉经血气之用。二椎与一椎间有悬枢一穴。悬，悬挂；枢，枢纽。穴居腰部，仰俯时局部悬起为腰部活动之枢纽，而名悬枢。以其疏肝健脾之功，可疗脾胃虚弱之心下痞、脾肾阳虚之泄泻证，又可治腰脊强痛之疾。由此椎至第一腰椎对应正月中之雨水位，此时三阳生得泰卦位。上三阴乃坤卦，下三阳乃乾卦，示以天地交泰，故对此节点施术，有平秘阴阳、调和营卫、荣督益任之功。

第十二胸椎对应二月节之惊蛰位，阳气继续上升，过其点，至十一胸椎棘突下有脊中穴，因穴居脊之正中，故名。因其有益元荣督、强筋健骨之功，故《甲乙经》有"腰脊强不得俯仰，刺脊中"之用；又因具春季生发之机，故《甲乙经》尚有"腹满不能食，刺脊中""黄疸，刺脊中"之用。继此椎至第十一胸椎对应二月中之春分位，而此时四阳生得大壮卦位，此时阳气逐渐隆盛。过此脊点，乃第十胸椎棘突下之凹陷处之中枢穴。其位脊柱之中，内应中焦脾胃部，故对脊点及中枢穴施术，有强筋健骨、补中益气之功，适用于肾虚之腰脊强痛或脾胃虚弱之胃肠病。

第十胸椎对应三月节之清明位，内护肝胆之器，为肝胆之气应于背部之处。过其脊点，第九胸椎棘突下凹陷处之筋缩穴，具调枢机、濡肝阴、强筋骨、醒神定痫之功，故可治筋脉挛急之腰腹痛及胁痛、癫痫之疾。

第九胸椎对应三月中之谷雨位，此时五阳生得夬卦位，日值季春之末，此脊点及椎间隙之穴，内护肝、胆、脾、胃，内应脘部，对诸部施术，则枢机得利，肝胆得疏，脾胃得健。

第八胸椎对应四月节之立夏位。第七胸椎对应四月中之小满位，六阳生得乾卦位，此时阳气隆盛。二椎之中间有至阳穴。人身背为阳，横膈以下，即第八胸椎以下，为阳中之阴，横隔以上，即第七胸椎以上为阳中之阳。至阳穴位二胸椎之中，与膈俞相平，内应横膈，督脉为阳，自下而上，行至此处，达阳中之阳，故穴名至阳。而对第八胸椎之脊点及至阳穴施术，有益元荣督、宣达胸阳、治痿通痹、宣闭止痛之功，为治脑瘫、中风偏枯之要穴。又以其益心通阳、利胆调枢之功，为治胸痹、肝胆病之用穴。

第六胸椎对应五月节之芒种位，而第六椎节下灵台穴，位两督俞夹脊之处，内应于心，乃心灵居处，故有宽胸利膈之功。对芒种脊点及节下灵台穴施术，可疗咳喘胸满之证。第五胸椎对应五月中之夏至位，阴长阳消，一阴生得姤卦。而五椎节下有督脉经之神道穴。本穴与心俞相平，心藏神，故此处为心神之气通行之道，故名。因其有宁心定志之功，对该椎脊点及神道穴施术，可疗健忘、惊悸、不寐之候。

第四胸椎对应六月节之小暑位；第三胸椎对应六月中之大暑位，此时二阴生而得遁卦位。两椎间有督脉经之身柱穴。柱，即支柱，本穴位脊柱之上，与两肩相平，为人身肩胛部负重之支柱，故名。故三、四胸椎脊点及身柱穴施术，有益元荣督、强筋健骨之效。又因身柱与肺俞相平，内护肺脏，故又有益肺气、达宗气、止咳平喘之功。

第二胸椎对应七月节之立秋位，三阴始生。至第一胸椎对应七月中之处暑位，三阴始成，得否卦位。一、二胸椎间乃督脉经之陶道穴，有益肾荣督、宣阳和阴之功。又因该穴为督脉与足太阳经之交会穴，故又具解表退热、清肺止咳之效。第一胸椎与第七颈椎间有大椎穴，乃督脉与手、足三阳经交会穴，有"诸阳之会"之称，《素问·骨空论》有"灸寒热之法，先灸项大椎"之记；《伤寒论》有"太阳与少阳并病，头项强痛，或眩冒，时如结胸，心下痞硬者，当刺大椎第一间"之论。故为疏风通络之要穴。

第七颈椎对应八月节之白露位，此时四阴始生；第六颈椎对应八月中之秋分位，此时四阴成得观卦位。第五颈椎对应九月节寒露位，此时五阴始生；至第四颈椎对应之九月中霜降位，此时五阴成得剥卦位。第三颈椎对应十月节之立冬位，此时六阴始生；第二颈椎对应十月中小雪位，六阴成得坤卦位。过此脊点，与第一颈椎间有督脉经之哑门穴。《素问·气穴论》作喑门。以其主治音哑，故名。《甲乙经》云："喑门，一名横舌，一名舌厌，在后发际宛宛中，入系舌本，督脉、阳维之会。仰头取之，刺入血分，不可灸。"又云："舌缓，喑不能言""项强，刺喑门"。

第一颈椎对应十一月节之大雪位，此时阴气极而一阳始发。过第一颈椎与枕骨间有风府穴。盖因风府穴乃督脉与阳维脉交会穴，深部为延髓，并仍循督脉上头颠顶，沿前额下行鼻柱交于任脉。对此，《灵枢·海论》记云："脑为髓之海，其输上在于其盖，下在风府。"又云："髓海不足，则脑转耳鸣，胫酸眩冒，目无所见，懈怠安卧。"故风府以其荣督通阳、益髓养脑之功，可疗髓海不足之眩晕、健忘、小儿五软、五迟之候；又可用于痰蔽清窍之癫、狂、痫、郁及中风不语等证。

颈后发际正中，即脑后枕骨下之风府穴，经一至七颈椎至大椎穴成一直线，名天柱骨，即白露经秋分、立冬，至大雪位。第一胸椎处立秋后之处暑位，得否卦位，虽曰阴阳交平衡，然乃处阳气潜消、阴气隆盛阶段，即阴盛阳衰时节。故易感受风邪，尤其风府穴部。风者，风邪；府者，处所。风府乃易受风邪侵袭之部，故名风府。又以温阳开腠之功，而为疗风邪之要穴。故尔从风府推至大椎一线，小儿推拿术有"推天柱骨"之法，或用汤匙蘸水自上向下行刮痧术。

综上所述，从十一月中之冬至，一阳生而得复卦，经阴消阳长而至四月中之小满，六爻皆阳而得纯乾卦。从五月中之夏至，一阴生而得姤卦，此后历行阳消阴长、阳降阴升的阴阳节律变化，至十月中之小雪，六爻皆阴而得纯坤卦。阴极转阳，至十一月大雪位，一阳萌动，至十一月中之冬至位，一阳生复得复卦位。此乃督脉正支运行之规迹。而从大雪节的阳气萌动，到冬至节之一阳生的过程，实含阴极而阳生，阳之初生而始发之全过程。盖因督脉合少阴"属肾""与太阳""络肾"，及"贯脐中央，上贯心，入喉，上颐，环唇，上系两目之下中央"。且因督脉起于胞中，下出会阴，故督脉与任、冲脉有"三岐一源"之称。《灵枢·经脉》云："督脉之别，名曰长强，夹脊上项散头上，下当肩胛左右，别走太阳，入贯膂。"意谓长强乃督脉、足少阴之交会穴，故此穴有益肾荣督之功；又因其"别走太阳"，故又有通达阳气，敷布津液之用。其拓展应用有二：其一，承接大雪节第一颈椎一阳萌动之机，借长强启动激发督脉血气运行之力，以达益肾荣督之功，经骶椎至第五腰椎，以成一阳复生之复卦位。于是有了小儿推拿"推七节骨"之术。其二，从长强至大椎脊柱正中线，运用推法，名"推脊"；运用捏法，名"捏脊"，乃小儿推拿术之常用法。因督脉"与太阳""络肾"，故此法操作时，尚可推捏足太阳经背部夹脊之四条循行线。

## 结语

二十四节气对应二十四椎及十二辟卦，表明了周年中二十四节气的阴阳节律变化规律，而人体的脏腑功能亦与之相适应，此即天人相应的系统整体观。故临床对二十四椎施术，有着坚实的理论基础和临床实用价值。同时，按二十四椎对应二十四节气及三百六十五天按时施术，具平秘阴阳之功，俾"形与神俱"，乃有病治病、无病健身之法，故而又为"治未病"的中医健身之道。

（注：此稿撰于 1986 年，其后由陈师维辉公阅之。《中国象数医学概论》初稿时入"象数医学散论"篇。二稿时删去，今在整理手稿时，发现原文丢失，见题录，近重新撰文，成稿于 2016 年 7 月 21 日。）

# 后记

戊戌季春，五龙河畔，一派"千树梨花千树雪，一溪杨柳一溪烟"的美好景象。时值梨花盛开，陪同远来的朋友梨园赏花，于是低头弯腰，左顾右盼，歪头仄脑，穿行于"雪海"之中，话说莱阳梨的故事。观光尚未结束，即感眩晕头痛，知这是"犯了"颈椎病的缘故。返回城区一量血压，高压达210毫米汞柱，于是办了个"住院"。因我的办公室在门诊楼的三楼，几天后症状缓解，便得暇到办公室翻翻杂志，阅读一些医学文献。

室内悬挂家父吉忱公一幅油画像，老人家那祥和的面孔，使我感到了丝丝的温情；那凝神的眼神，透出了对我的殷切希望。家父吉忱公既是慈父，又是严师，于是，思绪万千，一幕幕、一件件往事，尽显现于脑际。我在医学上，每前进一步，都是家父辛勤栽培的结果。时而蒙师牟永昌公、学师陈维辉公授学释难的经历也尽现眼前。他们将终生所学尽传于我，师恩重于山啊！故将每日所思凝于笔端，于是两个月下来，断断续续就有了这些零碎的文章。爱人蔡锡英见状，心痛地说："你这老头，养病还'养'出一部书了，你这'书痴'，真拿你没办法。"因我自号"半痴"，她时而又称我"书痴"；又因我恪守"布衣暖，菜根香，读书滋味长"之人生三味，故时而唤之"柳僧"。锡英把一堆散记称为书，正所谓"说者无意，听者有心"，于是便汇集成册，名曰《师承纪事》。实乃以师承之得，记述医学续焰之事，寓启迪后学传承之思也。

柳少逸

2020 年 11 月 27 日于三余书屋